国家卫生和计划生育委员会"十二五"规划教材

全国高等医药教材建设研究会规划教材

中医、中西医结合住院医师规范化培训教材

中医妇科学

主 编 罗颂平 谈 勇

副主编 连 方 齐 聪 许 昕 薛晓鸥

编 委（按姓氏笔画为序）

王永周（泸州医学院附属中医医院）

丛慧芳（黑龙江中医药大学附属第二医院）

边文会（河北省中医院）

朱 玲（广州中医药大学第一附属医院）

任青玲（南京中医药大学附属医院）

刘宏奇（山西中医学院附属医院）

齐 聪（上海中医药大学附属曙光医院）

闫 颖（天津中医药大学第一附属医院）

许 昕（首都医科大学附属北京中医医院）

许小凤（南京中医药大学附属苏州市中医医院）

李伟莉（安徽中医药大学）

连 方（山东中医药大学附属医院）

肖新春（陕西中医学院附属医院）

张建伟（山东中医药大学）

陈林兴（云南中医学院）

罗志娟（广西中医药大学附属瑞康医院）

罗颂平（广州中医药大学）

岳 雯（海南医学院）

徐莲薇（上海中医药大学附属龙华医院）

谈 勇（南京中医药大学）

谢 萍（成都中医药大学附属医院）

薛晓鸥（北京中医药大学东直门医院）

学术秘书 朱 玲（兼） 任青玲（兼）

人民卫生出版社

图书在版编目（CIP）数据

中医妇科学/罗颂平,谈勇主编.—北京:人民卫生出版社,
2015

ISBN 978-7-117-20414-9

Ⅰ.①中… Ⅱ.①罗…②谈… Ⅲ.①中医妇科学-教材
Ⅳ.①R271.1

中国版本图书馆 CIP 数据核字（2015）第 043047 号

| 人卫社官网 | www. pmph. com | 出版物查询，在线购书 |
| 人卫医学网 | www. ipmph. com | 医学考试辅导，医学数据库服务，医学教育资源，大众健康资讯 |

中医妇科学

主　　编：罗颂平　谈　勇
出版发行：人民卫生出版社（中继线 010-59780011）
地　　址：北京市朝阳区潘家园南里 19 号
邮　　编：100021
E - mail：pmph @ pmph. com
购书热线：010-59787592　010-59787584　010-65264830
印　　刷：三河市君旺印务有限公司
经　　销：新华书店
开　　本：787×1092　1/16　印张：16
字　　数：399 千字
版　　次：2015 年 5 月第 1 版　2020 年 3 月第 1 版第 4 次印刷
标准书号：ISBN 978-7-117-20414-9/R·20415
定　　价：36.00 元
打击盗版举报电话：010-59787491　E - mail：WQ @ pmph. com
（凡属印装质量问题请与本社市场营销中心联系退换）

出版说明

为了贯彻落实国务院《关于建立住院医师规范化培训制度的指导意见》，国家卫生和计划生育委员会、国家中医药管理局《住院医师规范化培训管理办法（试行）》《中医住院医师规范化培训实施办法（试行）》《中医住院医师规范化培训标准（试行）》的要求，规范中医、中西医结合住院医师规范化培训工作，全国高等医药教材建设研究会、人民卫生出版社在教育部、国家卫生和计划生育委员会、国家中医药管理局的领导下，组织和规划了中医、中西医结合住院医师规范化培训国家卫生和计划生育委员会"十二五"规划教材的编写工作。

为做好本套教材的出版工作，全国高等医药教材建设研究会、人民卫生出版社在相关部委局的领导下，成立了国家卫生和计划生育委员会中医、中西医结合住院医师规范化培训教材评审委员会，以指导和组织教材的编写和评审工作，确保教材编写质量；在充分调研全国近80所医疗机构及规培基地的基础上，先后召开多次会议对目前中医、中西医结合住院医师规范化培训的课程设置、培训方案、考核与评估等进行了充分的调研和深入论证，并广泛听取了长期从事规培工作人员的建议，围绕中医、中西医结合住院医师规范化培训的目标，全国高等医药教材建设研究会和人民卫生出版社规划、确定了16种国家卫生和计划生育委员会"十二五"规划教材。教材主编、副主编和编委的遴选按照公开、公平、公正的原则，在全国65家医疗机构800余位专家和学者申报的基础上，近300位申报者经教材评审委员会审定和全国高等医药教材建设研究会批准，聘任为主审、主编、副主编、编委。

全套教材始终贯彻"早临床、多临床、反复临床"，处理好"与院校教育、专科医生培训、执业医师资格考试"的对接，实现了"基本理论转变为临床思维、基本知识转变为临床路径、基本技能转变为解决问题的能力"的转变；着重培养医学生解决问题、科研、传承和创新能力；造就医学生"职业素质、道德素质、人文素质"；帮助医学生树立"医病、医身、医心"的理念，以适应"医学生"向"临床医生"的顺利转变。根据该指导思想，教材的编写体现了以下五大特点：

1. 定位准确，科学规划 以实现"5 + 3"住院医师规范化培训目标为宗旨，以体现中医医疗的基本特点为指导，明确教材的读者定位、内容定位、编写定位，对课程体系进行充分调研和认真分析，以科学严谨的治学精神，对教材体系进行科学设计，整体优化，并确定合理的教材品种。

2. 遵循规律，注重衔接 注重住院医师规范化培训实际研究，以满足我国医药卫生事业的快速发展和中医师临床水平不断提升的需要，满足21世纪对中医药临床专业人才的基本要求作为教材建设的指导思想；严格遵循我国国情和高等教育的教学规律、人才成长规律和中医药知识的传承规律，立足于住院医师在特定培训阶段、特定临床时期的需求与要求，把握教材内容的广度与深度，既高于院校教育阶段，又体现了与专科医师培养阶段的差异。

3. 立足精品，树立标准 教材建设始终坚持中国特色的教材建设的机制和模式；坚持教材编写团队的权威性、代表性以及覆盖性；全程全员坚持质量控制体系，通过教材建设推动和完善中医住院医师规范化培训制度的建设；促进与国家中医药管理局中医师资格认证中心考试制度的对接；打造一流的、核心的、标准化的中医住院医师规范化培训教材。

4. 强化技能，突出思辨 以中医临床技能培训和思维训练为主，重在培养医学生中医、中西医结合的临床思维能力和独立的临证思辨能力，强调培训的整体性和实践性，旨为各级医疗机构培养具有良好的职业道德、扎实的医学理论、专业知识和专业技能，能独立承担本学科常见疾病诊治工作的临床中医、中西医结合医师。

5. 创新形式，彰显效用 ①全套教材设立了"培训目标"，部分教材根据需要设置了"知识链接"、"知识拓展"、"病案分析（案例分析）"等模块，以增强学生学习的目的性、主动性及教材的可读性；②部分教材提供网络增值服务，增加了相应的病案（案例）讲授录像、手法演示等，以最为直观、形象的教学手段体现教材主体内容，提高学生学习效果。

全国高等医药教材建设研究会

人民卫生出版社

2015年2月

国家卫生和计划生育委员会
中医、中西医结合住院医师规范化培训
教材书目

序号	教材名称	主编
1	卫生法规	周 嘉 信 彬
2	全科医学	杨惠民 余小萍
3	医患沟通技巧	张 捷 高祥福
4	中医临床经典概要	蒋 健 李赛美
5	中医临床思维	柳 文 王玉光
6	中医内科学	高 颖 方祝元 吴 伟
7	中医外科学	刘 胜 陈达灿
8	中医妇科学	罗颂平 谈 勇
9	中医儿科学	马 融 许 华
10	中医五官科学	彭清华 忻耀杰
11	中医骨伤科学	詹红生 冷向阳
12	针灸推拿学	王麟鹏 房 敏
13	中西医结合传染病防治	周 华 徐春军
14	中西医结合急救医学	方邦江 刘清泉
15	临床综合诊断技术	王肖龙 赵 萍
16	临床综合基本技能	李 雁 潘 涛

前　言

为深入实施《国家中长期教育改革和发展规划纲要（2010—2020年）》和国务院《关于建立住院医师规范化培训制度的指导意见》，全面实施以"5+3"为主体的临床医学人才培养体系，培养高素质、高水平、应用型的中医药临床人才，以适应我国医疗卫生体制改革和发展的需要，服务于人民群众提高健康水平的需求，在国家卫生和计划生育委员会和国家中医药管理局的指导下，全国高等医药教材建设研究会、人民卫生出版社经过广泛调研，组织来自全国40多所临床机构900位专家教授编写了国内首套"国家卫生和计划生育委员会中医、中西医结合住院医师规范化培训规划教材"。

本教材按照中医、中西医结合类住院医师规范化培训的相关办法、标准与要求，并结合各地的实际经验进行编写。编委们对中医妇科学、中西医结合妇产科学课程体系进行科学整合，结合技能点、创新点、执业点，理论与临床实际结合进行编写，突出教材的实用性和新颖性。全书诊疗特点明确，鉴别要点清晰，适合中医、中西医结合类住院医师及"西学中"的医师使用。

本教材对临床妇产科医生的行为准则进行了规范，对专科病历资料的采集要点及病历书写特点进行了归纳，对妇产科常见症状进行了归类分析，对妇科急症的处理进行了规范。各具体疾病多通过病案设置问题，突出重点难点，层层解析，帮助临床医生培养专科思维，更快地适应临床专科医生的角色。病因病机多以流程图展示，辨证论治多以表格展示，力求简明扼要，一目了然。

全书共10章。其中1~4章介绍了妇科医师医德规范、中医妇科诊法与治法、病案书写、妇科症状的辨析与急症处理；5~10章重点介绍了月经病、带下病、妊娠病、产后病与妇科杂病的诊治以及正常分娩与急难产的处理；书后附有妇科常用方剂汇编。

本教材由全国各地具有丰富临床经验的中医妇产科医生共同编写而成。其中，第一章由罗颂平编写，第二章由谈勇、许小凤编写，第三章由肖兴春、连方编写，第四章由齐聪、岳雯编写，第五章由谈勇、许昕、谢萍、罗志娟、徐莲薇、张建伟编写，第六章由薛晓鸥编写，第七章由罗颂平、罗志娟、王永周、边文会、朱玲编写，第八章由刘宏奇编写，第九章由李伟莉、丛慧芳、边文会编写，第十章由连方、许昕、陈林兴、闫颖、任青玲编写。

　　本教材在编写过程中得到各医院领导与医务工作者的大力支持，在此致以诚挚的谢意！由于编者水平有限，教材中可能会有一些不足之处，希望广大医务工作者在使用中提出宝贵意见，以便于不断修订提高。

《中医妇科学》编委会

2014 年 11 月

目 录

第一章

妇科医师医德规范

【培训目标】

1. 了解古代中医的传统医德文化；
2. 掌握中医妇科医师在诊疗过程中必须遵守的医德规范；
3. 熟悉现代医患沟通的原则与方法。

中医历来重视医德修养。唐代孙思邈《备急千金要方·大医精诚》指出："凡大医治病，必当安神定志，无欲无求，先发大慈恻隐之心，誓愿普救含灵之苦……如此可为苍生大医。"而作为妇科医师，由于患者的陈述与病情往往涉及生殖方面的情况，更应注重医德修养，遵循专业的行为规范，既要耐心与患者沟通，亦需要充分尊重患者隐私，保障其权益。

第一节 怎样做一位中医妇科医师

为医者，要有仁心、仁术。中医妇科医师应该做到以仁心待人，以诚心慎行，以仁术治病救人，以学术提升诊治能力。

一、仁 心 待 人

仁心，乃大爱之心。即平等待人，不分贵贱，爱人若己，敬畏生命。如孙思邈所言："若有疾厄来求救者，不得问其贵贱贫富，长幼妍蚩，怨亲善友，华夷愚智，普同一等，皆如至亲之想。"医生要有医德，有良好的人文素养。以仁爱之心，体恤病人的痛苦，努力帮助病人解除疾苦。

知 识 链 接

美国纽约东北部的撒拉纳克湖畔，镌刻着特鲁多医生的铭言：To cure sometimes，to relieve often，to comfort always.（有时去治愈；常常去帮助；总是去安慰。）

二、诚 心 慎 行

作为妇科医师，需要对女性患者之生殖疾患进行诊治，必须规范医疗行为，避免因草率诊查导致损伤，或因言语、行为失当而造成误解。古代医家对此早有明确的阐述。如明代医家陈实功《外科正宗》撰有"医家五戒十要"，其二戒是："凡视妇女及孀尼僧人，必候侍者在旁，然后入室诊视。倘旁无伴，不可自看。假有不便之患，更宜真诚窥睹，虽对内人不可谈。此因闺阃故也。"此处提出三条原则：一是诊查女病人隐私之处，需要有第三者在场，以证清白；二是检查病人的时候，应持诚心，摈除杂念；三是保护患者隐私，即便是医者夫妇之间，亦不应暴露患者的隐私秘密。陈氏的论述，今天看来仍然是合理的，并具有现实的指导意义。美国《生物伦理学大百科全书》认为"医家五戒十要"是世界上最早成文的医学道德法典。

三、仁术救人

仁术，乃治病救人的精湛医术。晋代杨泉《物理论》曰："夫医者，非仁爱之士，不可托也；非聪明理达，不可任也；非廉洁淳良，不可信也……如此乃谓良医。"现代中医，应系统掌握中医理论与专科知识，辨证论治方法，还应该掌握本专科的现代诊疗技术，诊断与疗效标准，并了解专科诊疗方法的适应证与禁忌证及应用技能。唯有医术精益求精，才能更好地为病人解除疾苦。

四、学术提升

为医者，当"勤求古训，博采众方"，终身学习，不断提高诊疗技术。孙思邈《备急千金要方·大医精诚》曰："世有愚者，读方三年，便谓天下无病可治；及治病三年，乃知天下无方可用。故学者必须博极医源，精勤不倦，不得道听途说，而言医道已了，深自误哉！"医生需要广博和精深的知识，在实践中温故知新，提升学术水平。中医需要传承，也需要吸纳新知，创新才能发展。

第二节　医患沟通的方法

沟通，是人际交往的重要手段。医生与患者之间的良好沟通既是医生了解病情、患者得到诊治的重要环节，也是避免医患纠纷的关键步骤。

一、为病人着想

医生应有良好的职业道德。有慈悲心、同情心和耐心。病人，是患病的人，医生有责任让病人保持人的尊严。面对病人，要善于换位思考，体谅病人的痛苦，关心病人的心身状况，耐心听取病人的倾诉，全面了解其病情与病史，并给予人文关怀。医生的一个真诚目光、一句鼓励的话语、一个温馨的动作，都可以让病人感到温暖和希望，拉近医患之间的距离。如询问病史时，以和蔼的语气，可以让病人畅所欲言；做妇科检查时，须提前告知注意事项，男医生检查必须有另一医护人员在场，实习、见习医生观摩应征得病人同意；接触病人时，医生的手要温暖，动作要轻柔，操作要熟练。避免对患者造成损伤。

二、谨言慎行

医生对于患者的病情与处理意见有告知的责任。诊察患者后，应客观地告知其病情，并提出诊治的意见或方案。使病人了解自己的疾病诊断，以及可以选择的治疗方案。如诊断暂未明确，亦应如实告知，并提出进一步明确诊断的建议，让病人抉择。如病情复杂或严重，应向病人及其家人适当解释疾病的处理方法与可能发生的情况，以及疾病的预后转归。如需手术探查或治疗，应告知可能发生的意外情况，并跟病人或亲属签署"知情同意书"。

在陈述诊断与治疗意见时，要准确、客观地阐明病情及诊断依据，语气要和蔼，言语要平和，深入浅出地解释拟采用的治疗方案，以及治疗过程可能发生的并发症、意外损伤的风险等。使病人或家属充分理解，进行抉择，并签名表示认可。"知情同意书"将作为医疗文书保存于病历，具有法律效力。

在履行诊疗措施时，应把医疗安全放在首位。避免因不当的医疗行为对患者造成损伤。在进行妇科检查前，必须询问病人是否已婚或有性生活史，如患者从未有性生活，不可使用阴道窥器进行检查。如因病情需要必须进行阴道窥检，则需征得患者或其监护人的同意，并签署知情同意书，方可在麻醉下进行阴道检查。

在进行有创伤性的检查或治疗时，如刮宫、宫腔镜、腹腔镜检查、手术，应提前告知其适应证、禁忌证和可能发生的损伤，征得患者的知情同意。实施时必须严格按照操作要求，避免发生意外损伤。

处理危急重症时，应以抢救生命为第一位。可以由护送患者的人士作为见证，医护人员扼要介绍病情以及需要采取的处理方法，立即采取抢救措施。

三、生命至重，责任重于感情

医患沟通，医方需体现专业性、客观性。医生要有法律观念，充分意识到与患方谈话的重要性，以及医疗文件在司法鉴定中的意义。切忌感情用事，缺乏理性，或简单敷衍，缺乏专业性。有些时候，病情的发生与变化具有突发性和不可预见性。如分娩过程发生羊水栓塞，或手术过程中发生麻醉意外，或用药时发生严重的过敏，等等。因此，在与患方谈话，介绍病情诊治措施时，必须把各种可能发生的情况一一交代清楚，不可遗漏。切忌因为与患者熟悉，或有亲友关系，而忽略这个环节，或避重就轻，不做全面的阐述。更不可委派未有执业资格的医学生与患方谈话和签订"知情同意书"。

（罗颂平）

第二章

中医妇科诊法与治法

准确、有效地诊治妇科疾病，必须熟练掌握专科特有的诊法与治法。妇科疾病的诊断，首先要应用中医望、闻、问、切四诊，并注重妇科疾病的特点，着重了解患者经、带、胎、产的相关情况。还要根据病情需要，进行妇科检查，了解外阴、阴道、子宫以及盆腔的体征，必要时，需辅以影像检查或（和）实验室检查，才能做出正确的判断。对于妇科疾病的治疗，要注重周期的调整。若为外阴、阴道的局部病变，可采用外治法，或内治与外治兼顾。因此，应充分认识妇科疾病的诊法与特殊治法。

第一节　妇科疾病的诊法

一、问　诊

问诊的目的在于通过询问患者相关情况，以便充分收集其他三诊无法取得的与辨病和辨证关系密切的资料。如疾病发生的时间、地点、原因或诱因，自觉症状，诊疗经过，既往健康情况，以及女性特有的包括月经、带下、胎产、哺乳及计划生育等方面的情况。问诊在四诊中占有最重要的地位，是做出诊断不可缺少的第一步。

1. 问一般情况　一般情况的内容，主要包括姓名、年龄、民族、职业、婚姻状况或性生活史、籍贯、工作单位、住址与电话等。对于妇科患者的问诊，年龄有着重要意义，因妇科疾病与年龄密切关系。妇女在不同年龄阶段，生理状况有所不同，所导致的疾病也不同。如同是阴道流血，青春期、生育期和更年期女性所发生的疾病就有可能不同，临床处理也不一样。因此，问年龄在临床诊治上具有重要意义。

2. 问主诉和现病史　主诉就是患者就诊时陈述其感受最明显或最痛苦的症状、体征及持续时间。如月经异常、带下异常、产后异常，或腹痛、腹块、发热等。主诉通常是患者就诊的主要原因，也是疾病的主要矛盾。准确的主诉可以帮助判断疾病的大致类别和病情的轻重缓急，是分析和处理疾病的重要依据。主诉的记录应重点突出、高度概括、简明扼要。

问现病史，主要了解疾病从起病之初到就诊时病情发生、演变与诊察治疗的全部过程，以及就诊时的全部自觉症状。如主诉腹痛，需询问其诱因、疼痛的部位，腹痛的特点是剧痛还是隐痛，是阵发性的还是持续性，是胀痛还是刺痛，是喜按还是拒按，是有放射性的还是局部固定，是突发性的还是循序性，以及腹痛发生在月经的什么时期，反复发作的疼痛与月经是否相关等，以便对妇科常见的急症腹痛如异位妊娠、盆腔炎性疾病急性发作、卵巢囊肿蒂扭转等进行及时、正确的诊断和处理。

3. 问经、带、胎、产史　月经是女性特有的生理现象，妇科问诊一定要问月经史，主要了解患者月经初潮时间和月经的周期、经期时间、经量、经色、经质、气味等，以及末次月经日期或绝经时间，伴随月经周期出现的症状等。

问带下史，主要询问其颜色、量、质地、气味及伴随症状。对带下量稍多者，因询问其出现的时间，若在月经前、月经中期、妊娠期出现白带增多，而色、质、味无异者，多属生理现象。带下量少见于绝经期女性，亦属生理现象。

询问胎产史，主要了解妊娠胎次，堕胎、小产、滑胎等情况。有无妊娠疾病，如胎漏、胎动不安、子晕、子肿、子痫、恶阻等。若未婚者，根据病情需要，可了解有无性生活史、堕胎史。此外，询问是顺产还是剖宫产，有无难产，产后有无大出血。询问恶露情况，则主要了解恶露的量、色、质、气味、持续时间及伴随症状等。

4. 问哺乳及计划生育史　询问产后是否哺乳及哺乳持续时间、乳汁的量、计划生育措施或是否有再次生育的要求等。

5. 问既往、生活、家族史　既往史包括既往的健康状况，曾患过何种主要疾病及诊治的主要经过，现在是否痊愈，是否有后遗症，或是否有传染性疾病。

询问生活史，主要了解患者的生活习惯及环境、经历、饮食嗜好、工作情况等。如嗜食肥厚、甜腻易患多囊卵巢综合征，节食易致闭经，生活或工作压力大、失眠常常引发卵巢早衰。

通过询问家族史，主要了解患者直系亲属或血缘关系较近的旁系亲属的患病情况，是否有家族遗传性疾病或传染性疾病。

二、望　诊

当人体内部发生病变时，多反映于体表相关部位。通过望诊，可获得临床诊断的重要依据。由于妇女生理和解剖特点，妇科望诊除望全身、舌诊外，还需观察外生殖器官、经血、带下、恶露和乳汁量、色、质的变化。

1. 望神态及体形　望神可了解五脏精气的盛衰和病情轻重，帮助判断预后。神清气爽，精神饱满，五脏精气充盛；若形体蜷曲，表情痛苦，腹痛拒按，多为妇科痛证，如异位妊娠、卵巢囊肿蒂扭转等；若神志淡漠，甚至昏不知人，面色苍白，汗出肢冷，多为妇科血证，如崩漏、产后血晕、胎堕不全等；若高热，烦躁，面赤，甚则神昏谵语或乍热乍寒，多为妇科热证，如盆腔炎性疾病、产后发热等。

望形体，主要了解患者的第二性征发育情况，其次是观察患者的体形。如年逾 14 周岁，月经尚未来潮，第二性征未发育，身材矮小，多为先天肾气未充；中医常有"肥人多痰"、"瘦人多火"之说，若形体肥胖，皮肤粗糙，多毛，痤疮是多囊卵巢综合征痰湿内蕴的表现。

2. 望面部及舌象　脏腑的虚实、气血的盛衰皆可通过面部色泽的变化而反映于外，在妇科望诊中，若面白无华，多属血虚或失血证；面色㿠白，多属气虚、阳虚；面色浮红而颧赤者，多属阴虚火旺；面色萎黄，多属脾虚；面色晦黯，颊部有黯斑，多属肾虚证；面色青而黯，多属瘀血停滞。

望舌不仅可以判断脏腑、气血的虚实盛衰，还可辨别病位之所在、病邪的性质及病证的深浅、进退。望舌包括望舌质和望舌苔两部分。一般舌尖红赤多为心火旺，舌边红赤为肝胆之火炽盛，多见于妇科月经过多、月经先期、崩漏、胎漏、产后发热、恶露不绝属热者；舌淡红多属血虚，舌淡白多属气血亏损或兼有内寒，多见于妇科月经后期、月经量少、闭经、产后血晕等；舌质黯或有瘀点为血瘀，多见于痛经、癥瘕、不孕、产后恶露不绝、月经失调等；舌体胖大湿润或边见齿印多属脾虚或脾虚夹湿，常见于月经过多、月经过少、闭经、经行浮肿、经行泄泻等；舌体瘦薄多属津亏血少，瘦薄而色淡者多属气血俱虚，可见于月经后期、月经量少、闭经、胎萎不长等，瘦薄而色红干燥或有裂纹者多为阴虚火旺，阴津耗损，多见于经行吐衄、绝经前后诸证、子晕、子痫等。舌苔之厚薄可以反映邪气之盛衰，舌苔之颜色可知病情之寒热，舌苔之润燥可候津液之存亡。一般白苔属寒，黄苔属热，灰苔属湿；苔黑而润多为阳虚有寒，苔黑而燥为火炽伤津；苔厚病邪较重，苔燥为津伤，无苔多为阴亏，苔滑腻多为痰湿。

3. 望经、带及恶露　望月经主要观察其量、色、质。经量多，色淡质稀，多为气虚；经量少，色淡质稀，多为血虚；经量少，色淡黯，质稀，多为阳虚；经量多，色深红质稠，多为血热；经色鲜红，质稠，多为阴虚血热；经量少，色黯，多为血寒；经色紫黯或夹有血块为血瘀；经量时多时少，色紫红有块，多为气郁。

带下之量、色、质可以反映脏腑盛衰和任带二脉之健固或虚损，或病邪之性质。带下量多，色淡质稀，为虚证；带下量多，色黄质稠，味秽臭，为实证；带下量多，色白，质清稀，多为肾阳不足；带下量多，色淡黄或白，质稀无气味，多为脾虚；带下量多，色黄或黄白，质黏腻有臭味，多为湿热；赤白带下或五色带下，质稠如脓样，有臭味或腐臭难闻，多为湿毒；带下量少，色黄或赤白带下，质稠，多为阴虚；带下量明显减少，甚至无带，多为肾精亏、天癸竭、任带虚损。

恶露为产后排出的血性分泌物，初为黯红色或鲜红色，约 1 周后转为淡红色，约 2 周转为白色或淡黄色。一般总计 3 周干净。恶露量多，色深红或紫，质黏稠或味臭秽，多属血热；恶露色淡红，量多，质清稀但无臭味，多属气虚；恶露色紫黑有块，多属血瘀。

4. 望乳房及乳汁　若年逾 14 周岁仍见乳房平坦，形体瘦削，月经未潮，则多为肝肾不足，天癸未至；若妊娠后增大之乳房反见缩小，乳晕着色由深转淡，提示胎萎不长或胎死腹中；若产后乳房胀硬，红肿热痛，乳汁色黄质稠，为蒸乳成痈；若产后乳房松软，乳汁清稀而自溢，多为气血虚弱；若孕而未产即乳汁自出是乳泣，为气虚或郁热；若非孕而有乳汁溢出，或挤压后可泌出乳汁，伴月经失调或闭经，多为脾肾亏虚，或肝气逆乱、胃气失降；若乳头有血性分泌物溢出，则有可能为乳岩，应详加诊察。

5. 望阴户及阴道 主要观察阴户及阴道形态、色泽。若有解剖异常者，属先天性病变。若见有阴户肿块，伴红、肿、热、痛、黄水淋漓，多属热毒；无红肿热痛，多属寒凝。阴户皮肤潮红，甚至红肿，多属肝经湿热或虫蚀；阴户肌肤色白或灰白，粗糙增厚或皲裂者，多为肾精不足，肝血虚少。若阴中见有物脱出者，为阴挺，多属气虚。

三、闻　诊

闻诊包括听声音和嗅气味两个方面的内容，是医生通过听觉和嗅觉了解患者发出的各种异常声音和气味，以诊察病情。妇科闻诊包括听声音、听胎心、闻气味三个方面。

1. 听声音 听患者言语、气息的高低强弱以及呼吸、咳嗽、嗳气、太息等声音，来判断其病证的虚、实、寒、热以及脏腑、气血之盛衰。语音低微，多为气虚；声高气粗或神错谵语，多属实证、热证；时叹息，多为肝郁气滞；孕后嗳气频频，甚则恶心呕吐，多为胃气上逆；孕后期声音嘶哑或不能出声，多为肾阴虚。

2. 听胎心 孕 20 周后，运用听诊器可于孕妇腹壁相应位置听到胎儿的心音，正常胎心率为 120~160 次/分。胎心强弱、快慢是判断胎儿发育及有无胎儿宫内窘迫的重要依据，应注意其节律、频率的变化。

3. 闻气味 主要了解月经、带下、恶露的气味，正常之经、带、恶露一般无特殊气味。月经、带下、恶露臭秽者，多为湿热或瘀热；气味腥臊者，多为寒湿；气味腐臭难闻者，多属湿热蕴结成毒，应注意是否为恶性肿瘤所致。

四、切　诊

妇科切诊主要包括切脉、按肌肤和扪腹部三项。

1. 切脉 切脉即脉诊，可以判断疾病的病位、性质、邪正盛衰，推断疾病的预后。妇女之脉，一般较男子更柔弱或细小，且在女性特殊生理期又有不同变化。

月经脉：在经前或正值经期，脉多滑利。若脉滑数有力，多为冲任伏热，可见于月经先期、经量过多；若脉细数，多为虚热，可见于月经先期、量少；若脉缓弱无力，多为气虚，可见于月经先期、经量过多、崩漏；若脉沉迟而细，多为阳虚内寒，血海不足，可见于月经过少或后期。一般而言，尺脉细微涩多属血虚，尺脉滑多属血实。对于失血证，若崩中下血，脉不见虚大数，反见浮洪数，或漏下不止，脉不见虚小缓滑，反见大紧实者，均属重症。

妊娠脉：妊娠之脉多滑而有力或滑数，在孕后 2~3 个月尤为明显。若孕后脉细软或不滑利，均为气血虚弱之象；若脉沉弱细涩或尺脉弱，多为肾气虚之象，常可见胎动不安、胎痛、胎萎不长等；妊娠晚期，脉弦滑数或细弦而滑数，为阴虚肝旺、肝风内动，可见于子晕、子痫等。

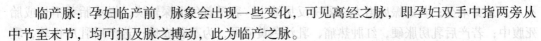

临产脉：孕妇临产前，脉象会出现一些变化，可见离经之脉，即孕妇双手中指两旁从中节至末节，均可扪及脉之搏动，此为临产之脉。

产后脉：产后多呈虚缓平和之脉。若见滑数有力，多为阴虚未复，虚阳上浮，或外感实邪之证；若脉虚数细微涩或虚大无力，多为气血大伤。

2. 按肌肤 按肌肤，即医生通过用手直接触摸患者的肌肤可以了解局部寒热、润燥、有无浮肿等情况，为诊病与辨证提供一定依据。若四肢不温，为阳气不足、气血运行不畅、体质虚寒之征；若手足心热，为阴虚内热之象；若头面四肢浮肿，按之凹陷，为水肿；若按之没指，随按随起，为气胀；若四肢厥冷，大汗淋漓，常见于妇产科大出血导致的亡阳证，如异位妊娠破裂休克等。

3. 扪腹部 扪腹部，主要了解腹部之软硬、温凉，有无疼痛、胀满、包块等。在妇产科诊病与辨证中具有重要意义。一般而言，腹痛拒按、腹胀硬者多为实证，腹软喜按者多为虚证；喜温者多为寒证；下腹有包块，若质地坚硬，推之不移多属血瘀之癥证；若腹块时有时无，按之不坚，推之可移，多属气滞痰凝之瘕证。

妊娠后，可按下腹以了解宫体大小与孕月是否相符，大体了解胎儿的发育情况。一般孕后 3 个月可在耻骨上扪及宫底部，孕 5 个月时在脐下一横指可扪及宫底，孕 7 个月时在脐上三横指可扪及宫底，孕 9 个月时在剑突下两横指可扪及宫底。孕后若腹形明显大于孕月，应注意是否有多胎妊娠、巨大胎儿或葡萄胎；若腹皮光亮、扪及胀痛，或自觉喘促者，可能为胎水肿满；若腹形明显小于孕月，但有胎动者，可能为胎萎不长；若胎心音或胎动消失，应进一步检查，明确是否为胎死宫内。

五、妇科检查

妇科检查又称盆腔检查，检查范围包括外阴、阴道、宫颈、宫体及双侧附件，并注意检查结果的正确记录。无性生活史、阴道闭锁患者禁止行阴道窥器检查及双合诊、三合诊检查。

1. 外阴检查 观察外阴发育及阴毛生长情况，有无皮炎、溃疡、肿物、分泌物等。若年逾 16 周岁，外阴发育差、阴毛稀疏，多为先天肾气不足；外阴破溃、带下黄臭，多为湿热下注；外阴有肿物脱垂，多为阴挺。

2. 阴道检查 观察阴道壁黏膜色泽、皱襞，有无溃疡、赘生物，注意阴道分泌物情况，无性生活史、阴道闭锁或其他原因不宜做双合诊检查的患者。若带下量多，色黄，质黏腻有臭味，多为湿热；带下量少，甚至无带，阴道干涩，多为肾精亏竭、任带虚损。

3. 宫颈检查 观察宫颈大小、颜色、外口，注意有无糜烂、赘生物，有无宫颈举痛等。若宫颈小，带下少，多为先天肾气不足；宫颈红肿、糜烂，均为湿热内蕴；宫颈举痛明显，多见于盆腔炎症。

4. 宫体检查 常用的检查方法主要有双合诊检查、三合诊检查和肛腹诊检查方法。若宫体较小，多为先天肾气不足；若宫体明显增大，质软者，应注意是否妊娠；若质硬，多为癥瘕；宫体压痛明显，多为炎症，属湿热、瘀血内蕴。

5. 附件检查 附件包括输卵管和卵巢。若扪及肿块，多为癥瘕，如有压痛，多为炎症结块，感染邪毒，或湿热、瘀血内蕴。

（许小凤）

第二节 妇科特殊治法

一、中医妇科周期疗法

【培训目标】

1. 掌握妇科周期疗法的临证思维方法；
2. 掌握妇科周期疗法的内容；
3. 掌握妇科周期疗法的运用。

中医妇科周期疗法，即按照女性月经周期节律的变化规律而制定的调节女性生殖周期失常所致疾病的方法。

（一）周期疗法的理论

女性正常内环境的生殖功能具有周期性，其重要特征是卵巢周期性排卵和支持生殖的激素呈周期性变化。涉及下丘脑-垂体激素对卵巢功能的调节，以及卵巢激素对下丘脑-垂体分泌生殖激素的反馈调节，从而形成下丘脑-垂体-卵巢（H-P-O）的内分泌调节轴，又称性腺轴。在此调节下，卵巢有卵泡发育、排卵及黄体形成和退化的阶段变化，子宫内膜则相应地有增生期、分泌期、月经期的变化。下丘脑又受大脑皮层的支配，大脑皮层的神经递质始终处于统治地位。是依赖"大脑皮层-下丘脑-垂体-卵巢-子宫"轴系统，相互依存、相互协调的基础而形成规律的月经周期。

中医生殖理论认为，以肾气为主导，由天癸来调节，通过冲任的通盛、相资，气血的充盛，由胞宫体现月经周期规律，即所谓"肾-天癸-冲任-胞宫"轴。其中任何一个环节被破坏，都会影响月经的周期性，这就为月经病的周期治疗提供了理论依据。

（二）妇科周期疗法

女性内分泌失调可致诸多疾病，最常见的是月经失调，以及不孕等，月经病的治疗原则，首重治本调经。妇科调整月经周期疗法，以整体观念为指导，依据"肾气-天癸-冲任-胞宫"之间平衡协调的理论，结合现代医学卵巢周期性变化对子宫的周期性影响，月经周期中行经期、卵泡期、排卵期、黄体期的不同特点进行阶段性、周期性、序贯式用药的一套治疗方法。

1. **行经期** 活血调经，去旧布新，奠定新基础。

月经的来潮标志着本次月经周期的结束，新的周期的开始。行经期的治疗特点治宜活血调经，使胞宫排血通畅，冲任经脉气血和畅，以达去旧布新，奠定新周期的基础。基本方可以桃红四物汤合逍遥散加减。药用：桃仁、红花、当归、赤芍、川芎、熟地、泽兰、醋香附、川牛膝等。如转化不利，经血排泄甚少，则以气滞血瘀多见，当加入青皮、陈皮、乌药、柴胡、益母草、丹参、生山楂等理气化瘀通经；如转化过快，阳气化火，或冲脉血海、子宫固藏甚差，经血排泄甚多者，可选用生地、旱莲草、五灵脂、蒲黄、黑黄芩、地榆炭、茜草炭、太子参、仙鹤草等滋阴益气，调经化瘀止血之品，以助藏固，防止大量出血。然而，值得注意的是，在此期，一方面经血外排，另一方面，卵巢内新的卵泡

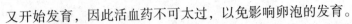

又开始发育，因此活血药不可太过，以免影响卵泡的发育。

2. 卵泡期 滋肾养血，调理冲任，促卵泡发育。

此期卵泡处于发育阶段，基础体温为低温相，按中医阴阳学说，应属于阴长的阶段。治宜滋肾养血，调理冲任，促进卵泡发育。选方以左归丸、归芍地黄汤、养精种玉汤加减成方。药用：熟地黄、枸杞子、菟丝子、山茱萸、当归身、制黄精、白芍、阿胶、肉苁蓉、仙灵脾。盖经后期虽是阴精恢复阶段，但补阴之中加入助阳之品，此乃"阴得阳升而泉源不竭"，有利于促进阴长至重，为经间期"阴转阳"、"精化气"创造条件。

3. 排卵期 滋肾助阳，行气活血，促卵子排出。

此时是肾之阴精由虚至盛之转折，阴精充实，功能加强，阳气内动而出现氤氲动情之期。如阴精不足，则无以化阳，不能促使由阴转阳。阴阳转化为经间期的治疗特点，治当滋肾助阳，行气活血，以促使天癸至，卵子顺利排出。可以毓麟珠为基本方加减。倘若阴精至重而不转化者，应加入赤芍、桃仁、红花等活血之品，使冲任气血流动，以诱导排卵；如重阴不足，不能顺利转阳，则加入鳖甲、龟板、阿胶等血肉有情之品，以重补阴精；若阴精虽已充实，但阴失阳助，未达重阴，有阳虚证候者，加入仙灵脾、仙茅以补肾助阳，促使其顺利转化。

4. 黄体期 温肾补阳，疏肝调经，促黄体成熟。

人体经过排卵期阴精至重、阳气内动的排卵活动后，进入黄体期。此期阳长阴消，肾气旺而冲任盛，为阳气活动旺盛的时期。排卵后，阳气的旺盛与否关系到月经周期演变是否正常，因此补阳为主，阴中求阳是此期的治疗特点。治宜温补肾阳，益气养血，促进黄体成熟，为胎孕或下一次月经来潮奠定基础。选方以二仙汤、全鹿丸、金匮肾气丸加减。药用：淫羊藿、仙茅、鹿角片、菟丝子、熟地、当归、山茱萸、怀山药、丹皮、云茯苓。肾为水火之脏，此期治虽着重于阳，但阴阳互根，相互转化，阳长需要阴的物质基础来支持，故宜水中补火，阴中求阳，此乃"阳得阴助而生化无穷"，而使阴阳达到正常水平的平衡；倘若气虚及阳，脾肾不足者，则应加入党参、黄芪、白术、炙甘草，以气中补阳，脾肾双补；经前末期与经期临近，除补阳外，酌情加入柴胡、香附、郁金、青皮、陈皮、丹参等疏肝理气，活血调经之品，以促气血活动。

采用中药周期治疗月经病，应以调经为先，而在调经中应始终注意本着肾为月经产生的关键所在，故调经之本在肾，着重补肾，以肾之阴阳气血协调平衡，促进月经四期的正常转化，生殖发育功能亦旺盛。中药调整月经周期其功效在于使机体达到阴阳平衡，气血充沛，脏腑功能协调，并在调动全身正常生理功能后，逐渐恢复性腺轴的功能。也有学者从先天八卦、后天八卦图演绎，通过坎离既济、水火交合、心肾合一、阴阳平衡，来分析女性生殖生理调节理论，提出调节女性生殖生理阴阳运动是以心-肾-子宫为主的生殖轴。

中医妇科周期用药法，从月经周期产生的机制入手，以整体观念，综合调整"肾-天癸-冲任-胞宫轴"的功能，产生整体综合调节效应，使之恢复和建立正常月经周期。

二、妇科外治法

【培训目标】

1. 掌握妇科外治法的临证思维方法；
2. 掌握妇科外治法的应用指征；
3. 掌握妇科外治法的处理方法。

妇科外治法一般在非月经期间进行，凡阴道出血或患处溃烂出血、妊娠期慎用。外阴熏洗、阴道冲洗期间应避免性生活，注意内裤、浴具的消毒，必要时其配偶要同时治疗，以免反复交叉感染而影响疗效。肛门导入、下腹部外敷热熨前宜排空膀胱与直肠后应用，利于病位对药物的吸收及渗透。皮肤有破损的部位禁用敷贴法。内服过敏的药物，外用亦可能过敏或产生毒副反应，当慎用。

（一）外阴熏洗法

中药煎取 1000 ~ 2000ml，趁热对患部进行熏蒸、洗涤或坐浴，常用于阴疮、阴痒、阴痛、外阴白色病变、带下量多、子宫脱垂合并感染等。常以清热解毒、杀虫止痒、软化局部组织药为主，如白花蛇舌草、蒲公英、地丁草、黄柏、连翘、苦参、土茯苓、蛇床子等。一般熏洗 15 ~ 30 分钟，每日 1 ~ 2 次。可先熏后洗涤或坐浴。

（二）阴道冲洗法

用阴道冲洗器使药液直接冲洗阴道，常用于外阴炎、阴道炎、宫颈炎以及盆腔、阴道术前准备。治疗性冲洗时，根据冲洗目的选用药物，每次 500ml 左右，每日 1 ~ 2 次，连续冲洗至自觉症状消失。

（三）阴道纳药法

将中药研为细末或制成栓剂、片剂、泡腾剂、胶囊、粉剂、涂剂、膏剂等剂型，纳入阴道，使之直接作用于阴道或宫颈外口，常用于带下病、阴痒、阴道炎、宫颈炎等。一般用清热解毒、杀虫止痒、除湿止带、收敛止血、祛腐生肌的中药。若是粉剂、液体、膏剂，则应由医护人员先将蘸上药的带线棉球置阴道或宫颈，棉线尾部露出阴道口外约 2 ~ 3cm，以便患者隔日取出。

（四）宫腔注入法

常规外阴、阴道、宫颈消毒后，将注射液注入宫腔及输卵管腔内，以了解输卵管通畅与否，可用于宫腔及输卵管粘连、阻塞造成的月经不调、痛经、不孕症等。常用丹参、当归、川芎、红花、莪术、鱼腥草等制成的注射液，有活血化瘀、清热解毒、通络散结，改善局部血液循环、抗菌消炎，促进输卵管粘连松解及吸收的作用。

本法应在月经干净后 3 ~ 7 天内进行，隔 2 ~ 3 天一次，2 ~ 3 次为一个疗程。每次药量 20 ~ 30ml。注射时注意有无阻力、药液回流，患者有无腹痛等情况。

（五）肛门导入法

肛门导入法是将药物栓剂纳入肛内，或煎煮药液保留灌肠，常用于胞中癥块、慢性盆腔炎、盆腔淤血综合征、陈旧性异位妊娠包块等病证的治疗。常用清热解毒、活血化瘀药。中药保留灌肠 30 分钟以上。若在临睡前注入，可保留至次晨，每日一次，7 ~ 10 天为一个疗程。

（六）宫颈中药锥切法

将有腐蚀性的药物如三品饼直接敷贴在子宫颈外口，或将三品杆插入宫颈管内，使病变组织发生凝固、坏死、脱落，治疗后的宫颈外口形成圆锥形筒装缺损，类似西医的宫颈锥形切除，故称为中药宫颈锥形切除。适用于慢性宫颈炎或早期宫颈癌的治疗。在月经干净后3～7天开始治疗，月经期禁用。

（七）外敷法

此法是将中药制成膏剂、粉剂或糊剂，直接贴敷在患处或穴位，达到清热解毒、行气活血、消肿止痛、排脓生肌等治疗目的。常用于痛经、盆腔炎、产后腹痛、妇产科术后腹痛、阴疮、外阴血肿，也有用于不孕症、癥块及乳疮、产后尿闭等。

中药敷贴多由行气活血、祛瘀消癥、通络止痛或佐以温经散寒或佐以清热凉血的中药加工成细末，加水或水蜜调成糊状，敷于下腹部或患部。常用双柏散、伤科七厘散、芒硝等。

（八）热熨法

本法是将药物，或加适当辅料如盐、葱、姜、麦、酒等，经炒、蒸、煮加热后熨贴患部，借助药力和热的作用，以达到活血化瘀、消肿止痛或温经通络的目的。适用寒凝气滞的痛经、盆腔炎性疾病后遗症、产后腹痛、妇产科术后腹痛、产后小便癃闭等。有中药包蒸热敷法、石蜡疗法、坎离砂疗法等。也可将盐、砂或土炒热后装袋热敷患处，热水袋、电热器等也可作为热熨源。注意温度适中，以免烫伤。

（九）药物离子导入法

借助药物离子导入仪的直流电场作用，将药物离子经皮肤或黏膜导入胞中或阴中，治疗慢性盆腔炎、输卵管阻塞、妇科术后盆腔粘连、子宫内膜异位症、陈旧性宫外孕、外阴炎等。

（十）超声波疗法

除一般超声疗法外，尚有超声药物透入疗法、超声雾化吸入疗法以及超声-电流疗法等。超声波能加强物质通过细胞膜的弥散过程，通过涂敷、按摩、温热等方法，使瘢痕松解达到康复。适用于慢性附件炎、盆腔炎性疾病后遗症、子宫内膜异位症。

附 中医妇科内治法概述

内治法是中医妇科的主要治法。在遵循辨证论治的总原则下，依据妇女不同生理阶段和月经周期变化以及妇科疾病的主要病因、病机特点，"谨守病机"，"谨察阴阳所在而调之，以平为期"，重在整体调治，恢复平衡。妇科内治法主要包括调补脏腑、调理气血、调治冲任督带、调养胞宫、调控生殖生理轴等。

（一）调补脏腑

妇科疾病主要责之肾、肝、脾，故以补肾、调肝、健脾为主。

1. 滋肾补肾　肾"藏精而不泻"，"有虚无实"，肾为冲任之本，为人体生长、发育和生殖之本。补肾是妇科重要治法，临床又要辨清属肾气虚、肾阳虚、肾阴虚，还是肾阴阳两虚，选用补益肾气、温补肾阳、滋肾填精或阴阳两补。阴虚阳亢，又当滋肾潜阳。滋肾补肾，应滋肾不忘阳，补阳不忘阴。正所谓"善补阳者，必于阴中求阳，则阳得阴助而生化无穷；善补阴者，必于阳中求阴，则阴得阳升而源泉不竭"。

2. 疏肝养肝 肝藏血，主疏泄，体阴而用阳，喜条达而恶抑郁。女性有余于气，不足于血，又易郁怒，每致妇科诸疾发生。临证依据肝之虚实，治法又分疏肝解郁、疏肝清热、养血柔肝、疏肝清热利湿。

3. 健脾和胃 脾主运化、升清，统摄血液，喜燥恶湿；胃主受纳、腐熟水谷，喜润恶燥，两者为后天之本，气血生化之源。脾胃运化失常，则气血生化不足或水湿内生；脾虚失摄，则血液流溢或气虚下陷。胃之为病多表现为失于和降。临证多施以健脾与和胃之法。依据寒热虚实，健脾法又常分为健脾养血、健脾除湿、补气摄血和健脾升阳诸法；和胃法则多分为和胃降逆和清胃泄热。

（二）调理气血

气为血帅，血为气母，两者互根互用，相互影响。而"妇人之生，有余于气，不足于血"，经、孕、产、乳均以血为用，女性机体常处于气血相对不平衡的状态之中，形成了致病因素易于侵扰气血的病理特点。故调理气血成为治疗妇科疾病的常用方法。临证需分在气在血、属实属虚。气滞则理气行滞，气逆则调气降逆，气虚当补气升提；理血则根据寒热虚瘀而以温经散寒、清热凉血、补血养血、活血化瘀等分别治之。气血同病多表现为气血两虚、气虚血瘀和气滞血瘀，临床当根据气血病变的轻重主次，决定治法的主从而治之。

（三）利湿除痰

湿性重浊、黏滞，易阻遏气机，且病程缠绵，经久难愈，易于合邪。与寒并则当散寒除湿，与热合则清热利湿，与毒结则解毒除湿，湿聚成痰，当燥湿化痰。湿邪易阻滞气机，临证常配伍理气之品。湿乃水之弥散状态，其本在肾，其制在脾，临床又常与健脾、补肾之法同施，组成健脾利湿、温肾化湿之法。

（四）调治冲任督带

冲任督带，尤其是冲任二脉，与女性的生理病理有密切的联系。因此，调治冲任督带应为妇科的重要治法之一。根据虚实寒热，调补冲任主要有以下诸法：调补冲任、温化冲任、清泄冲任及疏通冲任。另：亦有冲气上逆为病，临床多用平冲降逆之法。督为阳脉之海，易虚寒，临证多扶阳温督。带脉失约，不能约束诸经，则为带下、阴挺，治当束带摄带，兼以健脾益气或健脾除湿。

（五）调养胞宫

胞宫为女性特有的内生殖器官的概称，其受病可直接影响女性的生理病理，因此调养胞宫为治疗妇科疾病的一重要举措。根据其与脏腑、气血、经络的关系，寒热失调者分温经暖胞、泄热清胞；虚则补益养胞，治当求之于肾，以补肾益阴、滋肾填髓为主，血虚的当补血益宫，另有阴挺者求之于脾肾，施以补气升提、补肾固脱之法；痰瘀阻于胞宫者则荡胞逐邪。

（六）调控生殖生理轴

生殖生理轴，乃指肾-天癸-冲任-胞宫轴，是中医妇科有关女性生殖生理的重要理论。其中，肾为主导，在肾气、天癸的作用下，通过冲任二脉的充盛，相互资生，从而由胞宫实现其生殖生理功能。其调控方法主要有以下两种。其一为中药周期疗法（详见中医妇科周期疗法）。其二为针刺促排卵，是通过针刺、电针等方法刺激某些穴位，引起排卵的一种方法。

（谈 勇）

第三章

病案书写

【培训目标】

1. 了解病案书写的基本要求；
2. 掌握中医妇科门诊及住院病案书写注意事项；
3. 熟悉中医妇科病案书写的基本要求。

汉代淳于意首创"诊籍"，开病案记录之先河。明清医家喻昌之"议病式"为中医病案书写制定了规范。高质量的病案记录可以为医疗、教学、科研提供原始资料，也可以为医疗管理、处理纠纷等提供重要依据，因此病案书写是临床医生必备的一项基本功。书写中医妇科病案既要遵守共同的规范，亦应遵循学科特点，重点突出中医特色，注重学科特点。

第一节 门诊病案

门诊病案相对住院病案比较简单，内容不必完全详尽，但基本要求亦与住院病案（住院病案要求详见"第二节住院病案"）相同，主要内容必须完备。

一、信息完整准确

明代韩懋指出"凡治一病，宜用此式一纸为案，首填某地某时，审风土与时令也。"门诊病历封面所列基本信息需准确完整。

二、重视病史病程

较之住院病案，门诊病案中分量最重的应属现病史记录。重点记录患者主诉，主诉的诱因、部位、性质、发病及持续时间、加重或缓解的因素。虽然略微简单，但仍应体现出患者疾病发生发展过程。如患者以"月经紊乱 5 个月，阴道不规则出血 20 天"之主诉就诊时，门诊病案中病史病程可以记录为：患者 5 个月前无明显诱因出现月经紊乱，周期 15～30 天，经期 7～15 天，量多，无血块及腰腹疼痛，曾在本院门诊查妇科 B 超未见明显异常，给予中西药口服治疗（具体用药不详）未见明显好转。20 天前再次出现阴道不规

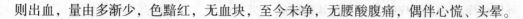

则出血，量由多渐少，色黯红，无血块，至今未净，无腰酸腹痛，偶伴心慌、头晕。

三、重视复诊病历

中医妇科门诊病人尤其是患有月经病、不孕症等大多病史较长，需多次门诊就诊。书写复诊病历时，应简要地概括前病情变化、服药后的反应等，应在初诊病历的逻辑基础上进行详细记录。

第二节 住院病案

应遵循《中医病历书写基本规范》中相关要求，及时、准确、认真地完成住院病案的书写。书写中医妇科住院病案时，尤应紧紧围绕患者的主诉、专科情况及病情变化进行。

一、主诉精练准确

主诉要求精练、准确，高度概括疾病的特点，为明确诊断打下基础。如以崩漏记录时可以根据疾病的特点，概括为：月经紊乱××个月，暴崩下血××天。

二、病史反映病程

要重视现病史的描述。注意记录此次发病的诱发因素、病势缓急、诊治经过、治疗效果、自觉症状等，作为诊治时的参考。不能对疾病的演变、发展过程不详细描写，而只记录临床化验及B超检查的异常结果。如患者以"月经紊乱5个月，阴道不规则出血20天"之主诉就诊时，现病史可以记录为：患者平素月经规律，周期30天，经期7天，量多，有血块，无腰腹痛。5个月前无明显诱因出现月经紊乱，周期15～30天，经期7～15天，量多，无血块及腰腹疼痛，一直在本院门诊就诊，妇科B超检查未见明显异常，给予中药口服及西药止血治疗（具体用药不详）未见明显好转。20天前再次出现阴道不规则出血，量由多渐少，色黯红，无血块，至今未净，无腰酸腹痛，偶伴心慌、头晕。为求进一步明确病情，今来我院，门诊以"中医诊断：崩漏；西医诊断：功能失调性子宫出血"收入院。患者现症见阴道少量出血，色黯红，有血块，无腰酸腹痛，偶感头晕，心慌气短，小便频数。神志清，精神可，食纳可，夜眠可，无疲乏无力，大便正常，体重无明显减轻。

三、注意专科症状

妇科患者常见的症状为阴道出血，下腹疼痛，包块，带下异常，外阴瘙痒等。

阴道出血：患者因异常阴道出血为主诉就诊时，应详细询问患者月经史、婚育史。明确此次出血与月经的关系，若有停经史，则需进一步排除有无妊娠。若为产后或流产后的阴道出血，应详细记录患者分娩、产褥或流产的方式及过程等情况。

带下异常：应详细记录带下的量、色、质、气味的情况以及伴随症状，如阴痒，阴部坠胀、疼痛，以及妇科检查情况。

小腹疼痛：应详细记录疼痛的诱因、部位、性质、时间、病势缓急、加重及缓解因素、伴随症状等。注意患者有无停经史。

下腹包块：记录发现下腹包块的时间，注意了解其伴随症状，如月经的改变、带下异常、下腹疼痛、二便的异常等。

外阴瘙痒：注意瘙痒的部位、持续的时间、带下情况、有无局部皮损等。

四、凝练四诊摘要

准确、详实地记录望闻问切四诊内容，重点就妇科主症的特点进行摘要。综合分析主症次症、先病后病，找出病因、病机，分清阴阳、表里、寒热、虚实等，既要识病，更要识证。

五、了解既往病史

了解过去病史与妇科现病的关系，以往疾病的治疗方法、效果、并发症，及对药物有无过敏史，对于孕妇尤应询问。注意对内科疾病的评估和告知。

六、善用专科术语

中医妇科学理论特色鲜明，具有许多独具妇科专业特色的中医名词术语，有较强的学科特点，在书写中医妇科病案，尤其是辨证分析时应将这一特点贯穿始终。

（肖新春　连　方）

第四章
妇科症状的辨析与急症处理

【培训目标】

1. 掌握妇科常见症状的临证思维方法；
2. 掌握妇科常见症状的诊断与鉴别诊断；
3. 掌握妇科急症的处理方法。

妇科疾病常见的临床症状有阴道流血、带下异常、下腹疼痛、腹部包块、发热和晕厥。这些症状可单独出现也可以同时合并发生，如阴道流血伴腹痛或腹痛伴发热等，由于大多发病急，病情严重，如不及时明确诊断与处理，会导致严重不良后果。因此，如何针对主要症状，发病经过，通过综合临证思维分析尤其是对疑似病症的辨析，以采取相应的辅助检查，明确诊断与鉴别诊断、掌握急症处理原则，是妇科医师重要的基本技能。

第一节 妇科症状的辨析

一、阴道流血

阴道流血是妇科常见的症状，除正常月经外，异常的阴道流血首先考虑鉴别是月经失调、异常妊娠或生殖器肿瘤；其他根据病史可明确是否外伤、药物以及全身疾病所引起的阴道流血。

（一）病史

1. 年龄　不同年龄引起阴道流血的原因各不相同。一般青春期多考虑是月经失调；育龄期妇女需首先排除与妊娠有关；幼女、绝经期妇女则要注意排除与肿瘤有关的阴道流血。

2. 出血的特点　了解月经是否规律，有无妊娠，是否产后，出血时间多久，出血量多少，有无组织排出等。

3. 伴随症状　有无腹痛、腹部包块、发热、晕厥等。

4. 其他　有无外伤、暴力性交；有无性激素类用药或手术治疗；有无全身性疾病（如血液病、肝病）；目前婚育情况与避孕措施。

17

（二）体格检查

1. 一般情况　检查体温、脉搏和血压；注意有无贫血或皮下出血点及瘀斑。

2. 腹部检查　有无压痛或包块，有无移动性浊音。

3. 妇科检查　检查出血部位及出血量，出血可来自外阴、阴道、宫颈和子宫，但大多是子宫出血；注意宫颈有无糜烂、息肉、肿瘤，有无接触性出血、宫颈举痛；子宫大小、有无压痛、表面有无突出，活动度及与附件的关系；附件有无包块、压痛、增厚等。

4. 辅助检查　血常规、凝血全套、尿妊娠试验、阴道或腹部 B 超、诊断性刮宫、宫颈活检等。

（三）临证思维分析

1. 月经失调

（1）月经周期规律

1）月经量增多或经期延长：可见于排卵性月经失调、子宫肌瘤、子宫内膜异位症、子宫腺肌病、子宫内膜息肉、放置宫内节育器，B 超多可明确诊断。

2）经间期出血：多为排卵期出血。

（2）月经周期不规律：青春期、围绝经期多为无排卵性功能失调性子宫出血，反复治疗不愈，应注意排除早期子宫内膜癌。

2. 与妊娠有关疾病

（1）如流产、异位妊娠、葡萄胎等，血、尿妊娠试验阳性，妇科检查及 B 超等可明确诊断。

（2）前置胎盘和胎盘早剥是引起妊娠晚期出血的主要原因之一，严重危害母婴安全。

3. 产后出血　产后血崩是以新产后大量阴道流血为主症的疾病，可引起产后血晕；产后恶露不绝则以血性恶露持续时间延长为特征，亦可同时出现恶露量多的情况。

4. 与肿瘤有关的疾病

（1）接触性出血：应考虑早期宫颈癌或子宫黏膜下肌瘤的可能。

（2）绝经后阴道出血量多或伴白带增多：一般应考虑宫颈癌、子宫内膜癌，可做宫颈活检、诊断性刮宫以明确诊断。

5. 全身性疾病　妇科检查无阳性发现，进一步检查可考虑血液系统疾病、肝肾功能障碍、甲状腺功能亢进或减退等，白血病、再生障碍性贫血、血小板减少性紫癜以及严重肝功能损害等均可导致子宫异常出血。

6. 其他

（1）不规则持续少量阴道出血：可见于性激素药物应用不当或使用避孕药物后；也可见于绝经后雌激素水平降低，子宫内膜脱落引起的出血或老年性阴道炎。

（2）外伤和手术后阴道出血：常见于性交损伤、骑跨伤后，或阴道、宫颈、盆腔手术后出血，量可多可少，根据病史及检查可做出诊断。

二、带下异常

带下异常主要是指阴道分泌物的量、色、质、气味的异常，同时可伴有外阴瘙痒、疼痛等局部或全身症状。引起带下异常的原因，最常见的是妇科生殖道的急、慢性炎症和肿瘤。

（一）病史

1. 年龄　一般青春期、育龄期妇女多与宫颈、阴道炎症有关，或者宫颈息肉、黏膜

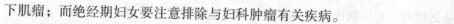

下肌瘤；而绝经期妇女要注意排除与妇科肿瘤有关疾病。

2. 带下的特点　灰黄色或黄白色泡沫状质稀白带、凝乳块状或豆腐渣样白带，多为滴虫、假丝酵母菌阴道炎；脓样白带则可见于阴道炎、急性宫颈炎及宫腔积脓等；血性白带应考虑宫颈息肉、子宫黏膜下肌瘤、放置宫内节育器、宫颈病变、宫颈癌、子宫内膜癌等。

3. 伴随症状　有无腹痛、腹部包块、发热、消瘦、贫血等。

4. 其他　有无近期宫腔操作史，如人流、宫腔镜等手术史；有无长期抗感染史，其易发生生殖道炎症，引起带下异常。

（二）体格检查

1. 一般情况　检查体温、脉搏和血压；注意有无发热和恶病质体征。

2. 腹部检查　有无压痛或包块。

3. 妇科检查　注意宫颈有无糜烂、息肉、肿瘤，有无接触性出血、宫颈举痛；子宫大小、有无压痛、表面有无突出，活动度及与附件的关系；附件有无包块、压痛、增厚等。

4. 辅助检查

（1）宫颈分泌物涂片或细菌培养检查，有清洁度异常，或见滴虫、假丝酵母菌等病原体；宫颈 TCT、HPV 检查、宫颈活组织检查等有助于明确宫颈有无病变。

（2）血常规、妇科肿瘤相关抗原、超声检查等对于了解盆腔状况、明确盆腔炎性疾病及肿瘤性疾病，具有重要意义。

（三）临证思维分析

1. 阴道炎　带下异常伴外阴瘙痒，近期有宫腔手术史或长期服用抗生素病史，或有不洁性生活史；妇科检查有宫颈、阴道充血，宫颈、阴道分泌物涂片或细菌培养检查发现相应的细菌或病原体。

2. 宫颈病变　带下异常，妇科检查发现宫颈糜烂，宫颈分泌物涂片或细菌培养检查阴性，宫颈人乳头瘤病毒（HPV）感染，宫颈上皮内瘤变（CIN）等。

3. 宫颈息肉　带下异常，妇科检查发现宫颈息肉。

4. 妇科肿瘤　带下异常或伴有接触性出血，应排除早期宫颈癌或子宫黏膜下肌瘤。绝经后伴白带增多、体重减轻、下腹疼痛、发热等，首先要排除宫颈癌、输卵管肿瘤和宫体癌，可做宫颈活检、腹腔镜及诊断性刮宫以明确诊断。

三、下腹疼痛

下腹疼痛虽然为妇科疾病常见的症状，但来自内生殖器以外的疾病并不少见，如易与妇科急腹痛相混淆的外科疾病急性阑尾炎等，临床需注意鉴别，以免延误治疗。

（一）病史

1. 既往有无反复发作史　急性盆腔炎、急性阑尾炎、黄体破裂等均可反复发作，因何诱因而发急性腹痛。

2. 腹痛情况　是否突然发生，有无诱因，起始部位多与病灶一致，如盆腔炎性疾病多下腹两侧疼痛；一侧下腹疼痛应考虑卵巢子宫内膜异位囊肿破裂（右侧还应考虑到急性阑尾炎等）；输卵管妊娠破裂或盆腔腹膜炎时，可引起整个下腹甚至全腹疼痛。下腹持续隐痛多为内生殖器炎症或恶性肿瘤所引起；急性腹痛，应考虑卵巢囊肿蒂扭转或破裂，或子宫浆膜下肌瘤蒂扭转；反复隐痛后突然出现撕裂样剧痛者，应想到输卵管妊娠破裂或流产的可能，腹腔内出血腹痛可放射至肩部。

3. 下腹疼痛的时间　有周期性发作的腹痛，如痛经、排卵性疼痛；或经血排出受阻，如术后宫腔积血、宫颈管粘连等。无明显周期相关性的慢性下腹痛，可见于盆腔手术后组织粘连、盆腔炎性疾病后遗症、盆腔淤血综合征及盆腔肿瘤。

4. 腹痛伴随症状　有停经史，要排除异位妊娠或流产；伴恶心、呕吐要考虑卵巢囊肿蒂扭转可能；伴发热、恶寒，多为急性盆腔炎；伴有肛门坠胀、休克，应考虑有腹腔内出血；伴恶病质，常为生殖器晚期癌肿的表现。

（二）体格检查

1. 一般情况　检测体温、脉搏和血压；观察面容注意有无发热和贫血。

2. 腹部检查　注意腹型，有无肌紧张、压痛或反跳痛；有无移动性浊音；有无肿块及活动度。

3. 妇科检查　检查阴道分泌物及有无积血；注意宫颈有无糜烂、息肉、宫颈举痛；子宫大小、有无压痛、表面有无突出，活动度以及与附件的关系；附件有无包块、压痛、增厚等。

4. 辅助检查　血、尿常规，尿妊娠试验、阴道或腹部 B 超、腹部 X 线平片，后穹隆或腹部穿刺等。

（三）临证思维分析

1. 由急性炎症引起　多发生在流产后、产后、宫腹腔镜等手术后，或卵巢肿瘤蒂扭转、破裂等，常伴有发热、白细胞增多。疼痛部位与病灶一致，如附件炎时，疼痛在下腹两侧；子宫内膜炎时，下腹正中疼痛，累及盆腔腹膜炎时，可引起整个下腹甚至全腹疼痛。

2. 由腹腔内出血引起　常见的有异位妊娠，可突然发生一侧少腹撕裂样疼痛，伴急性贫血体征，甚至发生休克。临床有停经史或阴道不规则流血史，尿 HCG 阳性，B 超宫内未见孕囊、附件见有包块等；其次是卵巢黄体破裂、滋养细胞肿瘤子宫穿孔累及大血管等，腹痛的程度与出血量多少、出血速度有关。如出血量少，积聚在子宫直肠凹陷内，可出现直肠刺激症状，表现为肛门坠痛；如短时间内大量出血，血液迅速充满全腹腔则表现为全腹疼痛，刺激横膈可引起肩痛，严重者可休克。

3. 由肿瘤蒂破裂、扭转、变性引起　有卵巢肿瘤或浆膜下子宫肌瘤史，蒂扭转多发生于突然体位改变时，表现为突然一侧下腹剧痛并持续无法改变体位，可伴有恶心、呕吐等腹膜刺激症状。肿瘤破裂引起的急腹痛，与肿瘤破口大小有关，破口大、瘤内容物大量流入腹腔刺激腹膜，则可引起全腹剧痛；破口小，则疼痛局限而缓慢。子宫肌瘤红色变性时，可引起下腹疼痛，或隐隐作痛或剧痛，多发生在妊娠期。

4. 与妊娠有关　异位妊娠、流产、葡萄胎等引起的腹痛多为阵发性，伴有腰酸、阴道流血和停经史。

5. 外科疾病　妊娠合并急性阑尾炎，外科相关疾病的典型症状、病史及体征，排除急性阑尾炎、肠梗阻、脾破裂等。

四、下腹部肿块

下腹部肿块在妇科主要是指妇科内生殖器官肿瘤，常见的妇科良性肿瘤有子宫肌瘤、卵巢囊肿；常见的妇科恶性肿瘤主要是子宫颈癌、子宫体癌和卵巢癌，输卵管癌最少见。此外，下腹部肿块还可来自肠道、泌尿道、腹壁、腹腔等，同时还应注意妊娠及与妊娠相关疾病引起的子宫增大、膀胱尿潴留等情况。

（一）病史

1. 病史　有子宫肌瘤、卵巢囊肿等病史。

2. 肿块的性质

（1）囊性：一般为良性病变，如卵巢囊肿、输卵管卵巢囊肿、输卵管积水、子宫内膜异位囊肿等；

（2）实性：除子宫肌瘤、卵巢纤维瘤、子宫腺肌病等为良性外，其他实性肿块应首先考虑为恶性肿瘤；

（3）混合性：如盆腔炎性包块、卵巢良性或恶性肿瘤等。

3. 伴随症状　有无不孕、月经过多、痛经、带下量多、腹痛、发热、消瘦、贫血等病史。

4. 其他　有无停经史、手术后尿潴留史，有无便秘史等。

（二）体格检查

1. 一般情况　检测体温、脉搏和血压等。

2. 腹部检查　有无肿块、肿块大小、有无压痛、肿块性质及活动度等。

3. 妇科检查　检查宫颈有无肌瘤、纳氏囊肿；子宫大小、有无压痛、表面有无突出、活动度以及与附件的关系；附件有无包块、压痛、增厚等。

4. 辅助检查　血、尿常规，尿妊娠试验、阴道或腹部 B 超、细胞学检查、妇科相关肿瘤标记物、腹部 X 线平片、CT、MRI，腹腔镜探查等。

（三）临证思维分析

1. 子宫增大有关的肿块

（1）多发生于育龄期妇女，如子宫肌瘤可伴有月经过多或带下增多；子宫腺肌病多伴有逐年加剧的痛经、经量增多及不孕；宫腔积脓或积液也可引起子宫增大，伴有发热、腹痛多见于急性子宫内膜炎。围绝经期或绝经后患者子宫增大，伴有不规则阴道出血，应考虑子宫内膜癌的可能。绝经前后子宫肌瘤或子宫增长迅速，伴有腹痛及不规则阴道出血者应考虑为子宫肉瘤。

（2）妊娠子宫及与妊娠相关疾病：育龄妇女有停经史，且在下腹部扪及包块，应首先考虑为妊娠子宫。停经后出现不规则阴道出血，且子宫增大超过停经周数者，可能为葡萄胎。以往有生育或流产史，特别是有葡萄胎史者，若子宫增大且外形不规则，伴有子宫不规则出血者，应考虑子宫绒毛膜癌的可能。

2. 卵巢肿块

（1）卵巢非赘生性囊肿：如卵巢黄体囊肿可在黄体期或妊娠早期出现，葡萄胎常并发一侧或双侧卵巢黄体囊肿，多为单侧、表面光滑、可活动的囊性包块，直径一般不超过6cm，与子宫界限分明。

（2）卵巢赘生性肿块：肿块囊性，表面光滑且活动者多为良性肿瘤；肿块实性，表面不规则，活动受限，子宫直肠陷凹可以触及散在性质硬结节或伴有胃肠道症状者多为卵巢恶性肿瘤。

（3）卵巢子宫内膜异位囊肿：多为与子宫粘连、活动受限且有压痛的囊性肿块。

3. 输卵管肿块

（1）附件炎性肿块：如输卵管积液，肿块多为囊性，为一侧或双侧，与子宫有粘连，边界不清，压痛明显，常有下腹疼痛反复发作或伴有不孕。急性期常形成输卵管卵巢脓肿，伴有发热、腹痛、带下异常等。

（2）输卵管妊娠：有停经史及阴道不规则流血史，附件肿块有明显压痛及下腹痛，甚至腹腔内大出血及休克等症状。

4. 下腹部其他肿块　如肠道肿块、泌尿系肿块、腹壁或腹腔肿块，以及膀胱尿潴留和肠道粪块等有时不易与妇科下腹部肿块区别，可致误诊，应注意鉴别。

五、发　热

体温超过38℃为发热，超过39℃为高热。妇科临床的发热，多是感染性疾病，常见于细菌性及病毒性感染，多发生在青壮年，与分娩、流产后感染、产褥感染、慢性盆腔炎急性发作等有关，也可与肿瘤继发感染等有关。

（一）病史

1. 流产、引产及产后，或近期有宫腔操作史。

2. 有慢性盆腔炎、卵巢肿瘤、宫颈癌、宫体癌，或慢性阑尾炎等病史，并且以往有类似发作史。

3. 发热前是否出现腹痛、恶心、呕吐等，发热同时是否伴有阴道不规则流血、带下异常或腰痛、腹痛等；有无尿频、尿急、尿痛等。

（二）体格检查

1. 一般情况　体温升高、脉搏加快；下腹部压痛，如炎症累及腹膜时，可有腹肌紧张、压痛或反跳痛等。

2. 妇科检查　宫颈抬举痛、子宫压痛；阴道壁充血、脓性分泌物增多；附件增厚或触及包块，疼痛拒按。

3. 辅助检查　血、尿常规，尿妊娠试验、阴道或腹部 B 超、腹部 CT 检查，后穹隆或腹部穿刺等。

（三）临证思维分析

1. 由急性盆腔炎症引起　多发生在各种产后及宫腔手术后，先有下腹疼痛、带下异常、腰酸等症状，后有畏寒、发热；随着病情加重可伴有恶心、呕吐、腹胀、腹泻等腹膜刺激症状；严重者盆腔脓肿形成可出现尿频、排便困难。妇科检查：宫颈抬举痛、子宫压痛；阴道壁充血、脓性分泌物增多；附件增厚或触及包块，疼痛拒按。B 超可提示子宫直肠凹陷有大量积液或脓肿包块，阴道后穹窿穿刺可抽出大量脓液；血白细胞总数明显升高，中性粒细胞增高；病原体培养、阴道分泌物涂片检查等可明确有关的病原体。

2. 由卵巢肿瘤破裂、蒂扭转引起　有卵巢肿瘤史，突发一侧下腹痛并伴有恶心、呕吐，腹腔内继发感染引起发热。妇科检查：下腹部包块、压痛明显。B 超可明确诊断。

3. 由妇科恶性肿瘤引起　常见的有宫颈癌、宫体癌，多发生在绝经后妇女，先有异常阴道流血、脓血性带下，继而出现下腹疼痛、发热等症状；妇科检查：宫颈癌可发现宫颈严重糜烂如菜花状或累及阴道壁；宫体癌可发现宫体增大与年龄不符，子宫偏软、压痛，两者都可浸润宫旁组织，触到宫旁组织增厚、结节感。

4. 其他　产后急性乳腺炎，可伴有乳房胀痛、红肿等；产后上呼吸道感染等。

六、晕　厥

晕厥是大脑一时性缺血、缺氧引起的短暂的意识丧失。晕厥与休克的区别在于休克早期无意识障碍，周围循环衰竭征象较明显而持久。妇科临床晕厥主要发生在大量失血后，属低血容量晕厥，常见的原因有异位妊娠破裂、卵巢黄体破裂、功能失调性子宫出血等。

晕厥的程度与腹腔内出血量及出血速度有关，具有致残甚至致死的危险，不可忽视，应及时救治。晕厥有一定的发病率，甚至在正常人也可能出现，如血管减压性晕厥及直立低血压性晕厥等，由于发作存在多种潜在病因，同时缺乏统一的诊疗标准，部分晕厥病例不易诊断且涉及多个学科。

（一）病史

1. 诱因　包括有无诱因，服用药物史，发病时体位；有无停经史、卵巢肿瘤史及月经过多史；有无急性腹痛史等。

2. 症状　有无前驱症状，是渐进发病或突然昏倒；发病时面色、脉搏及血压情况，有无抽搐、尿失禁，意识丧失的持续时间，醒后有无意识模糊及头痛，恢复期有何种不适，有无后遗症等。

（二）体格检查

1. 一般情况　脉搏细弱频数和血压降低以收缩压明显；注意有无贫血。

2. 腹部检查　有压痛、移动性浊音。

3. 妇科检查　检查出血部位及出血量，出血可来自子宫，但大多是腹腔内出血。

4. 辅助检查　血常规、凝血全套、尿妊娠试验、阴道或腹部 B 超、诊断性刮宫、后穹窿穿刺、腹腔镜等。

（三）临证思维分析

1. 异位妊娠破裂　多为育龄期妇女，有盆腔炎、不孕症或异位妊娠史等；有停经史，也有少数患者无明显停经史；可突发一侧下腹部撕裂样或刀割样疼痛，腹痛可波及下腹部或全腹，甚至引起肩胛区放射性疼痛或胃痛、恶心，常伴肛门坠胀感；血、尿妊娠试验阳性，后穹窿穿刺抽出不凝固血液。急性大量腹腔内出血及剧烈腹痛，可出现晕厥。

2. 卵巢黄体破裂　育龄妇女在月经中期后一周左右时间内突发下腹剧痛、晕厥应考虑黄体破裂的可能，多发生在体位突然改变时，如下腹受到撞击，以及剧烈跳跃、奔跑、用力咳嗽或解大便时，腹腔内压力突然升高，可促使成熟的黄体发生破裂。后穹窿或腹腔穿刺抽出大量不凝固血液，妊娠试验呈阴性反应。

3. 功能失调性子宫出血　不规则子宫出血，闭经时间长者，出血量可突然增多，并可持续数月不止，严重者可发生晕厥。B 超检查正常，或子宫内膜增厚，或双侧卵巢对称性地轻度增大。基础体温多为单相型。

（齐　聪）

第二节　妇产科急症的处理

一、血　证

问题导入

病案：张某，女，22 岁，因"阴道不规则流血 1 个月余"急诊科就诊。

1. 还需完善哪些病史？

2. 如何处理？

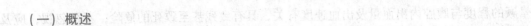

（一）概述

妇科血崩证是指以阴道急剧而大量出血为主证的疾病。可由崩漏、产后血崩、晚期产后出血，或堕胎、小产；功能失调性子宫出血类月经病、滋养细胞疾病、前置胎盘、显性出血性胎盘早剥等妊娠疾病，或子宫肌瘤尤其是子宫黏膜下肌瘤、子宫颈癌、子宫内膜癌等多种中西医妇科疾病引起。此外，血液病所致的经期血崩，甚或外伤也可导致。必须熟练掌握女性生殖系统解剖结构和生理特点，以及各种妇产科急症的临床表现，掌握各种急症救治措施，治以止血为首务，积极预防厥脱，及早诊断，及时治疗。急症的特点是发病急骤、转变迅速，甚至可危及患者生命。因此，正确诊断、积极救治具有重要的意义。

（二）临证诊断思维分析

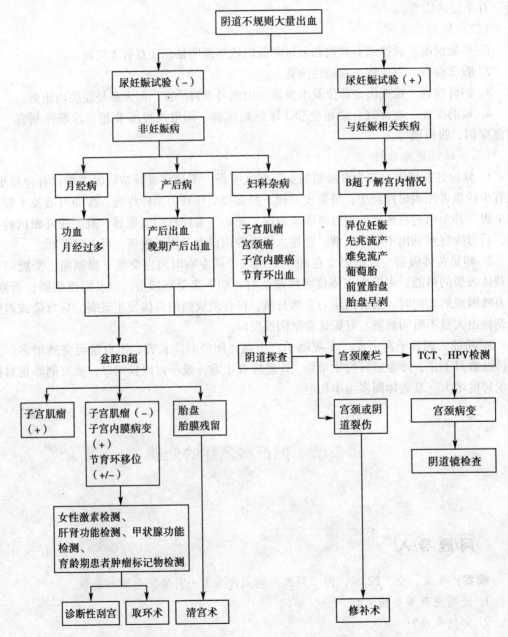

（三）技能要点

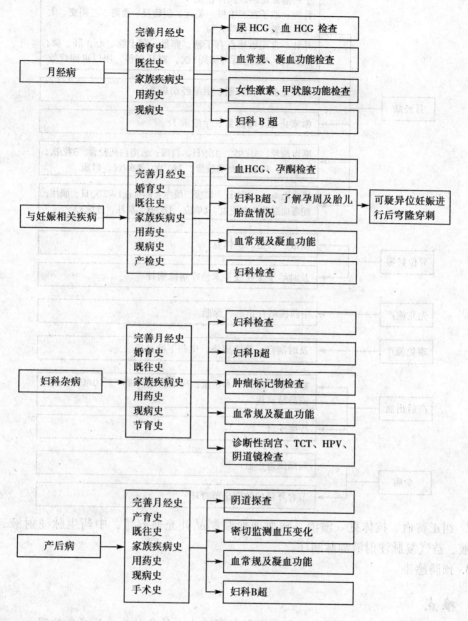

月经病 → 完善月经史、婚育史、既往史、家族疾病史、用药史、现病史
- → 尿HCG、血HCG检查
- → 血常规、凝血功能检查
- → 女性激素、甲状腺功能检查
- → 妇科B超

与妊娠相关疾病 → 完善月经史、婚育史、既往史、家族疾病史、用药史、现病史、产检史
- → 血HCG、孕酮检查
- → 妇科B超、了解孕周及胎儿胎盘情况 → 可疑异位妊娠进行后穹隆穿刺
- → 血常规及凝血功能
- → 妇科检查

妇科杂病 → 完善月经史、婚育史、既往史、家族疾病史、用药史、现病史、节育史
- → 妇科检查
- → 妇科B超
- → 肿瘤标记物检查
- → 血常规及凝血功能
- → 诊断性刮宫、TCT、HPV、阴道镜检查

产后病 → 完善月经史、产育史、既往史、家族疾病史、用药史、现病史、手术史
- → 阴道探查
- → 密切监测血压变化
- → 血常规及凝血功能
- → 妇科B超

特别提示

1. 排除妊娠，确定是月经病还是其他病引起的阴道出血。
2. 排除肝脏疾病和血液病导致的子宫异常出血。
3. 详细询问发病时间、出血量、持续时间、出血性质、出血前有无停经或反复出血病史。

（四）治疗

提示： 及时止血，时刻观察患者的病情及生命体征，防止厥脱证的出现。

1. 止血

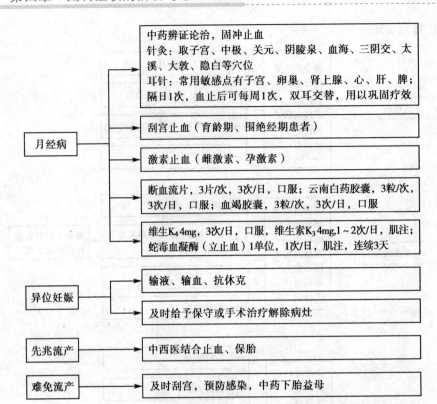

月经病
- 中药辨证论治，固冲止血
  针灸：取子宫、中极、关元、阴陵泉、血海、三阴交、太溪、大敦、隐白等穴位
  耳针：常用敏感点有子宫、卵巢、肾上腺、心、肝、脾；隔日1次，血止后可每周1次，双耳交替，用以巩固疗效
- 刮宫止血（育龄期、围绝经期患者）
- 激素止血（雌激素、孕激素）
- 断血流片，3片/次，3次/日，口服；云南白药胶囊，3粒/次，3次/日，口服；血竭胶囊，3粒/次，3次/日，口服
- 维生$K_4$4mg，3次/日，口服，维生素$K_3$4mg，1～2次/日，肌注；蛇毒血凝酶（立止血）1单位，1次/日，肌注，连续3天

异位妊娠
- 输液、输血、抗休克
- 及时给予保守或手术治疗解除病灶

先兆流产
- 中西医结合止血、保胎

难免流产
- 及时刮宫，预防感染，中药下胎益母

产后出血
- 修补软产道，手术止血；应用宫缩剂催产素10单位，肌注或静脉滴注
- 按摩子宫

杂病
- 局部压迫止血
- 节育环移位的取出节育环

2. 纠正贫血、抗休克 输液、输血或血浆制品补充血容量，中药生脉注射液、参麦注射液、益气复脉注射液静脉滴注。

3. 预防感染

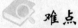

难点

如何查找阴道出血的原因，如何鉴别引起阴道出血的各种疾病及应急处理。

二、痛 证

【培训目标】

1. 掌握妇产科痛证的应急诊断及鉴别诊断思路；
2. 掌握疾病的应急医嘱思维及检查方法；
3. 掌握不同疾病的痛证辨证与辨病相结合的急症处理方法。

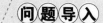
问题导入

病案：患者，女，30 岁，因"下腹持续疼痛 7 天"急诊科就诊。
如何处理？

（一）概述

妇产科痛证以下腹部（包括少腹与小腹）疼痛最为常见。如原发性痛经、经间期（排卵期）腹痛、子宫内膜异位症、子宫腺肌病、流产、异位妊娠、胎盘早剥、卵巢破裂、卵巢囊肿蒂扭转、卵巢囊肿破裂、子宫破裂、急性盆腔炎、急性输卵管炎、慢性盆腔炎等。因而，对于急性下腹痛者，在采取急以缓解疼痛的止痛法之前，必须做好诊断与鉴别诊断，切不可随意使用镇痛剂，以免掩盖病情，造成误诊。

（二）临证诊断思维分析

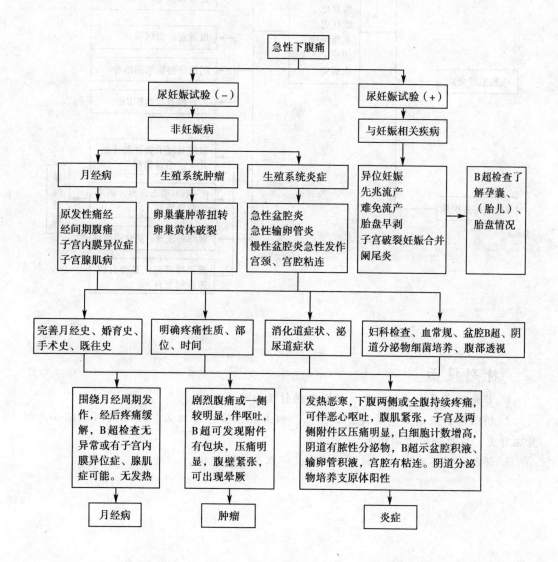

（三）技能要点

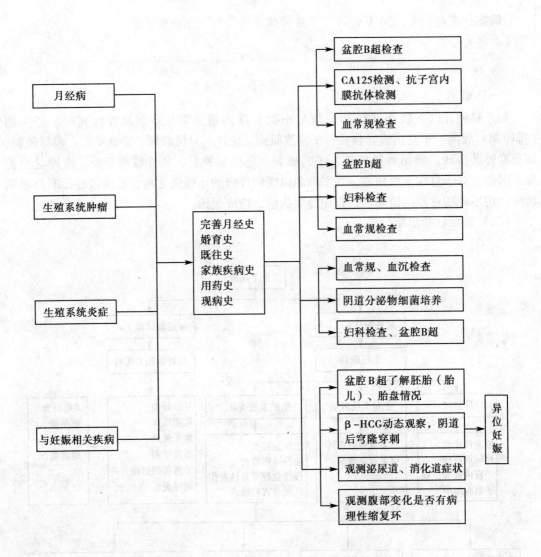

特别提示

1. 首先确定是否为妊娠及非妊娠疾病引起的疼痛。

2. 排除外科疾病如阑尾炎、肠梗阻、蛔虫症、输尿管结石；排除内科疾病如急性肾盂肾炎、急性细菌性痢疾等。

3. 详细询问疼痛发作的时间、性质、部位及伴随症状。

（四）治疗

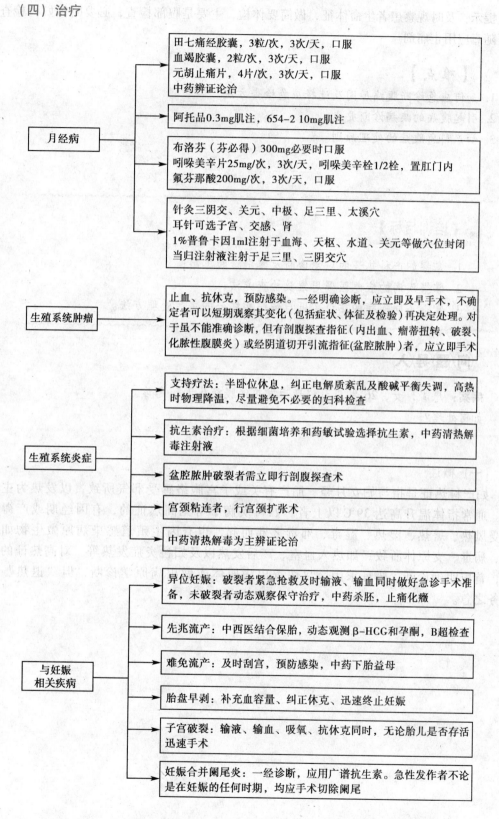

月经病
- 田七痛经胶囊，3粒/次，3次/天，口服
  血竭胶囊，2粒/次，3次/天，口服
  元胡止痛片，4片/次，3次/天，口服
  中药辨证论治
- 阿托品0.3mg肌注，654-2 10mg肌注
- 布洛芬（芬必得）300mg必要时口服
  吲哚美辛片25mg/次，3次/天，吲哚美辛栓1/2栓，置肛门内
  氟芬那酸200mg/次，3次/天，口服
- 针灸三阴交、关元、中极、足三里、太溪穴
  耳针可选子宫、交感、肾
  1%普鲁卡因1ml注射于血海、天枢、水道、关元等做穴位封闭
  当归注射液注射于足三里、三阴交穴

生殖系统肿瘤
- 止血、抗休克，预防感染。一经明确诊断，应立即及早手术，不确定者可以短期观察其变化（包括症状、体征及检验）再决定处理。对于虽不能准确诊断，但有剖腹探查指征（内出血、瘤蒂扭转、破裂、化脓性腹膜炎）或经阴道切开引流指征(盆腔脓肿)者，应立即手术

生殖系统炎症
- 支持疗法：半卧位休息，纠正电解质紊乱及酸碱平衡失调，高热时物理降温，尽量避免不必要的妇科检查
- 抗生素治疗：根据细菌培养和药敏试验选择抗生素，中药清热解毒注射液
- 盆腔脓肿破裂者需立即行剖腹探查术
- 宫颈粘连者，行宫颈扩张术
- 中药清热解毒为主辨证论治

与妊娠相关疾病
- 异位妊娠：破裂者紧急抢救及时输液、输血同时做好急诊手术准备，未破裂者动态观察保守治疗，中药杀胚，止痛化癥
- 先兆流产：中西医结合保胎，动态观测 β-HCG和孕酮，B超检查
- 难免流产：及时刮宫，预防感染，中药下胎益母
- 胎盘早剥：补充血容量、纠正休克、迅速终止妊娠
- 子宫破裂：输液、输血、吸氧、抗休克同时，无论胎儿是否存活迅速手术
- 妊娠合并阑尾炎：一经诊断，应用广谱抗生素。急性发作者不论是在妊娠的任何时期，均应手术切除阑尾

提示：及时观察患者生命体征，做简要体检，主要是腹部检查，必要时做妇科检查。不可随意应用止痛剂。

【难点】

1. 如何应急诊断腹痛原因及选择应急检查方法。
2. 引起腹痛的疾病诊断要点。
3. 妇产科急腹症的处理原则。

三、热　证

【培训目标】

1. 掌握妇产科热证的应急诊断及鉴别诊断思路；
2. 掌握疾病的应急医嘱思维及检查方法；
3. 掌握不同疾病的热证辨证与辨病相结合的急症处理方法。

问题导入

病案：患者，女，26岁，因"产后发热伴腹痛6天"急诊。
如何处理？

（一）概述

妇产科热证是指与妇女月经、胎产有关或子宫胞络感受邪气所致，以发热为主症者。通常指体温升高达39℃以上者。妇科疾病中可见高热证的，有因经期或产褥期感受风热、暑热、湿热、湿毒、邪毒之邪而起，也有因生殖道感染病原微生物如细菌、病毒、支原体所致，如热入血室、产后发热以及妇科炎症发热等。对高热证的处置，首应明确诊断，辨证求因，尽快查出病原体或做出病原学诊断，但"退热"是当务之急。

（二）临证诊断思维分析

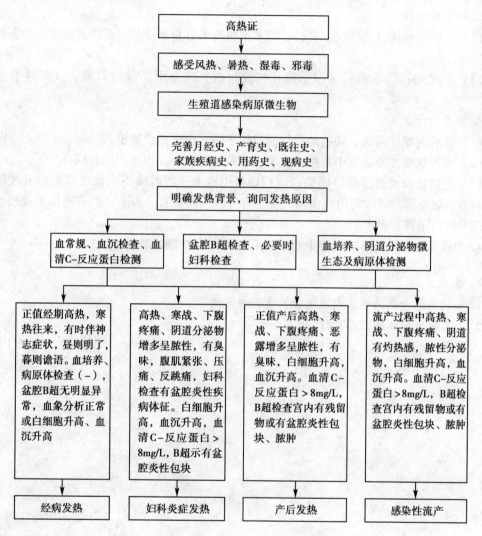

图中流程内容：

高热证

↓

感受风热、暑热、湿毒、邪毒

↓

生殖道感染病原微生物

↓

完善月经史、产育史、既往史、家族疾病史、用药史、现病史

↓

明确发热背景，询问发热原因

分支：

- 血常规、血沉检查、血清C-反应蛋白检测
  - 正值经期高热，寒热往来，有时伴神志症状，昼则明了，暮则谵语。血培养、病原体检查（−），盆腔B超无明显异常，血象分析正常或白细胞升高、血沉升高 → **经病发热**

- 盆腔B超检查、必要时妇科检查
  - 高热、寒战、下腹疼痛、阴道分泌物增多呈脓性，有臭味，腹肌紧张、压痛、反跳痛，妇科检查有盆腔炎性疾病体征。白细胞升高，血沉升高，血清C-反应蛋白 > 8mg/L，B超示有盆腔炎性包块 → **妇科炎症发热**

- 血培养、阴道分泌物微生态及病原体检测
  - 正值产后高热、寒战、下腹疼痛、恶露增多呈脓性，有臭味，白细胞升高，血沉升高。血清C-反应蛋白 > 8mg/L，B超检查宫内有残留物或有盆腔炎性包块、脓肿 → **产后发热**
  - 流产过程中高热、寒战、下腹疼痛、阴道有灼热感，脓性分泌物，白细胞升高，血沉升高。血清C-反应蛋白 > 8mg/L，B超检查宫内有残留物或有盆腔炎性包块、脓肿 → **感染性流产**

特别提示

1. 明确相关病史。
2. 询问发热原因。
3. 体温 > 39℃，须注意有无神昏、大汗、抽搐等表现。
4. 与经行感冒、经行发热相鉴别：前者有外感表证，后者体温一般为低热。

（三）治疗

提示：卧床休息，给予充分营养、纠正水及电解质紊乱。

1. 退热 高热持续，体温达40℃左右，宜中西药结合治疗。

（1）物理降温：冷湿毛巾或冷袋冷敷，25% ~50%乙醇擦浴等物理降温可配合使用。

（2）药物降温：氯丙嗪25 ~50mg 溶于 0.9% 生理盐水 500ml，静脉滴注；或地西泮（安定）10 ~20mg，静注；可同时予以地塞米松 5 ~10mg，加入 50% 葡萄糖注射液 20ml，静脉注射后，继以 10 ~20mg 加入 5% 葡萄糖注射液 500ml 中，静脉滴注。

（3）中成药：安宫牛黄丸、紫雪丹、犀黄丸口服。

2. 抗生素治疗

（1）根据药敏试验选择抗生素，若结果不明或无培养条件时，首选青霉素类和头孢类加甲硝唑。

（2）中成药：妇乐颗粒口服，或花红片口服，或金刚藤胶囊口服，或妇科千金片口服。

3. 手术治疗

（1）盆腔有脓肿形成，药物治疗体温持续不降，中毒症状加重者。

（2）突然腹痛加剧，有中毒性休克表现，疑脓肿破裂，须立即剖腹探查。

（3）会阴伤口及腹部伤口感染，应行切开引流术。产后或不全流产宫腔内有残留物时，有效抗感染同时清除宫内残留物，切不可过度搔刮宫腔。若子宫严重感染出现败血症时，应及时行子宫切除术。

4. 中药保留灌肠　清热解毒中药浓煎 100～150ml，保留灌肠，1 次/日。

难点

1. 如何应急诊断高热原因及选择应急检查方法。

2. 与其他发热疾病的鉴别诊断。

（岳　雯　连　方）

第五章

月经病的诊治

【培训目标】

1. 认识月经病的分类、病因病机；
2. 掌握月经病的诊断与鉴别诊断、辨证要点；
3. 掌握月经病的辨证论治。

凡月经的周期、经期或经量异常，或伴随月经周期或绝经前后出现一系列症候群的病症，统称为月经病。其中月经不调是指月经周期、经期和经量异常的一类病症，经间期出血是在两次月经之间的周期性少量阴道流血的病症，崩漏是月经周期、经期和经量严重失调和紊乱，痛经、月经前后诸证是指伴随月经周期反复发作的某一主症或某些症状的病症，绝经前后诸证是绝经年龄出现的与绝经相关症候群的病症。

月经病大多属于脏腑气血功能失常影响到冲任功能异常的病症，是运用中医药辨证论治具有优势的一类妇科疾病。

月经病的病因是外感六淫、内伤七情、饮食劳倦或房劳多产所伤，或因先天禀赋不足，病机是脏腑功能失常，气血失调，冲任损伤，胞宫失于定期藏泻，临床表现为月经期、量异常，或伴随经期或绝经反复出现某些症状。

月经病各病症的诊断，主要以病史和症状为依据，病名多以主要症状命名，临证时仍需注意鉴别。如崩漏、月经过少、经期延长应与妊娠病、癥瘕的出血相鉴别；月经后期、闭经应与生理性停经（妊娠、绝经）相鉴别；经间期出血应与宫颈炎之赤白带相鉴别等。

月经病的辨证主要根据月经的期（周期、经期）、量、色、质，结合主症特点、兼症和舌脉征象，并重视对形体、面色的诊察，了解体质禀赋的强弱。

月经病的治疗原则重在治本调经。治本，即抓住各病证的基本病机消除病因；调经，即运用各种治疗方法平衡脏腑阴阳，调和气血，使月经恢复正常。治本调经的主要思路，一是辨病之先后；二是辨病之缓急，根据"急则治其标，缓则治其本"的原则，病急势危，则速当治标以救急；三是辨年龄与月经周期之不同阶段。

调经之法，重在补肾疏肝、健脾和胃、调理冲任气血。调经以补肾为首要治法。补肾重在补养精血、补益肾气，使阴生阳长，阴平阳秘，阳得阴助而泉源不竭，阴得阳升而生化无穷。疏肝重在理气解郁，通调气机，佐以养血柔肝。健脾重在益气升阳、摄血止血。调理气血，首先要辨气病、血病。病在气者，以治气为主，佐以理血；病在血者，则治血为主，佐以理气。调理冲任，在于使冲任气血充盛，血海按期满盈，胞宫定时藏泻。

调治月经病遣方用药时，须根据证候的属性与月经期量的变化灵活化裁，临床上常常有寒热错杂、虚实兼夹者，治疗应分清轻重主次和标本缓急，或寒热并用、或攻补兼施，并注意经期慎用大寒大热、辛温动血或过于收涩，经后慎用猛攻峻伐，经前慎用辛散香燥之品。

（谈　勇）

第一节　月经先期

 【培训目标】

1. 掌握月经先期的定义；
2. 掌握月经先期的诊断要点及鉴别诊断；
3. 掌握月经先期的辨证论治。

问题导入

患者女性，23 岁，未婚。月经周期提前 5 个月余。5 个月前无明显诱因出现月经周期提前，周期 16~20 天，经期 4~7 天，既往月经规律，经期 4~6 天，周期 28~32 天。否认性生活史。

问题 1：还需了解患者哪些病史？尚需完善哪些辅助检查？

问题 2：本案的初步诊断是什么？需与哪些疾病相鉴别？

问题 3：本案该如何辨证论治？

一、概　　述

月经周期提前 7 天以上，甚至半月余一行，连续两个周期以上者称为"月经先期"。属西医"功能失调性子宫出血病"范畴。

月经先期指月经周期提前 7 天，小于 14 天，经期正常，常与月经过多、经期延长并见，若临证失治或误治，可进一步发展为崩漏。

二、病因病机示意图

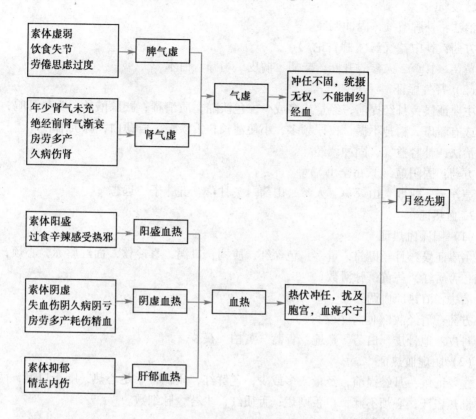

三、诊断要点

1. 月经周期提前 7~14 天，连续出现 2 个月经周期以上，经期正常；
2. 基础体温多呈双相型，表现为卵泡期或黄体期缩短；
3. 妇科检查、B 超检查盆腔无器质性病变。

四、鉴别诊断

月经先期应与经间期出血、崩漏相鉴别。

经间期出血常发生在排卵期，出血量较少，或表现为透明白带中夹有血丝，持续数小时或 2~7 天自行停止；月经先期发生在黄体期，月经量一般正常，结合 BBT 测定，有时不易鉴别。

崩漏是月经周期、经期、经量严重紊乱，量多如崩，或量少淋漓不净；月经先期则经量、经期基本正常，且出血能自止，故可以鉴别。

五、辨证论治

月经先期以"气虚"、"血热"为主要病机。治以益气固冲、清热凉血调经。

1. 气虚证

（1）脾气虚证

主要证候：月经提前，经量或多或少，色淡红，质清稀；神疲乏力，面色萎黄，气短懒言，倦怠嗜卧，小腹空坠，纳少便溏，语声低微，脘闷腹胀；舌淡胖，边有齿痕，苔薄白，脉缓弱。

治法：补脾益气，固冲调经。

方药：补中益气汤（《脾胃论》）。

黄芪　甘草　人参　升麻　柴胡　橘皮　当归　白术

（2）肾气虚证

主要证候：月经提前，经量或多或少，色淡黯，质清稀；腰膝酸软，头晕耳鸣，面色晦黯或有黯斑，精神不振，夜尿频多，小便清长；舌淡黯，苔薄白，脉沉细。

治法：补肾益气，固冲调经。

方药：固阴煎（《景岳全书》）。

菟丝子　熟地　山茱萸　人参　山药　炙甘草　五味子　远志

2. 血热证

（1）阳盛血热证

主要证候：月经提前，量多，色深红，质稠；口渴，喜冷饮，面红唇赤，心烦，溲黄便结；舌质红，苔黄，脉滑数。

治法：清热凉血调经。

方药：清经散（《傅青主女科》）。

丹皮　地骨皮　白芍　熟地　青蒿　黄柏　茯苓

（2）阴虚血热证

主要证候：月经提前，经量或多或少，色鲜红，质稠；手足心热，咽干口燥，两颧潮红，潮热盗汗，心烦不寐，口舌糜烂；舌质红，少苔，脉细数。

治法：养阴清热调经。

方药：两地汤（《傅青主女科》）。

生地　地骨皮　玄参　麦冬　阿胶　白芍

（3）肝郁血热证

主要证候：月经提前，经量或多或少，经色深红或紫红，有血块，质稠，经行不畅；烦躁易怒，胸胁胀满，乳房或少腹胀痛，善太息，口苦咽干；舌质红，苔薄黄，脉弦数。

治法：疏肝清热，凉血调经。

方药：丹栀逍遥散（《内科摘要》）。

丹皮　栀子　当归　白芍　柴胡　白术　茯苓　煨姜　薄荷　炙甘草

病案举例

患者女性，23 岁，未婚。月经周期提前 5 个月余。5 个月前无明显诱因出现月经周期提前，周期 16～20 天，经期 4～7 天，量中，色鲜红，夹血块，偶有下腹隐痛，手足心热汗多，口干，纳可寐安，二便调，舌红苔薄白，脉细弦。既往月经规律，经期 4～6 天，周期 28～32 天，经量中等，色红，无血块，伴有下腹隐痛。否认性生活史。肛诊：无明显异常。腹部超声检查提示未见明显异常。

诊断依据：

1. 患者育龄期女性，既往月经规律，近 5 个月月经周期提前 10～14 天，经期经量正常；

2. 超声及肛诊未发现盆腔器质性病变。

临证当与崩漏及经间期出血进行鉴别。

诊断：中医：月经先期（阴虚血热证）；西医：月经失调。

治疗计划：

治法：滋阴清热调经。

方药：两地汤合二至乌茜汤。

生地 地骨皮 玄参 麦冬 阿胶 白芍 女贞子 旱莲草 茜草 乌贼骨

知识拓展

西医学认为月经频发主要有三个方面的因素：①卵泡发育不良；②LH 排卵峰分泌不足；③LH 排卵峰后 LH 低脉冲缺陷。任何一个环节缺陷均可引起黄体功能不足而致月经提前。

（谢 萍）

第二节 月经后期

【培训目标】

1. 掌握月经后期的定义；
2. 掌握月经后期的诊断要点及鉴别诊断；
3. 掌握月经后期的辨证论治。

问题导入

患者，女性，36 岁，已婚。月经推后 8 个月余，停经 3 个月余。询其 8 个月余前因工作压力大，情绪紧张，见月经周期推后，经量渐少，未系统治疗。

问题 1：还需了解患者哪些病史？尚需完善哪些辅助检查？

问题 2：初步诊断是什么？应与哪些疾病鉴别？其中首先应排除何种疾病？

问题 3：本案如何辨证治疗？

一、概　述

月经延后 7 天以上，甚至 3～5 个月一行，连续出现 2 个月经周期以上者，称为"月经后期"。

月经周期若每次仅延后 3～5 天，或偶尔延后一次，下次仍如期来潮者，可暂不作病论；青春期月经初潮后 1～2 年内，或围绝经期，月经周期时有延后，而无其他不适者，也不作病论。临床月经后期易与月经过少并见，若不及时治疗，可发展为闭经。

二、病因病机示意图

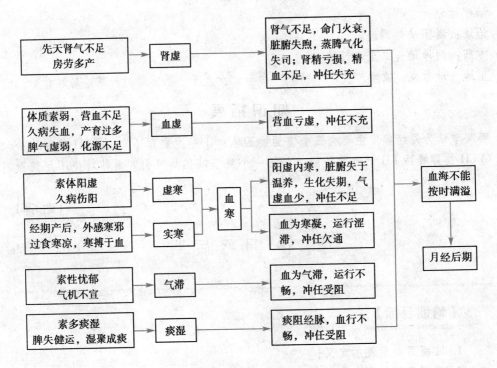

三、诊 断 要 点

1. 病史 先天禀赋不足，情志不遂，工作压力大或精神紧张，人工流产或药物流产史，感寒饮冷，减肥史；

2. 症状 月经周期推后 7 天以上，甚至 3~5 个月一行；连续出现 2 个周期以上；经期正常；可伴月经过多或月经过少；

3. 妇科检查 子宫大小正常或略小；

4. B 超检查 子宫及卵巢无器质性病变；

5. 内分泌激素测定 血或尿 HCG 检测排除妊娠；生殖内分泌功能检测提示无排卵或卵泡发育不良或高泌乳素、高雄激素、FSH/LH 比值增高等；另可配合甲状腺功能检测；

6. 基础体温 基础体温呈单相或双相，但低温相持续时间超过 21 天。

四、鉴 别 诊 断

月经后期当与妊娠等有关疾病相鉴别，育龄期女性首先应当排除妊娠。

早孕者，妊娠试验阳性，B 超提示宫内探及孕囊；

胎漏、胎动不安者，除上述症状外，可伴阴道少量流血、腰骶部酸痛或下腹疼痛；

异位妊娠多有停经史，或伴阴道不规则出血，或突发下腹一侧撕裂样疼痛，超声提示宫内未见孕囊，附件区可探及强弱不均质回声区，或探及孕囊胎心，或子宫直肠陷凹探及不规则无回声；后穹隆穿刺可抽出不凝血。

五、辨 证 论 治

月经后期首辨虚实，治法当遵"虚者补之，实者泻之"的原则。

1. 肾虚证

主要证候：月经后期，量少，色淡黯，质清稀；面色晦黯或有黯斑，头晕耳鸣，腰膝酸软，夜尿频多；舌淡黯、苔薄白，脉沉细。

治法：补肾益气，养血调经。

方药：当归地黄饮(《景岳全书》)。

当归　熟地　山茱萸　山药　杜仲　怀牛膝　甘草

2. 血虚证

主要证候：月经后期，量少，色淡红，质稀；面色苍白或萎黄，头晕眼花，心悸失眠，小腹绵绵作痛；舌淡红，苔薄，脉细弱。

治法：补血养营，益气调经。

方药：人参养荣汤(《太平惠民和剂局方》)。

当归　白芍　熟地　人参　黄芪　陈皮　茯苓　白术　远志　肉桂　五味子　甘草

3. 血寒证

(1) 虚寒证

主要证候：月经后期，量少，色淡，质清稀；小腹隐痛，喜暖喜按，腰酸无力，小便清长，大便溏薄；舌淡，苔白，脉沉迟无力。

治法：温经扶阳，养血调经。

方药：温经汤(《金匮要略》)。

当归　吴茱萸　桂枝　白芍　川芎　生姜　丹皮　法半夏　麦冬　人参　阿胶　甘草

(2) 实寒证

主要证候：月经周期延后，量少，色黯黑，夹有血块；少腹冷痛拒按，畏寒肢冷；舌黯，苔白，脉沉紧。

治法：温经散寒，活血调经。

方药：温经汤(《妇人大全良方》)。

当归　川芎　白芍　桂心　丹皮　莪术　人参　甘草　牛膝

4. 气滞证

主要证候：月经后期，量少，色黯红，或夹有小血块；小腹胀痛，或胸胁、乳房胀痛；舌淡红，苔薄白，脉弦。

治法：理气行滞，活血调经。

方药：乌药汤(《兰室秘藏》)。

乌药　香附　木香　当归　甘草

5. 痰湿证

主要证候：月经后期，量少，经血夹杂黏液；平素带下量多，形体肥胖，脘闷呕恶，腹满便溏；舌淡胖，苔白腻，脉滑。

治法：燥湿化痰，活血调经。

方药：苍附导痰丸(《叶天士女科诊治秘方》)。

茯苓　半夏　陈皮　甘草　苍术　香附　南星　枳壳　生姜　神曲

病案举例

患者，女性，36 岁，已婚。月经推后 8 个月余，停经 3 个月余。询其 8 个月余前因工作压力大，情绪紧张见月经周期推后，经量渐少，未系统治疗；LMP：3 个月余前，2 天净，量少，色黯黑，经前乳胀无腹痛；PMP：半年前，量少；现停经 3 个月余，无经行预感。刻下：纳眠可，但感疲倦乏力，情绪急躁，二便调，察其舌红，苔薄，诊其脉弦。该患者既往月经规律，14 岁初潮，经期 4~5 天，周期 26~34 天。

妇科检查：未见异常。

盆腔 B 超：子宫前壁探及 1.0cm×0.8cm 稍弱回声团，后壁探及 0.9cm×0.7cm 的弱回声团。内膜 0.35cm。子宫直肠陷凹探及 1.1cm 不规则无回声区。双侧卵巢探及数个小卵泡，最大约 1.2cm×1.0cm。

诊断依据：

1. 病史　患者育龄期女性，既往月经规律，近 8 个月余经周期延后且伴月经量少；

2. 症状　月经推后 8 个月余，停经 3 个月余；

3. 超声及妇检　未发现盆腔明显器质性病变；

本案当检测性激素以了解内分泌情况，排除妊娠及与妊娠相关疾病。

诊断：中医：月经后期，月经过少（肝郁肾虚证）；西医：月经失调。

诊疗计划：

治法：疏肝补肾，活血调经。

代表方：定经汤（《傅青主女科》）加减。

方药：醋柴胡　白芍　当归　熟地　菟丝子　山药　茯苓　白术　甘草　枸杞子　覆盆子　生姜

知识拓展

朱小南先生强调，不可一见经水落后即用逐瘀催经之法。经常落后属于瘀者，临证间不多见，倘若一见经期延后，便使攻瘀药以催经，如用桃仁、红花、三棱、莪术等品，往往无效，反会引起胸闷纳呆、头眩不舒等反应。即使能催来一次，过后又复延期，反而对病者健康有碍。

（谢 萍）

第三节　月经先后无定期

【培训目标】

1. 掌握月经先后无定期的定义；
2. 掌握月经先后无定期的诊断要点及鉴别诊断；
3. 掌握月经先后无定期的辨证论治。

汪某，女，40岁，已婚，近2年月经周期紊乱，先后不定，以推后为主，月经周期25~45天，5~7天干净，LMP：2012年3月31日，PMP：2012年3月12日，PPMP：2012年2月1日。

问题1：本案初步诊断是什么？需行哪些辅助检查以明确诊断？

问题2：需与哪些疾病相鉴别？

问题3：如何辨证治疗？

一、概 述

月经先后不定期是指月经周期提前或延后7天以上，交替不定且连续出现3个周期以上者，称为月经先后无定期。本病若伴月经过多或经期延长，可发展为崩漏。少女月经初潮1~2年内、更年期妇女绝经前出现月经周期紊乱或伴经量减少，无其他不适，可不作病论。

二、病因病机示意图

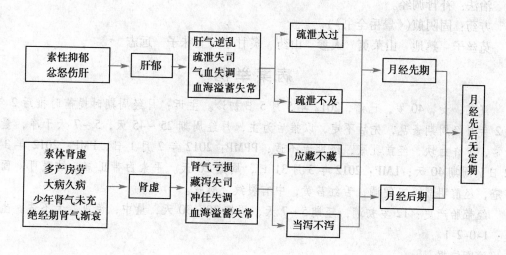

三、诊断要点

1. 病史 多见于育龄期，注意是否有七情内伤史；

2. 症状 月经先后不定期连续3个月经周期以上，且提前或延后7天以上，通常经期和经量正常，可伴经前诸证；

3. 妇科检查及B超检查 了解子宫及附件情况，排除盆腔器质性病变；

4. 妊娠试验 排除妊娠；

5. 基础体温 BBT测定了解排卵情况；

6. 生殖内分泌激素测定 测定血清雌二醇（E_2）、孕酮（P）、黄体生成素（LH）、卵泡刺激素（FSH）、泌乳素（PRL）、雄激素（T）以了解生殖内分泌情况。

四、鉴别诊断

本病鉴别诊断可参考月经先期、月经后期。

五、辨证论治

本病辨证以肝郁肾虚为主。肝郁者，多疏肝理气调经；肾虚者，治宜补肾固冲调经。

1. 肝郁证

主要证候：月经先后无定期，量或多或少，色黯红或紫红，或有血块，或经行不畅，胸胁、乳房、少腹胀痛，脘闷不舒，时叹息，嗳气食少；舌淡红，苔薄白或薄黄，脉弦。

治法：疏肝调经。

方药：逍遥散(《太平惠民和剂局方》) 或定经汤(《傅青主女科》)。

逍遥散：柴胡　当归　白芍　白术　茯苓　甘草　煨姜　薄荷

定经汤：柴胡　炒荆芥　当归　白芍　山药　茯苓　菟丝子　熟地

2. 肾虚证

主要证候：月经先后无定期，量少，色淡黯，质清，头晕耳鸣，腰膝酸软，小便清长，夜尿频多；舌淡，苔白，脉沉细。

治法：补肾调经。

方药：固阴煎(《景岳全书》)。

菟丝子　熟地　山茱萸　人参　山药　炙甘草　五味子　远志

病案举例

汪某，女，40 岁，已婚，2012 年 5 月 5 日初诊。主诉：月经周期时提前时推后 2 年。近 2 年月经周期紊乱，先后不定，以推后为主，月经周期 25～45 天，5～7 天干净，量色正常，少许血块，经前乳胀，经期无不适，PPMP：2012 年 2 月 1 日，PMP：2012 年 3 月 12 日，周期 40 天；LMP：2012 年 3 月 31 日，周期 20 天。平素白带正常，纳眠可，面部痤疮，经前明显，二便调，舌红苔黄，中有裂纹，脉弦。

经带胎产史：12 岁初潮，经期 5～7 天，周期 28～30 天，量中，色可，无不适。生育史：1-0-2-1。

诊断依据：

1. 患者中年女性，既往月经规律，近 2 年月经周期时提前时推后，月经延后为多，经期经量正常。

2. 需进一步行妇检及超声排除盆腔明显器质性病变。

当与崩漏及月经后期相鉴别。

诊断：中医：月经先后无定期（肝郁肾虚证）；西医：月经失调。

治疗计划：

治法：疏肝补肾调经。

方药：定经汤(《傅青主女科》)。

菟丝子　白芍　当归　熟地黄　山药　茯苓　荆芥　柴胡

知识拓展

罗元恺教授指出：月经的周期变化与人体阴阳二气的转化密切相关，阴极则阳生，阳极则阴生；阴消阳长，阳消阴长。由满而溢，藏泻有期。月经周期的变化，也即子宫的一种阴阳转化。调经之法，要顺应其周期性的阴阳消长，调补肾之阴阳，协调气血之盛衰，助其顺利转化。

（谢 萍）

第四节 月经过多

【培训目标】

1. 掌握月经过多的定义；
2. 掌握月经过多的诊断要点及鉴别诊断；
3. 掌握月经过多的辨证论治。

问题导入

王某，女，40 岁，2012 年 4 月 8 日初诊。1 年前无明显原因出现月经量增多，经量较既往增多 1 倍，色鲜红，夹少量血块，伴小腹疼痛。平素口干咽干，手足心热，汗出，大便偏干，小便黄。舌质红，苔薄黄，脉细数。既往月经规律，14 岁初潮，经期 5~6 天，周期 28~30 天，量中，色黯红。

问题 1：本案初步诊断是什么？

问题 2：需进一步做哪些检查以明确诊断并进行鉴别诊断？

问题 3：如何辨证论治？

一、概　述

月经过多是指月经量较正常明显增多，或每次经行总量超过 80ml，在一定时间内能自行停止，且连续 2 个周期或以上，而周期经期基本正常者。

月经量以 30~80ml 为宜，超过 80ml 为月经过多。月经过多常与月经先期、经期延长伴见，可继发贫血。本病相当于西医学的功能失调性子宫出血。放置宫内节育器引起的月经过多可参照本病治疗。

二、病因病机示意图

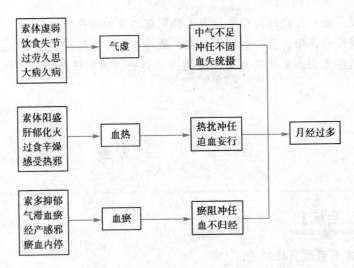

三、诊断要点

1. 病史 可有大病久病、精神刺激、饮食不节，经期、产后感邪或不禁房事史，或宫内节育器避孕史。

2. 症状 月经量明显增多，经量>80ml，在一定时间内能自止，月经周期、经期一般正常，连续2个周期或以上。

3. 妇检 子宫附件一般无明显异常。

4. B超 了解子宫附件情况、宫内节育器安置情况，排除子宫内膜息肉、子宫腺肌病、子宫肌瘤等相应器质性病变。

5. 其他辅助检查 基础体温、卵巢功能测定，必要时子宫内膜活检有助于诊断；宫腔镜检查：排除子宫内膜息肉、黏膜下子宫肌瘤等宫腔内占位性病变导致的月经过多；血液学检查：排除凝血功能障碍等血液系统疾病。

四、鉴别诊断

月经过多主要与崩漏及癥瘕、血液系统疾病引起的月经过多相鉴别。

崩漏表现为月经周期、经期的严重紊乱，阴道下血量多如注，或量少淋漓日久不能自止；崩漏之经崩虽表现为阴道下血应期而至，但量多如注，远远超过既往月经过多的量，且不能应期而自止。

癥瘕可表现为月经量多，但往往病程长、药物治疗效果欠佳，临证可借助妇检、B超、宫腔镜检查排除子宫内膜息肉、黏膜下子宫肌瘤等宫腔内占位性病变导致的月经过多，可进行诊断性刮宫进一步行组织病理学诊断。

血液系统疾病引起的月经过多，临证可伴见全身出血症状，如牙龈出血、皮下出血等，血常规、凝血功能检测等可鉴别。

五、辨证论治

月经过多临证当详查经量、经色、经质，结合全身症状、舌脉辨证。其中临床以血热、血瘀、气虚证多见。治疗经期重在减少月经量,平时查因治本、固冲调经。

1. 血瘀证

主要证候:经行量多,色紫黑,有血块,经行不畅,小腹疼痛拒按,血块排出后疼痛减轻;可无明显全身症状,或胸胁胀满或刺痛,或面颊褐斑;舌质紫黯,或有瘀点、瘀斑,脉弦涩或沉涩。

治法:活血化瘀,固冲止血。

方药:四物汤(《太平惠民和剂局方》)合失笑散(《太平惠民和剂局方》)加三七、茜草。

四物汤:熟地 当归 白芍 川芎

失笑散:蒲黄 五灵脂

2. 血热证

(1) 实热证

主要证候:经来甚多,色深红,质黏稠;口渴,心烦,面赤唇干,小便溲黄,大便燥结;舌红,苔黄,脉滑数。

治法:清热凉血,固冲止血。

方药:保阴煎(《景岳全书》)。

生地 熟地 白芍 山药 续断 黄芩 黄柏 甘草

(2) 虚热证

主要证候:经行量多,色鲜红,质稍稠;颧红,潮热,咽干口燥,盗汗,腰膝酸软,心烦不寐,小便短赤;舌质红,少苔,脉细数。

治法:滋阴清热,止血调经。

方药:两地汤(《傅青主女科》)。

生地 地骨皮 玄参 麦冬 阿胶 白芍

3. 气虚证

主要证候:月经量多,色淡红,质清稀;面色白,气短懒言,肢软无力,精神倦怠,小腹空坠,动则汗出,食少腹胀;舌质淡,苔薄白,脉细弱。

治法:补气摄血固冲。

方药:举元煎(《景岳全书》)。

人参 黄芪 升麻 白术 甘草

病案举例

王某,女,40岁,2012年4月8日初诊。经行量多1年。1年前无明显原因出现月经量增多,经量较既往增多1倍,色鲜红夹少量血块,伴小腹疼痛。口干,手足心热,汗出,大便偏干,小便黄。舌质红,苔薄黄,脉细数。平素月经规律,14岁初潮,经期5～6天,周期28～30天,量中,色黯红,有痛经。

妇检:外阴:已婚已产式;阴道:畅;宫颈:光滑,无抬举痛;子宫:正常大小,后位;附件:(-)。

诊断依据:

1. 病史 患者育龄期女性,既往月经规律,经期周期正常;

2. 症状 近1年月经量明显增多为既往的一倍,周期经期正常。

本案当进一步行妇检及B超检查排除盆腔器质性病变;血常规及出凝血时间检查以排

除血液系统疾病；性激素及甲状腺功能检测进一步了解内分泌情况。

　　诊断：中医：月经过多（虚热夹瘀证）；西医：月经失调。

　　治疗计划：

　　治法：滋肾养阴，清热凉血，化瘀止血。

　　方药：两地汤合二至丸、失笑散加减。

　　生地　地骨皮　玄参　白芍　麦冬　女贞子　墨旱莲　益母草　茜草　生蒲黄（布包煎）　五灵脂（布包煎）

知识拓展

　　西医学对于月经量多的诊断，关键是除外器质性疾病，并与无排卵型功血相鉴别。B超、宫腔镜、腹腔镜有助于器质性疾病的鉴别，经前 5～9 天测定血孕酮水平有助于确定是否有排卵。针对月经过多的治疗，1998 年英国皇家妇产科学院组织了 8 位权威专家，复习了 1966—1997 年的相关文献，制定了以循证医学为基础的指导原则。

　　1. 药物治疗

　　（1）对无避孕要求或不愿意用激素治疗的患者，可选用抗纤溶药物：如氨甲环酸 1g，每天 2～4 次，或抗前列腺素合成药：氟灭酸 0.2g，每天 3 次；甲灭酸 0.5g，每天 3 次。皆与月经第一天起服用，连续服用 5 天。据报道，氟灭酸可减少月经量 54%，甲灭酸可减少月经量 20%。不良反应可有恶心、头晕、头痛等。

　　（2）对要求避孕的患者，可选用内膜萎缩治疗：①19-去甲基睾酮衍生物：有报道月经周期第 5～26 天口服左炔诺孕酮，可减少 30% 出血量。②左炔诺孕酮宫内释放系统（LNG-IUS，商品名曼月乐），有效期 5 年。药物直接作用于子宫内膜使其萎缩变薄，月经量减少，20%～30% 出现闭经；对全身副作用少，但用药初期 6 个月内可能发生突破性出血。

　　（3）其他：激素药的使用：丹那唑为 17α-乙炔睾酮的衍生物，可抑制 GnRH 的分泌，抑制 Gn 高峰及卵巢性激素的生成，每天 200mg，可减少出血量 60%，但应注意皮疹、肝损、雄性化副反应。

　　2. 手术治疗　对药物治疗无效，持久不愈，年长，无生育要求的患者，可手术切除子宫或经宫颈子宫内膜切除术（TCRE），即采用激光、微波或电凝的方法，破坏子宫内膜功能层及部分基底层，使其失去对卵巢性激素的反应能力，从而减少月经量。此种手术时间短，创伤小，恢复快，可适用于不宜或不愿切除子宫、且无生育要求的患者。

（谢　萍）

第五节　月经过少

 【培训目标】

　　1. 掌握月经过少的定义；

　　2. 掌握月经过少的诊断要点及鉴别诊断；

　　3. 掌握月经过少的辨证论治。

问题导入

张某，女，29 岁，2012 年 10 月 30 日初诊。5 年前末次人流后经量渐少，仅为以往一半。LMP：10 月 28 日，量少，色鲜红，仅用 2 张卫生巾，无血块，小腹隐痛，疲倦乏力，眠差，烦躁易怒，四肢逆冷，夜尿频数，大便干结，舌质黯，苔薄白，脉弦滑。

问题 1：本案初步诊断是什么？

问题 2：需进一步做哪些辅助检查以明确诊断？临证首先应重视与哪类疾病相鉴别？

问题 3：如何辨证论治？

一、概　述

月经过少是指经行血量明显减少，不足 30ml，甚或点滴即净。或行经时间仅 1~2 天，经量也较少者。本病常与月经后期并见，若失治、误治、不治，可致闭经、不孕。

西医学中子宫发育不良、性腺功能低下等疾病及计划生育手术后导致的月经过少可参照本病治疗。

二、病因病机示意图

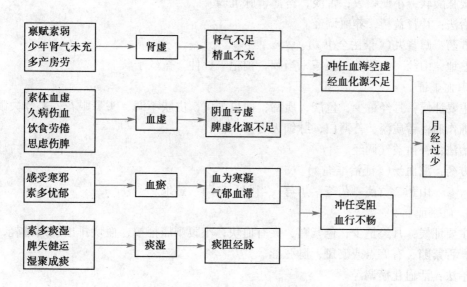

三、诊断要点

1. 病史　反复流产及刮宫史、口服避孕药史、失血史、结核病史等。

2. 症状　月经量明显减少，甚或点滴即净，经量 <30ml，或行经时间仅 1~2 天，经量也较少者。临床常与月经后期并见。

3. 妇检及 B 超检查　子宫及附件基本正常或子宫体偏小。

4. 其他辅助检查　基础体温、性激素测定有助于高泌乳素血症、卵巢储备功能下降或卵巢早衰导致的月经过少的诊断；宫腔镜检查、诊断性刮宫等有助于子宫内膜炎、宫腔粘连、子宫内膜结核等所致的月经过少的诊断。

四、鉴别诊断

临证主要与经间期出血、妊娠下血（激经、胎漏、异位妊娠）鉴别。

经间期出血：见经间期出血。

激经：指部分女性妊娠早期仍按月阴道少量出血，2～3 天即净，无其他症状，又无损于胎儿，待胎儿渐长，其血自停，妊娠试验阳性，B 超检查可协助诊断。

胎漏：有停经史，阴道少量出血，时出时止，而无腰酸腹痛或小腹下坠，妊娠试验阳性。

异位妊娠：停经后阴道不规则少量出血，可伴有下腹隐痛，若异位妊娠破裂，可突发一侧下腹撕裂样疼痛，妊娠试验阳性，B 超检查可协助诊断。

五、辨证论治

月经过少分虚实两端，虚者以肾虚、血虚为主；实者以血瘀、痰湿多见；也可虚实夹杂并见。虚者补肾养血调经，实者祛瘀化痰通经。临证平时和经期治疗各有侧重，平时以审因治本为主，经期以疏利通经为要。

1. 肾虚证

主要证候：经来渐少，甚至点滴即净，色淡黯，质稀薄；面色晦黯或有黯斑，头晕耳鸣，腰膝酸软，小便频数；舌淡，苔薄，脉沉弱。

治法：补肾益精，养血调经。

方药：归肾丸（《景岳全书》）。

熟地　山药　山茱萸　茯苓　当归　枸杞　杜仲　菟丝子

2. 血虚证

主要证候：月经量少，色淡，质稀；面色萎黄，皮肤不润，头晕眼花，心悸失眠，小腹绵绵作痛；舌质淡，苔薄白，脉细无力。

治法：补血益气调经。

方药：滋血汤（《证治准绳》）。

人参　山药　黄芪　茯苓　川芎　当归　白芍　熟地

3. 血瘀证

主要证候：月经量少，色紫黯，夹有血块；小腹刺痛拒按，血块排出腹痛减轻，胸胁胀痛；舌紫黯，有瘀点或瘀斑，脉弦涩。

治法：活血化瘀调经。

方药：桃红四物汤（《医宗金鉴》）。

桃仁　红花　川芎　当归　白芍　熟地

4. 痰湿证

主要证候：月经量少，质黏稠；平素带下量多，色白质稠，形体肥胖，胸脘满闷，呕恶痰多；舌淡胖，苔白腻，脉滑。

治法：化痰燥湿调经。

方药：苍附导痰丸（《叶天士女科诊治秘方》）。

茯苓　半夏　陈皮　甘草　苍术　香附　南星　枳壳　生姜　神曲

病案举例

张某，女，29岁，2012年10月30日初诊。经行量少5年。5年前末次人流后经量渐少，仅为以往一半。LMP：10月28日，量少，色鲜红，仅用2张卫生巾，无血块，小腹隐痛，疲倦乏力，纳可，眠差，烦躁易怒，四肢逆冷，夜尿频数，大便干结，舌质黯，苔薄白，脉弦滑。13岁初潮，平素经期5～6天，周期28～30天，量适中，色鲜红，无血块，无痛经史。妊娠史：孕6产1。工具避孕。

辅助检查：B超：子宫前后径4.1cm，内膜0.35cm，双侧卵巢探及数个卵泡，右侧最大约1.4cm×1.2cm。

诊断依据：

1. 病史　患者育龄期女性，既往月经规律，多次人工流产后经量渐少，经期周期均正常。

2. 症状　现经行第3天，量少，色鲜红，无血块，小腹隐痛，疲倦乏力，四肢逆冷，夜尿4次/晚，情绪烦躁易怒，无口干苦，舌质黯，苔薄白，脉弦滑。

B超检查子宫附件无异常。

本案临证首先应做妊娠试验，与胎漏、异位妊娠等与妊娠相关疾病相鉴别。另外可行生殖内分泌检测了解垂体、卵巢功能，宫腔镜检查有无宫腔粘连。

诊断：中医：月经过少（肾虚证）；西医：月经失调。

治疗计划：

治法：补肾益精，养血调经。

方药：五子衍宗丸合四物汤加减。

菟丝子　枸杞子　覆盆子　当归　白芍　川芎　党参　醋柴胡　枳实　鸡血藤　川牛膝　甘草

知识拓展

月经过少常与月经后期并见，多见于青中年妇女，是妇科常见病、多发病，若迁延失治易继发闭经、不孕。

西医学认为，月经量少可源于以下病因：①生殖内分泌功能失调：如内源性雌激素水平低下、高雄激素血症、高泌乳素血症等内分泌的异常。②子宫内膜的损伤：如多次人流、药流所致子宫内膜损伤及宫颈及宫腔的粘连等。③精神环境因素：情感障碍或环境改变继发神经内分泌功能失调。④过度肥胖或消瘦或有减肥史者，造成营养过剩或营养不良而致月经过少。⑤长期口服避孕药导致卵巢功能的抑制而致月经过少。⑥其他内分泌功能异常：如甲状腺功能异常、肾上腺皮质功能减退、高胰岛素血症等。

（谢　萍）

第六节 经期延长

【培训目标】

1. 掌握经期延长的定义；
2. 掌握经期延长的诊断要点及鉴别诊断；
3. 掌握经期延长的辨证论治。

问题导入

杜某，女，24岁，未婚。2012年1月26日初诊。经行时间延长1年，经行13天不止。患者近1年情绪波动较大，继而出现经行时间延长，达8～13天。末次月经2012年1月14日，经行13天未净，量时多时少，深红色或者咖啡色，有血块，夹黏液，腰酸。平时带下量多，色黄，无异味。

问题1：本案初步诊断是什么？

问题2：需做哪些辅助检查以进一步明确诊断并与哪些疾病进行鉴别？

问题3：如何辨证论治？

一、概 述

经期延长是指月经周期基本正常，行经时间超过7天以上，甚或淋漓半月方净者。

西医学之排卵性功能失调性子宫出血的黄体萎缩不全、盆腔炎性疾病、放置宫内节育器等引起的经期延长可参照本病治疗。

二、病因病机示意图

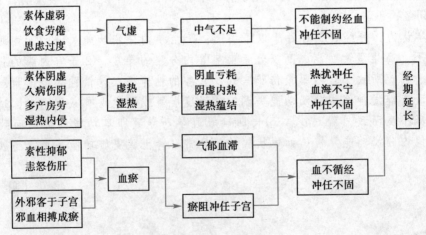

三、诊断要点

1. **病史** 可有饮食、起居、情志失调史，盆腔炎性疾病史，宫内节育器避孕史。

2. 症状　经行时间延长，超过 7 天，甚至淋漓 2 周；月经周期基本正常，或伴有经量增多。

3. 妇检及 B 超检查　盆腔多无明显器质性病变，无外伤，盆腔炎性疾病引起者，子宫可有触痛，附件增粗、压痛等。

4. 基础体温测定　了解卵巢功能，BBT 呈双相型，下降缓慢。

5. 生殖内分泌激素测定　了解生殖内分泌功能。

6. 子宫内膜活检　月经第 5～6 日取宫内膜组织送检，子宫内膜组织学仍能见到呈分泌反应的子宫内膜，且与出血期及增生期内膜并存。

四、鉴别诊断

经期延长应与崩漏相鉴别。漏下者除有阴道流血淋漓不尽，可延续数十日或数月不等之外，可出现月经周期紊乱，易与经期延长混淆；经期延长是指经行时间延长至 7 天以上，但往往能在 2 周之内自然停止，且月经周期正常。

五、辨证论治

经期延长与月经过多病机均责之虚、热、瘀；但经期延长之"热"以阴虚内热及湿热蕴结多见。治疗重在止血调经，缩短经期在 7 天以内。

1. 阴虚血热证

主要证候：经期延长，量少色鲜红，质稍稠；咽干口燥，手心灼热，潮热颧红，大便燥结；舌质红，苔少津，脉细数。

治法：养阴清热，凉血调经。

方药：两地汤（《傅青主女科》）合二至丸（《医方集解》）。

两地汤：生地　地骨皮　玄参　麦冬　阿胶　白芍

二至丸：女贞子　墨旱莲

2. 湿热蕴结证

主要证候：经期延长，量多，色深红，混杂黏液，阴中灼热，或伴有阴痒，平素带下量多，色黄臭秽；腰腹胀痛，四肢沉重，全身乏力；舌质偏红，苔黄腻，脉滑数。

治法：清热利湿，止血调经。

方药：固经丸（《医学入门》）。

龟甲　黄芩　白芍　椿根皮　黄柏　香附

3. 血瘀证

主要证候：月经淋漓延期不净，经量时多时少，色黯有块，经行不畅，小腹疼痛拒按；或面色晦黯，或面部褐斑；舌质紫黯，舌边有瘀点，脉弦涩。

治法：活血祛瘀，固冲调经。

方药：桃红四物汤（《医宗金鉴》）合失笑散（《太平惠民和剂局方》）。

桃红四物汤：桃仁　红花　熟地　当归　白芍　川芎

失笑散：五灵脂　蒲黄

4. 气虚证

主要证候：经期延长，量多，色淡，质清稀；神倦嗜卧，气短懒言，肢软无力，小腹空坠，头昏眼花，面色白，纳少便溏，心悸少寐；舌质偏淡，苔薄白，脉缓弱。

治法：补气摄血，固冲调经。

方药：举元煎（《景岳全书》）。

人参　黄芪　升麻　白术　甘草

病案举例

杜某，女，24岁，未婚。2012年1月26日初诊。经行时间延长1年，经行13天不止。患者近1年情绪波动较大，继而出现经行时间延长，达8～13天。刻下经行13天未净，量时多时少，深红色，有血块，末次月经2012年1月14日，纳可，眠差，烦躁，口干不欲饮，大便时干时稀，小便调，舌质黯，苔黄腻，脉沉弦细。13岁初潮，经期7天，周期33～40天，量多，色红，夹血块。带下黄，量多，无异味。

辅助检查：血常规：WBC：$4.12 \times 10^9/L$，HGB：118g/L。

诊断依据：

1. 病史　育龄期女性；

2. 症状　行经时间8～13天1年。

本案需进一步做的辅助检查及与相关疾病的鉴别：

1. 妇科检查及超声　排除盆腔器质性病变；

2. 需行生殖内分泌检查了解卵巢功能；

3. 需与崩漏、癥瘕相鉴别。

诊断：中医：经期延长（肝郁血瘀，兼湿热证）；西医：功能失调性子宫出血。

诊疗计划：

治法：疏肝化瘀，清湿止血。

方药：四逆散合失笑散、四妙散加减。

柴胡　枳壳　白芍　生甘草　炒蒲黄（包煎）　炒五灵脂（包煎）　苍术　黄柏　薏苡仁　焦栀子　炒贯众　炒地榆　竹叶

知识拓展

黄体萎缩不全：雌、孕激素水平不能迅速下降，孕激素持续影响子宫内膜，使其不能完整如期脱落而引起经期延长。BBT曲线表现为持续12天高温相后开始缓慢下降，呈斜坡状、犬齿状，阴道流血或夹血块。

（谢　萍）

第七节　经间期出血

 【培训目标】

1. 掌握经间期出血的定义；

2. 掌握经间期出血的诊断要点及鉴别诊断；

3. 掌握经间期出血的中医辨证论治。

问题导入

患者女性，26 岁，已婚。两次月经中间周期性阴道流血 4 个月。近 4 个月，每于两次月经中间出现周期性少量阴道流血，3 ~ 5 天净。月经初潮 14 岁，月经周期 30 天，经期 7 天，未生育，未避孕。

问题 1：根据上述病史描述，需做哪些辅助检查？

问题 2：该病人的初步诊断是什么？如何进行鉴别诊断？

问题 3：对该病症如何进行辨证论治？

一、概　　述

在两次月经中间，即氤氲之时，出现周期性的少量阴道出血者称为"经间期出血"。与西医学的"排卵期出血"相吻合。

经间期出血，多发生在月经周期的第 10 ~ 16 天，即月经干净后 7 天左右出血。如出血量很少，仅仅一两天，或偶然一次者，不作疾病论。如果反复出现经间期出血，持续时间较长，甚至反复发作难以治愈，将影响排卵及黄体功能，从而影响生育。

二、病因病机示意图

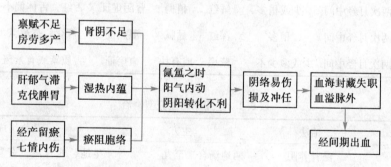

三、诊断要点

1. **发病年龄**　青春期及育龄期妇女。

2. **出血特征**　出血呈周期性，有规律；两次月经中间，即月经周期的 10 ~ 16 天，多见于第 12 ~ 16 天；出血量少；出血 3 ~ 5 天自净。

3. **妇科检查**　宫颈黏液透明，呈拉丝状，或夹有血丝。宫颈无赘生物或重度炎症，无接触性出血。

4. **基础体温测定**　双相基础体温，出血发生在低、高温相交替时。

5. **血清雌、孕激素水平测定**　月经中期（月经前 1 周或基础体温上升后 7 天）测定血清雌、孕激素水平偏低。

6. **B 超检查**　排除妇科器质性病变。

7. **宫颈脱落细胞检查**　排除宫颈病变。

8. **诊断性刮宫**　经间出血期组织学病理提示为分泌期子宫内膜，排除子宫内膜炎、子宫内膜癌等病变。

9. 宫腔镜检查 排除子宫内膜息肉、黏膜下子宫肌瘤等。

四、鉴别诊断

临床上应与月经先期、月经量少、宫颈炎、子宫内膜炎、子宫内膜息肉、子宫黏膜下肌瘤等相鉴别。

经间期出血首先要通过检查确认排卵的存在，是围绕排卵期发生的出血。而月经先期、月经量少可以是有排卵或无排卵的经期出血；宫颈炎、宫颈息肉通过妇科检查可以发现宫颈或宫颈赘生物的活动性出血；子宫内膜炎引起的出血可通过妇科检查、诊断性刮宫，子宫内膜的病理检查来确诊；子宫内膜息肉、子宫黏膜下肌瘤，可以通过 B 超检查、宫腔镜检查明确诊断。

五、辨证论治

经间期出血的发生，主要机理是重阴必阳之时阴阳转化不协调，阴络易伤，损及冲任，血海固藏失职，血溢于外所致。主要表现为肾阴虚证、湿热证及血瘀证。

表5-1 经间期出血证候特点

证型	妇科特征				全身症状	舌脉	
	期	量	色	质		舌苔	脉象
肾阴虚证	两次月经中间	少或稍多	鲜红	稍稠	肾阴虚证	舌红，舌体偏小	细数
湿热证	两次月经中间	稍多	深红	黏腻	湿热证	舌红，苔黄腻	细弦或滑数
血瘀证	两次月经中间	少或多少不一	紫黑	或有块	血瘀证	舌质紫或有紫斑	细弦

表5-2 经间期出血分型论治

证型	治法	主方	药物组成
肾阴虚证	滋肾养阴固冲止血	两地汤合二至丸	生地、地骨皮、玄参、麦冬、阿胶、白芍、女贞子、旱莲草
		加减一阴煎《景岳全书》	生地、熟地、麦冬、白芍、知母、地骨皮、甘草
湿热证	清利湿热固冲止血	清肝止淋汤去阿胶、红枣，加小蓟、茯苓	当归、白芍、生地、丹皮、黄柏、牛膝、制香附、黑豆、小蓟、茯苓
血瘀证	化瘀止血	逐瘀止血汤	生地、大黄、赤芍、丹皮、归尾、枳壳、桃仁、龟甲

病案举例

本例患者两次月经中间周期性阴道流血4个月。患者主诉，近4个月每于两次月经中间周期性阴道少量流血，量少，色鲜红，质稠，头晕耳鸣，腰膝酸软，手足心热，夜寐不宁，舌红苔少，脉细数。

妇科检查：无异常。

诊断依据：

1. 患者系育龄期女性，平时月经周期规则，每于两次月经中间阴道出血，量少，色鲜红。

2. 妇科检查未发现宫颈及宫体器质性病变。

应当与月经先期、月经过少等相鉴别。

诊断：中医：经间期出血（肾阴虚证）；西医：排卵期出血。

治疗计划：

治法：滋肾养阴，固冲止血。

方药：两地汤合二至汤。

生地 10g　地骨皮 10g　玄参 10g　麦冬 10g　阿胶 10g　白芍 10g　女贞子 10g　旱莲草 10g

知识拓展

"经间期"以及"经间期出血"的概念以往书籍中未载，但临床在两次月经中间期可见此病症，1983 年南京中医药大学夏桂成教授在高等院校《中医妇科学》教材编写工作中提出"经间期"的概念，获得主编罗元恺教授的支持，将"经间期出血"一节编入中医高等医药院校教材，对本病的病因病机、诊断、治疗首次进行了系统的论述。

治疗经间期出血重在滋阴，适量加入助阳药。助阳的目的，不仅在于动态地补阴，维持高水平的阴，亦有助于阴阳转化活动，促进排卵。在阴虚的前提下，常易兼夹郁火、湿热、血瘀三者，因而在处理上，不仅要针对兼夹证型特点，分别予以清解、清利、疏化的治法药物，而且要顾及滋阴这个大前提，同时兼顾到经间期气血活动、排卵顺利的特点。总之，应注重经后期的治疗，使经后期阴长阳升，重阴必阳，顺利转化排卵，并注意平时的预防与调护。

（谈　勇）

第八节　崩　漏

【培训目标】

1. 掌握崩漏的定义、病因病机；

2. 掌握崩漏诊断、鉴别诊断；

3. 掌握崩证的急症处理；

4. 掌握崩漏的治疗三大原则；

5. 掌握崩漏的辨证论治。

问题导入

病案一：某女，49岁，已婚。患者反复阴道出血2个月余，量多如冲3天而来就诊。

问题1：根据该病人情况，当务之急需做哪些检查？

问题2：该病人的初步诊断是什么？如何进行鉴别诊断？

问题3：该病人如何进行治疗？

病案二：12岁，女中学生，近3个月来月经过频过多，时间延长，此次月经来潮，势如泉涌。

问题1：该病人还需完善哪些辅助检查？

问题2：该病人如何辨证治疗？

问题3：该病人出血控制后如何进行治疗？

一、概　述

崩漏是指经血非时暴下不止或淋漓不尽，前者称崩中，后者称漏下，由于崩与漏两者常相互转化，故概称崩漏。是月经周期、经期、经量严重紊乱的月经病。

有关崩漏的范围，如《景岳全书·妇人规·崩淋经漏不止》云："崩漏不止，经乱之甚者也"。故本节将崩漏限定在月经疾病范围。至于因明显器质性病变，或妊娠期、产褥期表现为如崩似漏的下血证，在诊断崩漏时应进行鉴别。

西医学的功能失调性子宫出血（简称"功血"）之无排卵性功血可参照本病治疗和处理。

二、病因病机示意图

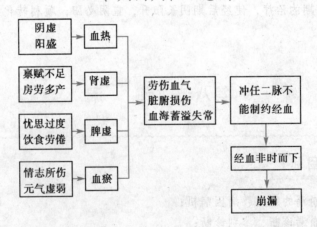

三、诊断要点

1. 发病年龄　青春期及育龄期妇女。

2. 出血特征　月经周期、经期、经量同时出现严重异常，常常继发贫血，严重则发生失血性休克。

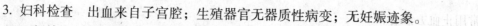

3. 妇科检查　出血来自子宫腔；生殖器官无器质性病变；无妊娠迹象。

4. B超检查　排除妊娠、生殖器肿瘤或赘生物等。

5. 血液检查　了解贫血程度并排除血液病。

6. 卵巢功能及激素测定　基础体温呈单相型；血清雌、孕激素及垂体激素测定等。有性生活史者，应做妊娠试验。

7. 诊断性刮宫　具有止血和诊断的作用。

四、鉴别诊断

崩漏应与月经不调、胎漏、异位妊娠、产后出血、赤带、癥瘕、外伤、全身出血性疾病等鉴别（表5-3）。

表5-3　崩漏鉴别诊断

病证	病史及主证	检查
崩漏	多有月经不调史或不孕史，多发生于青春期和更年期，主要表现为子宫不规则出血	生殖器官无器质性病变
月经不调	月经先期、先后无定期是周期异常，经期、经量正常；月经过多为经量异常（多于平时），周期经期正常；经期延长为行经持续时间延长，但非淋漓不尽，月经周期正常；经间期出血为两次月经之间少量阴道下血，周期规则	生殖器官无器质性病变
胎漏	多有停经史或早孕反应，阴道出血量少，或伴轻微腹痛	子宫增大符合妊娠月份，妊娠试验阳性
异位妊娠	有停经史，或急腹痛史，阴道点滴出血，血色黯褐等	少腹一侧可触及包块，子宫无明显增大，或宫颈摇举痛，妊娠试验弱阳性
赤带	带下呈血性，多在月经净后出现	有宫颈糜烂或息肉，或有小腹压痛
产后出血	发生于分娩后至产褥期的阴道出血，如恶露不绝、产后血晕等。	子宫复旧不良，或有胎盘、胎膜残留
癥瘕出血及外伤出血	妇科检查可发现癥块，外伤出血多能追询外伤史	子宫增大质硬，外形不规则；外伤出血可查见伤处
全身性疾病及其他	血液病，其他内分泌腺疾病，营养不良，心力衰竭，严重肝、肾功能障碍，生殖器官炎证，药物影响等	专科检查以助鉴别

五、治　疗

（一）急症处理

崩漏属于急症，崩漏发作常以出血量多势急，急当"塞流"止崩，以防厥脱，视病情和患者体质选择下列方法急止其血。

常用止血方法有：

1. 补气摄血，固摄冲任以止崩　常用西洋参 10g 或独参汤水煎服。

2. 温阳止崩　崩证发作，暴下如注，血压下降，胸闷泛恶，四肢湿冷，脉芤或脉微欲绝，病情危象，急须中西医结合抢救。

3. 滋阴固气止崩　急用生脉注射液或参麦注射液 20ml 加入 5% 葡萄糖液 250ml 静脉点滴。

4. 祛瘀止崩　使瘀祛血止，用于下血如注，夹有瘀血者，可用：①三七末 3~6g，温开水冲服；②云南白药 1 支，温开水冲服；③宫血宁胶囊，每次 2 粒，每日 3 次，温开水送服。

5. 针灸止血　针刺断红穴，艾灸百会、大敦、隐白。

6. 西药或手术止血　主要是血势不减者，宜输血救急。输液、输血补充血容量以抗休克或激素止血。

（二）辨证论治

1. 出血期治疗　塞流为主，结合澄源。

（1）辨证要点：崩漏辨证首先要根据出血的期、量、色、质辨明血证的属性，以分清寒、热、虚、实。一般而言，崩漏虚多实少，热多寒少。发病初期可为实热，失血伤阴即转为虚热。

（2）治疗原则："急则治其标，缓则治其本"，灵活掌握"塞流、澄源、复旧"三法。

1）塞流：即是止血。暴崩之际，急当止血防脱，详见急症处理。血势渐缓应按不同证型塞流与澄源齐头并进，采用健脾益气止血，或养阴清热止血，或养血化瘀止血治法。

2）澄源：即正本清源，出血暂停或已止，行澄源之法。根据不同证型辨证论治。

3）复旧：即固本善后，调理恢复。但复旧并非全在补血，而应及时地调补肝肾、补益心脾以资血之源，安血之室，调经固本，其本在肾，故总宜填补肾精，补益肾气，固冲调经，使本固血充，则周期可望恢复正常。

（3）分型论治：

1）血热证

虚热证

主要证候：经血非时而下，量少淋漓，血色鲜红而质稠；心烦潮热，小便黄少，或大便结燥；舌质红，苔薄黄，脉细数。

治法：养阴清热，止血调经。

方药：加减一阴煎（《景岳全书》）合生脉散（《内外伤辨惑论》）加山茱萸、阿胶。

加减一阴煎：生地　熟地　麦冬　白芍　知母　地骨皮　甘草

生脉散：人参　麦冬　五味子

实热证

主要证候：经血非时暴下，或淋漓不净又时而增多，血色深红或鲜红，质稠，或有血块；唇红目赤，烦热口渴，或大便干结，小便黄；舌红苔黄，脉滑数。

治法：清热凉血，止血调经。

方药：清热固经汤（《简明中医妇科学》）。

牡丹皮　黄连　生地　当归　白芍　川芎　红花　桃仁　莪术　香附　延胡索

2）肾虚证

肾阴虚证

主要证候：经乱无期，出血淋漓不净或量多，色鲜红，质稠；头晕耳鸣，腰膝酸软，或心烦；舌质偏红，苔少，脉细数。

治法：滋肾益阴，止血调经。

方药：左归丸（《景岳全书》）去牛膝，合二至丸（方见经间期出血）。

左归丸：熟地　山药　枸杞　山茱萸　川牛膝　菟丝子　鹿胶　龟胶

二至丸：女贞子　旱莲草

肾阳虚证

主要证候：经来无期，出血量多或淋漓不尽，色淡质清；畏寒肢冷，面色晦黯，腰腿酸软，小便清长；舌质淡，苔薄白，脉沉细。

治法：温肾固冲，止血调经。

方药：右归丸（《景岳全书》）去肉桂，加补骨脂、淫羊藿。

制附子　肉桂　熟地　山药　山茱萸　枸杞　菟丝子　鹿角胶　当归　杜仲

3）脾虚型

主要证候：经血非时而至，崩中暴下继而淋漓，血色淡而质薄；气短神疲，面色㿠白，或面浮肢肿，手足不温；舌质淡，苔薄白，脉弱或沉细。

治法：补气升阳，止血调经。

方药：举元煎（方见月经不调）合安冲汤（《医学衷中参西录》）加炮姜炭。

举元煎：人参　黄芪　白术　升麻　甘草

安冲汤：黄芪　白术　生地　白芍　续断　乌贼骨　茜草　龙骨　牡蛎

4）血瘀型

主要证候：经血非时而下，时下时止，或淋漓不净，色紫黑有块；或有小腹疼痛；舌质紫黯，苔薄白，脉涩或细弦。

治法：活血化瘀，止血调经。

方药：桃红四物汤（方见月经不调）加三七粉、茜草炭、炒蒲黄。

桃仁　红花　当归　川芎　白芍　熟地黄

2. 血止后治疗　复旧为主，结合澄源。

（1）辨证求因、治本调经：一般说来，可在血止后根据患者不同年龄重建月经周期，多以补益肝肾佐以理气和血之法，方用归芍地黄汤、二至丸加减；或补益心脾，益气养血，方用归脾汤加味；或补益脾肾，健固冲任，方用健固汤加减。如基础体温监测有双相则表示有排卵，周期重建功能活动，此时当温肾暖宫，调肝养血，方用加减苁蓉菟丝子丸化裁治疗。

（2）中药调整月经周期调节法：中药调整月经周期疗法（简称"调周法"），是根据月经周期中脏腑阴阳气血的生理性变化，在月经周期不同时段采用不同的治法，因势利导，以达到调整月经周期和恢复排卵的目的。"调周法"周期性用药的原则为：经后期着重补肾调肝养血，促进卵泡发育成熟；经间期着重助阳活血，促进阴阳转化，诱发排卵；经前期着重补肾助阳养肝，维持黄体功能；经行之际，着重活血调经，根据经量多少随证用药。一般连续治疗3～6个周期，可望逐渐重新建立月经周期，并恢复排卵。临床运用"调周法"时，应根据患者的证候与体质特点，辨病与辨证结合，因人、因证、因时制宜，以补肾、养肝、扶脾和调理气血为治疗大法，平衡阴阳，调周治本。治疗时要针对卵泡发

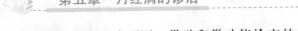

育和排卵障碍的根本原因，借助卵巢功能检查的方法动态监测卵泡发育、成熟与排卵情况，适时调整方药。

（3）确定复旧的目标：治疗崩漏还应结合患者的年龄与生育情况来确定治疗所要达到的最终目标。如治疗青春期崩漏的目标是使肾气充盛，冲任气血充沛，建立月经周期；治疗育龄期崩漏的目标是使肾气平均，肝肾精血旺盛，生殖功能正常，恢复卵巢排卵功能与月经的周期；治疗更年期崩漏的目标则是重在减少出血量，调整气血失衡状态，恢复阴阳平衡，促使肝肾、脾肾、心肾功能协调，改善衰老进程，同时注意防止恶性病变。

表 5-4　崩漏证候特点

证型		妇科特征				全身症状	舌脉	
		期	量	色	质		舌苔	脉象
血热证	虚热证	非时而下	量少淋漓	鲜红	稠	虚热证	舌红，苔薄黄	细数
	实热证	非时暴下	淋漓不净又时而增多	深红或鲜红	稠	实热证	舌红，苔黄	滑数
肾虚证	肾阴虚	经乱无期	淋漓不净或量多	鲜红	稠	肾阴虚证	舌质偏红，苔少	细数
	肾阳虚	经来无期	多或淋漓不尽	淡	清	肾阳虚证	舌质淡，苔薄白	沉细
脾虚型		非时而至	暴下继而淋漓	淡	薄	脾虚证	舌质淡，苔薄白	弱或沉细
血瘀型		非时而下	时下时止，或淋漓不净	紫黑	有块	血瘀证	舌质紫黯，苔薄白	涩或细弦

表 5-5　崩漏分型论治

证型		治法	主方	药物组成
血热证	虚热证	养阴清热止血调经	加减一阴煎（《景岳全书》）合生脉散加山茱萸、阿胶	生地、熟地、麦冬、白芍、知母、地骨皮、甘草、人参、麦冬、五味子
	实热证	清热凉血止血调经	清热固经汤	生黄芩、焦栀子、大生地、地骨皮、地榆、阿胶（烊化）、生藕节、陈棕炭、炙龟板、牡蛎粉、生甘草
肾虚证	肾阴虚证	滋肾益阴止血调经	左归丸去牛膝，合二至丸	熟地、山药、枸杞、山茱萸、川牛膝、菟丝子、鹿胶、龟胶
	肾阳虚证	温肾固冲止血调经	右归丸去肉桂，加补骨脂、淫羊藿	制附子、肉桂、熟地、山药、山茱萸、枸杞、菟丝子、鹿角胶、当归、杜仲

续表

证型	治法	主方	药物组成
脾虚型	补气升阳 止血调经	举元煎合安冲汤加炮姜炭	黄芪、白术、生地、白芍、续断、乌贼骨、茜草、龙骨、牡蛎
血瘀型	活血化瘀 止血调经	桃红四物汤加三七粉、茜草炭、炒蒲黄	桃仁、红花、当归、白芍、生地、川芎

病案举例

病案一：某女，49 岁，大学教师，已婚。

2008 年 1 月 6 日初诊。患者反复阴道出血 2 个月余，量多如冲 3 天，呈阵发性，色红，有较大血块，腹不痛，伴头昏心慌，胸闷烦躁，夜寐甚差，小腹作胀，腰骶酸楚，面色㿠白，但又时见潮红，大便偏干，小便偏少，色黄，舌边有瘀点，舌苔黄白腻，脉象弦细。

患者初潮 16 岁，经期 5 天，周期 28～37 天，经量一般，色红质稠，无痛经，生育史：1-0-2-1。工具避孕。平时带下或多，色黄白相兼，质黏稠。

妇科检查：外阴已婚经产式，子宫偏大，质地中等，活动度好，余无异常。B 超及宫腔镜检查，未发现异常。血象检查：红细胞、血红蛋白亦呈低下，白细胞亦偏低，淋巴细胞略高，出凝血时间有所延长。既往有类似病史，常服"妇康片"止血，因出现转氨酶升高停用，就诊前西医建议其诊刮，因有思想顾虑未接受手术，要求中医药调治。

诊断依据：

1. 反复阴道出血 2 个月余，量多如冲 3 天；

2. 曾用"妇康片"止血，因出现转氨酶升高停用。

诊断：崩漏（更年期功能失调性子宫出血）。

中医辨证：年届七七，肝肾阴虚，瘀热交阻，冲任不固，发为崩漏。

治疗计划：

1. 出血期　急则治其标。

治法：以化瘀止血固冲为法。

方药：四草汤合加味失笑散加减。

鹿衔草 30g　马鞭草 10g　益母草 10g　茜草炭 10g　丹皮 10g　赤芍 10g　大蓟 10g　小蓟 10g　五灵脂 10g　蒲黄炭 10g　炒川断 10g　制香附 10g　广木香 9g

服药 7 剂后复诊告知出血虽有所减少，但偶尔又见增多，诸症略有改善。

2. 血止后期　缓则治其本。

治法：滋阴清热合化瘀止血之法。

方药：固经丸和加味失笑散加减。

炙龟甲（先煎）10g　炒黄柏 10g　椿根皮 10g　女贞子 10g　墨旱莲 10g　炒川断 10g　炒五灵脂 10g　炒蒲黄 10g　大黄炭 10g　大蓟 10g　小蓟 10g　党参 10g　陈皮 6g

服药 9 剂后阴道出血始净。

但其又见头昏心烦，夜寐易醒，纳少便溏，腰酸耳鸣，舌质偏红苔薄腻，脉象沉细弦，故缓则治其本之二，复旧治疗。

治法：转从调理心肝脾论治。

方药：加味归脾汤合滋肾清心汤加减。

钩藤15g 山药10g 山萸肉10g 丹皮10g 茯苓10g 川断10g 菟丝子10g 太子参15g 炒白术10g 广郁金10g 合欢皮9g 酸枣仁10g 莲子芯5g

服药7剂后诸症明显改善，此后随症加减调理，再未发作崩漏。

病 案 举 例

病案二： 某女，12岁，中学生，初诊：1975年3月2日。

主诉：近3个月来月经过频过多，时间延长，2月28日月经来潮，势如泉涌，昨天曾服凉血止血中药，药后流血更多（每日卫生纸一包多，加用很多卫生棉），不能坐立，经色鲜红夹有血块，腹微痛，汗多，疲乏，腰酸，自觉烦热口干，小便微黄，面色苍白，精神不振。舌淡红略胖，舌尖稍红，苔薄白润，脉细滑略弦。

月经于11岁初潮，周期紊乱，经量偏多。近3个月来先期量多明显。

诊断：崩漏（青春期功能失调性子宫出血）。血崩证（肾阴未固，阴虚内热型）。

治疗计划：

1. 出血期 急则治其标，止血为要。

治法：滋养肝肾，固气摄血。

处方：党参18g、白术15g、岗稔根30g、制首乌30g、地稔根30g、干地黄18g、桑寄生15g、川续断15g、煅牡蛎24g、甘草9g、蒲黄炭9g。

上药2剂，每日1剂，并嘱用艾卷悬灸隐白穴（双）及大敦穴（双）交替选用，每日2次，每次15分钟。

再诊：3月3日下午。患者3月2日下午和来诊当天上午各服上方1剂后，经量亦减少大半，精神明显好转，但仍有腹部隐痛，睡后多汗，口干，舌淡红，舌尖稍赤，苔薄白，脉细滑略数。治则仍遵前法，佐以祛瘀止血。

处方：岗稔根30g、地稔根30g、党参18g、黄芪15g、白术18g、何首乌30g 益母草15g、血余炭9g、桑寄生15g。

上药5剂，每日1剂。

服药后月经于8日完全干净。

2. 血止期：缓则图其本，用滋养肝肾兼以补气，使气血得以恢复。月经期则仍加入岗稔根、地稔根，经量多时则加入蒲黄炭、血余炭、紫珠草等，经过3个月的调治，月经已恢复正常，观察1年，已无复发（罗元恺《罗元恺医著选》）。

知 识 链 接

西医止血治疗

1. 药物治疗

（1）孕激素：起到药物性刮官作用，适用于淋漓不止但出血量不多，贫血不严重的病例。

（2）雌激素：使内膜生长修复而达到止血目的，适用于出血多、贫血严重，急需迅速止血又不适合刮官者，如青春期功血；当血红蛋白计数增加至90g/L以上后时需要加孕激素撤退。

（3）雄激素：对抗雌激素，减少出血量，适用于更年期功血。

（4）内膜萎缩法：利用大剂量的合成孕激素或雌、孕激素制剂抑制垂体和卵巢功能，使子宫内膜萎缩达到出血减少或停止。

2. 其他辅助止血药 非甾体类抗炎药和抗纤溶药物（例如：氨甲环酸）有减少出血量的辅助作用，但不能赖以止血。

3. 手术治疗

（1）诊断性刮宫：用手术的方法将过度增厚的内膜基本刮净而止血，止血迅速，并可将宫内容物做病理检查，排除恶性病变，常规使用于出血时间较长已婚或更年期患者，对未婚而经药物治疗无效的严重出血患者，为挽救生命经本人或父母知情同意后亦可诊刮。

（2）子宫内膜去除术：是指用物理学方法（如气化、消融或切除）破坏子宫内膜的功能层、基底层，使子宫内膜不能再生，从而达到人工绝经。主要适用于顽固性功血、尤其是更年期患者。主要方法有：①电环切和滚球电极术；②激光术；③微波术；④热水囊术；⑤热盐水官腔循环灌注术；⑥射频术；⑦低温冷冻术。

（3）子宫切除术：患者经各种治疗效果不佳，因出血严重反复发作而危及生命时建议考虑行子宫切除术。可详细告知患者和家属病情的严重性，从而知情选择根治方法。

表 5-6 无排卵性功血的西药治疗

止血	（1）雌、孕激素联合用药：去氧孕烯炔雌醇片或炔雌醇环丙孕酮片 1～2 片/次，每 8～12 小时 1 次，血止 3 日后逐渐减至 1 片/次，维持 21 天。 （2）单纯雌激素：苯甲酸雌二醇 3～4mg/日，肌注，每 4～6 小时 1 次，每日最大剂量不超过 12mg，以后每 3 日减量 1/3，直至维持量 1mg/日，2 周后加黄体酮 10mg 肌注，每日 1 次，用 7～10 天，同时停药。戊酸雌二醇 2mg/次，每 4～6 小时 1 次，以后每 3 日减量 1/3，直至维持量 1～2mg/日。所有雌激素疗法在血红蛋白计数增加至 90g/L 以上后，需加孕激素撤退。 （3）单纯孕激素：炔诺酮首次 5mg，每 8 小时 1 次，2～3 血止后每隔 3 日递减 1/3 量，直至维持 2.5～5.0mg/日，用至血止后 21 日停药，等待月经到来。 （4）出血多口服短效避孕药 1 粒，每日 4 次，血止后递减至每日 1 粒，共 20 日停药。 （5）更年期功血：丙酸睾酮 25～50mg 肌注。
调整月经周期	（1）雌孕激素序贯法：戊酸雌二醇 1～2mg/日，口服，于出血第 5 天起，每日 1 次，连续 21 天，第 11 天起加地屈孕酮 20mg，每日 1 次，连续 10～12 天，重复 3 个周期。适于青春期功血。 （2）雌-孕激素合并法：戊酸雌二醇 1～2mg/日与地屈孕酮 10mg 于出血第 5 天起，每日 1 次，连续 20 天。适于育龄期有避孕要求的患者。 （3）短效避孕药三相片 1 片，每日 1 次，连续 20 天。连用 3 周期。
促进排卵	（1）枸橼酸氯米酚 50mg 于出血第 5 天起每日 1 次，连续 5 天；如无排卵，剂量逐步增至 100～150mg/天，但不宜长期用。适宜有一定雌激素水平者。 （2）HCG1000U、2000U、5000U 于卵泡近成熟时连续 3 日肌注。适于有一定 FSH 和雌激素中等水平者。 （3）HMG1～2 支肌注，每日 1 次，于出血净后用至卵泡成熟，换用 HCG5000～1 万 U 肌注，每日 1 次，连续 2～3 天，以提高排卵率。 （4）GnRH 脉冲治疗。

（谈　勇）

第九节 闭 经

【培训目标】

1. 掌握闭经的定义；
2. 掌握闭经的诊断要点及鉴别诊断；
3. 掌握闭经的辨证论治。

问题导入

患者，女，30 岁，已婚。停经 7 个月。常感胸闷，神疲倦怠。月经初潮 13 岁，经期 5~6 天，周期 30~35 天。未避孕。

问题 1：还需了解患者哪些病史？尚需完善哪些辅助检查？

问题 2：患者的初步诊断是什么？如何进行鉴别诊断？

问题 3：该患者如何进行辨证论治？有哪些注意事项？

一、概 述

女子年满 15 周岁月经尚未来潮伴第二性征发育，或年满 13 周岁仍无第二性征发育，月经未潮；或已经建立规律的月经周期后又停经 6 个月以上，或根据自身月经周期计算停经 3 个周期以上，称为闭经。前者为原发性闭经，后者为继发性闭经。

妊娠期、哺乳期、绝经后期的月经不潮及青春期初潮后 1 年内月经停闭数月不行，无不适者属生理性停经。

先天性生殖器官缺如或畸形，或后天生殖器官严重损伤而致月经停闭者，不属中药治疗范畴。

二、病因病机示意图

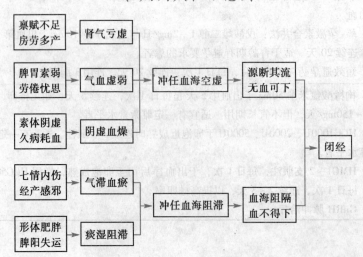

三、诊断要点

1. 病史 原发性闭经应了解患者生长发育及健康状况，有无急、慢性疾病及内分泌疾病史；继发性闭经需了解既往月经史，有无精神创伤、营养严重缺乏、环境改变、服用药物等诱因。

2. 临床表现 女子年满 15 周岁，第二性征已发育，月经尚未来潮；或年满 13 周岁仍无第二性征发育，或已经建立月经周期后又停经 6 个月以上，或根据自身月经周期计算停经 3 个周期以上。

3. 检查

（1）全身检查：身高、体重、发育、营养情况，毛发分布，第二性征发育。

（2）妇科检查：了解外阴、阴道、子宫、卵巢发育情况；注意处女膜有无闭锁，有无阴道、子宫、卵巢缺如或畸形。

（3）辅助检查

1）子宫功能检查：根据药物撤退试验结果，可行 B 超、子宫输卵管造影、宫腔镜检查。

2）卵巢功能检查：基础体温测定、B 超监测卵泡、宫颈黏液结晶检查、血清性激素（E_2、P、T）测定。

3）垂体功能检查：雌-孕激素序贯试验阳性提示体内雌激素水平低落，为确定原发病因在卵巢、垂体或下丘脑，可做垂体激素（FSH、LH、PRL）测定、垂体兴奋试验、蝶鞍 X 线摄片或 CT 或 MRI 检查。

4）其他检查：染色体核型分析、甲状腺功能、肾上腺功能测定等。

四、鉴别诊断

继发性闭经应与早孕相鉴别，尤其是月经不调患者，需首先确定是否妊娠。

早孕停经后可出现妊娠反应，脉象滑利。尿妊娠试验阳性。妇科检查子宫体增大，质软。B 超可见宫内孕囊及胎心搏动。

五、辨证论治

闭经的辨证，当分清虚实。本病以虚证为主，或虚实夹杂，本虚标实。治疗原则为：虚者补而充之，实者泻而通之。

1. 肝肾亏虚证

主要证候：年逾 16 周岁尚未初潮，或月经后期、经行量少渐至经闭，经色淡而质稀；素体虚弱，腰膝酸软，头晕耳鸣；舌淡黯，苔薄白，脉沉弱或细涩。

治法：滋肾养肝，补血调经。

方药：归肾丸（《景岳全书》）加川牛膝、鸡血藤。

熟地 山药 山茱萸 菟丝子 茯苓 当归 枸杞 杜仲

2. 气血虚弱证

主要证候：月经后期、量少，渐至经闭，经色淡而质稀；神疲肢倦，头晕眼花，食欲不振，心悸气短，面色萎黄；舌淡，苔少或薄白，脉沉缓或细弱。

治法：补气健脾，养血调经。

方药：人参养荣汤（《太平惠民和剂局方》）。

人参　黄芪　白术　茯苓　远志　陈皮　五味子　当归　白芍　熟地　桂心　炙甘草

3. 阴虚血燥证

主要证候：月经量少渐至停闭，经色红质稠；五心烦热，颧赤盗汗，骨蒸劳热，干咳或咳嗽唾血；舌红，少苔，脉细数。

治法：养阴清热，润燥调经。

方药：加减一阴煎（《景岳全书》）加黄精、丹参。

生地　熟地　白芍　地骨皮　知母　麦冬　炙甘草

4. 气滞血瘀证

主要证候：月经停闭；精神抑郁，烦躁易怒，胸胁、乳房、少腹胀痛；舌紫黯，或有瘀点，脉沉弦或沉涩。

治法：理气活血，祛瘀通经。

方药：血府逐瘀汤（《医林改错》）。

桃仁　红花　当归　生地　川芎　赤芍　牛膝　桔梗　柴胡　枳壳　甘草

5. 痰湿阻滞证

主要证候：月经停闭；形体肥胖，胸胁满闷，呕恶痰多，神疲倦怠，或带下量多色白；舌淡，苔腻，脉滑。

治法：化痰除湿，活血通经。

方药：苍附导痰丸（《叶天士女科诊治秘方》）加当归、川芎。

茯苓　半夏　陈皮　甘草　苍术　香附　胆南星　枳壳　生姜　神曲

病案举例

患者，女，30岁，已婚。停经7个月。常感胸闷，呕恶痰多，神疲倦怠。13岁月经初潮，经期5～6天，周期30～35天，量少，色淡，质黏腻；舌淡，苔腻，脉滑。未避孕。生育史：0-0-0-0。身高160cm，体重75kg。妇科检查：无异常。B超：双侧卵巢呈多囊样表现。

诊断依据：

1. 育龄期女性，既往月经周期延后，量少，色淡，质黏腻。现停经7个月。形体偏胖。

2. B超：双侧卵巢呈多囊样表现。

尚需检查尿妊娠试验及基础生殖内分泌激素水平。

诊断：中医：闭经（痰湿阻滞证）；西医：疑似多囊卵巢综合征。

治疗计划：

治法：化痰除湿，活血通经。

方药：苍附导痰丸加味。

茯苓12g　制半夏9g　陈皮12g　苍术9g　香附9g　胆南星3g　枳壳9g　生姜6g　神曲9g　当归9g　川芎9g　炙甘草6g

（张建伟）

第十节 痛 经

【培训目标】

1. 掌握痛经的定义；
2. 掌握痛经的诊断要点及鉴别诊断；
3. 掌握痛经的中医辨证论治。

问题导入

患者女性，24 岁，未婚。初诊日期 1975 年 4 月 19 日。行经腹部剧痛已 4 年。近 4 年来，每次行经均有下腹疼痛，程度严重，伴有胸部胀满，恶心呕吐，下腹发凉，身倦畏寒。末次月经 1975 年 3 月 21 日。舌质淡，脉弦滑。既往月经周期正常，无生育史。

问题 1：本例患者的初步诊断是什么？

问题 2：根据上述病史、症状描述，需做哪些辅助检查？

问题 3：如何进行鉴别诊断？

问题 4：该病人如何进行辨证施治？

一、概 述

凡正值经期或经行前后，出现周期性小腹疼痛，或痛引腰骶，甚至剧痛昏厥者，称为痛经，或"经行腹痛"。本病相当于西医妇科学的原发性痛经。

二、病因病机示意图

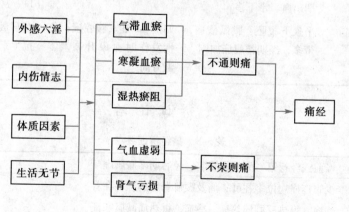

三、诊断要点

1. **发病年龄** 多见于青春期及育龄期尚无妊娠或生育史的妇女。
2. **疼痛特征** 腹痛发作有周期性，常在月经第 1～2 天；亦有月经前或经血将净时腹痛者。月经期后腹痛可自行缓解。

3. 妇科检查　已婚或有性生活史者采用双合诊、三合诊，无性史者借助 B 超或肛门指诊。

外阴、阴道、宫颈多无明显异常，子宫大小、形态、质地和活动度基本正常；可有子宫前倾前屈或后倾后屈，一般无压痛、结节、肿块等。双侧附件区多无增粗增厚、压痛、肿物等异常情况。

4. 辅助检查

（1）基础体温测定：BBT 呈双相型曲线，可有黄体不健（LPD）。

（2）盆腔 B 超检查：常无器质性病变。

（3）妊娠试验：阴性可排除妊娠的可能性。

四、鉴别诊断

表 5-7　痛经鉴别诊断

病证名称	疼痛特点	相关检查	鉴别要点
排卵期腹痛	发作于两次月经之间，可有点滴出血	妇科检查排除器质性病变，BBT 确定发作于排卵期	非月经期腹痛
宫腔粘连	经期腹痛，血少似无	经期 B 超见宫腔内有积液，宫腔镜检查提示宫颈宫腔粘连	有宫腔操作或感染史
子宫内膜异位症	经期腹痛进行性加重，可有排卵痛、性交痛	妇检、B 超、腹腔镜见异位灶出血触痛、渐增大	盆腔有轻重不同的粘连、卵巢子宫内膜异位囊肿等
子宫腺肌病	经期腹痛进行性加重，疼痛程度严重而难忍	妇科检查、B 超、MRI，双合诊可及子宫球形增大	子宫肌层弥漫性病灶或子宫肌腺瘤样改变
黏膜下子宫肌瘤	经期腹痛，血量多非经期出血、带下多	妇科检查、B 超、宫腔镜	肌瘤较大可突出宫颈外口、宫腔镜可确诊
盆腔炎性疾病	平素下腹坠，腰骶酸痛，带多，经期腰腹痛加剧	妇检、B 超、腹腔镜；急性发作时血象升高，体温升高	有宫腔操作或感染史，抗生素治疗部分有效

五、辨证论治

表 5-8　痛经辨证要点

时间	经前或经行第一天发作属实；经后期疼痛属虚
部位	少腹疼痛病位多在肝；痛及腰骶脊背病位多在肾
性质	灼痛，得热反剧属热证；冷痛，得热痛减属寒证
程度	隐痛、疗痛、坠痛多属虚；掣痛、绞痛、刺痛、拒按多属实
月经	量少色淡或色黯质稀属虚；有血块、经行不畅属实
正确运用脏腑、经络、气血及八纲辨证；结合舌象、脉象、全身状态	

表 5-9　痛经证候分型

中医证型	腹痛情况	月经	其他症状	舌象	脉象
气滞血瘀	经前或经期下腹胀痛或刺痛、拒按	经量少，经行不畅，血色紫黯有块	经前乳房胀痛，情志抑郁，烦躁易怒	舌质紫黯或有瘀点	脉弦或弦涩
寒凝血瘀	经前或经期下腹冷痛拒按，得热痛减	经期延后，量少，经色黯有块	形寒肢冷，便溏泄、带下多	舌黯有瘀斑，苔白润	脉沉紧
湿热瘀阻	经前或经期下腹痛，胀痛或灼热，痛连腰骶；或平时小腹疼痛，经期加剧	经血多或经期延长，色黯红质稠或夹较多黏液	带下多，色黄稠有臭味，低热起伏纳呆，小便黄赤，大便不爽	舌黯红，苔黄腻	脉弦滑或弦数
气血虚弱	经期或经后下腹隐隐作痛，喜按或小腹及阴部空坠不适	月经量少，色淡质清稀	面色无华，头晕心悸，神疲乏力	舌质淡	脉细无力
肾气亏虚	经期或经后 1～2 天小腹绵绵作痛，伴腰骶酸痛	经色黯淡，量少质稀薄	头晕耳鸣，面色晦黯，健忘失眠	舌质淡红，苔薄	脉沉细，两尺无力

1. 辨证处方原则

（1）气滞血瘀证

治法：理气行滞，化瘀止痛。

方药：膈下逐瘀汤加减（《医林改错》）。

当归　川芎　赤芍　桃仁　枳壳　延胡索　五灵脂　丹皮　乌药　香附　甘草

（2）寒凝血瘀证

治法：温经散寒，化瘀止痛。

方药：少腹逐瘀汤加减（《医林改错》）。

小茴香　干姜　延胡索　没药　当归　川芎　官桂　赤芍　蒲黄　五灵脂

（3）湿热瘀阻证

治法：清热除湿，化瘀止痛。

方药：清热调血汤加减（《古今医鉴》）。

牡丹皮　黄连　生地　当归　白芍　川芎　红花　桃仁　莪术　香附　延胡索

（4）气血虚弱证

治法：益气养血，调经止痛。

方药：圣愈汤加减（《医宗金鉴》）。

人参　黄芪　熟地　当归　川芎　生地

（5）肝肾亏损证

治法：补益肝肾，缓急止痛。

方药：调肝汤加减（《傅青主女科》）。

当归　白芍　山茱萸　巴戟天　阿胶　山药　甘草

2. 急诊处理

（1）针灸：辨证选取中极、关元、气海、三阴交、阴陵泉、隐白等穴位。经期可选用火针疗法。

（2）中成药：酌情辨证选用少腹逐瘀颗粒、艾附暖宫丸、丹莪妇康煎膏、散结镇痛胶囊等。

（3）前列腺素合成酶抑制剂：口服布洛芬（200mg，每日3次）、酮洛芬（50mg，每日3次）、甲灭酸、消炎痛片剂（25mg，每日3次），消炎痛栓剂（50～100mg）塞肛等；临床有效率约80%。主要副作用是胃肠道症状及过敏反应。

（4）其他止痛剂：解痉止痛针剂如阿托品、654-2、安痛定等；安定镇痛剂如阿司匹林、去痛片，均可为临床急诊止痛之用。

（5）避孕药与孕激素制剂：原发性痛经发生于有排卵周期。口服避孕药的有效率达90%；亦可在经前用黄体酮针剂。但不适合有计划妊娠者，也不宜长期应用。

病 案 举 例

1. 阮某，女，24岁。1975年4月19日初诊。

患者行经腹部剧痛已4年。近4年来，每次行经均有下腹疼痛，程度严重，伴有胸部胀满，恶心呕吐，下腹发凉，身倦畏寒。末次月经1975年3月21日。舌质淡，脉弦滑。

辨证：血虚肝旺，气滞血瘀。

治法：养血和肝，行气化瘀。

方药：四物汤加减。

当归10g 炒白芍10g 川芎3g 益母草10g 柴胡3g 木香3g 枳壳3g 香附10g 延胡索10g 五灵脂10g 小茴香10g

水煎服，日1剂，日服2次。

2个月余后三诊，患者间断服药15剂，月经来潮3次，痛经大减直至未再发生经行腹痛（刘奉五妇科经验.北京：人民卫生出版社，2006：166-167）。

2. 李某，女，29岁，已婚。1994年春初诊。

患者经行腹痛10余年，自产后疼痛加重，喜按，得热后痛减，经期尚可，量少色淡，质稀，血下多时痛甚。平时倦怠，气短懒言，动则汗出。面色苍白，舌质淡润，脉虚细无力。

辨证：气血两虚，胞宫失养。

治法：益气养血，调经止痛。

方药：八珍汤加减。

人参10g 黄芪30g 白芍20g 熟地20g 当归15g 川芎15g 香附15g 延胡索15g 怀牛膝10g 甘草6g

7剂，水煎服，日1剂，日服2次。

服药5剂后自觉倦怠无力，气短懒言，动则汗出减轻，舌淡苔薄，脉细。二诊经期将临，手足欠温，小腹有下坠感。仍以上方加减调剂。

人参10g 黄芪30g 白芍20g 熟地20g 当归15g 川芎15g 香附15g 延胡索15g 怀牛膝10g 甘草6g 升麻10g

7剂，水煎服，日1剂，日服2次。

　　三诊正值经期第3天，腹部略有不适，血量较前稍多，血色鲜红，观其舌质淡红，切其脉和缓，知气血渐复。告其改用养荣丸或十全大补丸，于下次行经前1周再服汤剂。连续治疗2个月，患者经行前后无任何不适，面色红润，精力旺盛，已痊愈（中医临床专家·韩百灵. 北京：中国中医药出版社，2007）。

知识拓展

痛经程度的评价方法：

1. 症状评分法（刘敏如，谭万信. 中医妇产科学. 北京：人民卫生出版社，2001）

症状	分值（分）	症状	分值（分）
经期及其前后小腹疼痛	5（基础分）	影响工作学习	1
腹痛难忍	1	用一般止痛措施不缓解	1
腹痛明显	0.5	用一般止痛措施疼痛缓解	0.5
坐卧不宁	1	伴腰部酸痛	0.5
休克	2	伴恶心呕吐	0.5
面色㿠白	0.5	伴肛门坠胀	0.5
四肢厥冷	1	疼痛在一天以内	0.5
需卧床休息	1	上条基础上每增加1天	加0.5分

2. 视觉模拟评分法（Visual analogue scale，VAS）

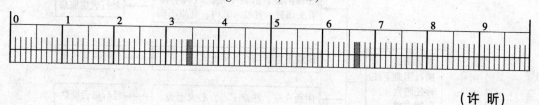

（许 昕）

第十一节　月经前后诸证

【培训目标】

　　1. 掌握月经前后诸证的定义；
　　2. 掌握月经前后诸证各症的诊断要点；
　　3. 掌握月经前后诸证各症的中医辨证论治。

　　每于行经前后或行经期间，周期性出现明显不适的全身或局部症状者，以经前2~7天和经期多见，称为月经前后诸证。包括经行乳房胀痛、经行头痛、经行感冒、经行发热、经行身痛、经行眩晕、经行口糜、经行泄泻、经行浮肿、经行风疹块、经行吐衄、经行情志异常等。

　　西医之"经前期综合征"、"倒经"等可参照本病治疗。

本病病因病机见下图。

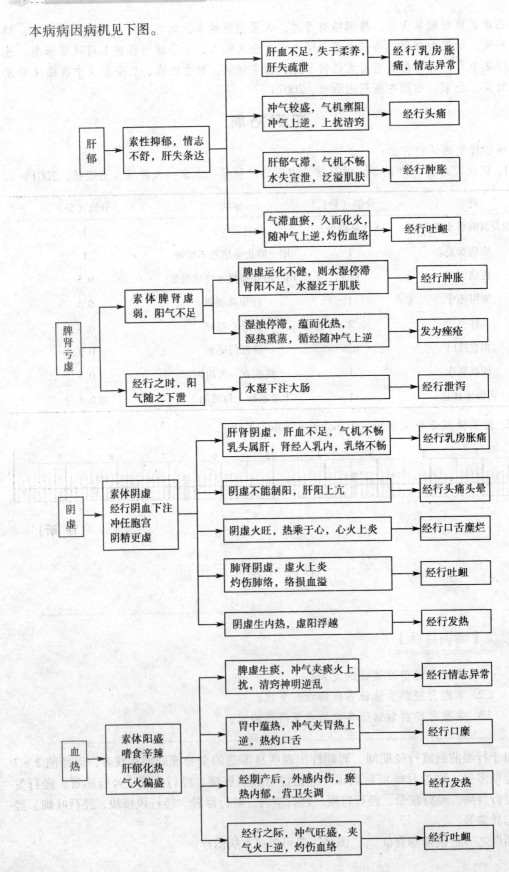

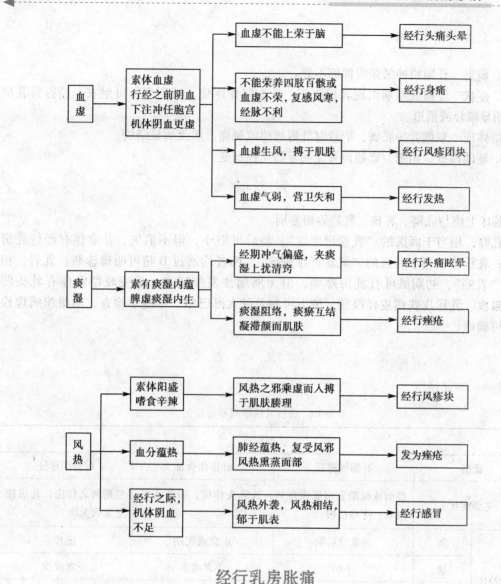

经行乳房胀痛

问题导入

　　患者，女，24 岁，未婚，2013 年 8 月 6 日初诊。近半年每于经前 5～6 天开始出现两侧乳房胀痛，经行第 3 天后疼痛渐止。经期 5～6 天，周期 28～30 天，LMP 7 月 12 日，量中，色鲜红，就诊时经期将至，乳房胀痛，舌黯苔薄白，脉弦。

　　问题 1：本例需补充哪些病史？做哪些辅助检查？

　　问题 2：该病人的初步诊断是什么？如何进行鉴别诊断？

　　问题 3：该病人如何进行辨证论治？

一、概　　述

　　每于行经前或行经期出现乳房胀痛，或乳头胀痒疼痛，连续 2 个月经周期以上者。

二、诊断要点

1. 病史 长期精神紧张或抑郁不舒。

2. 症状 经前或经期出现乳房胀痛，乳头胀痒疼痛，甚则痛不可触衣，经行后乳房胀痛明显减轻或消退。

3. 体征 双侧乳房胀满，扪诊时乳房敏感或触痛，多无明显结块。

4. 辅助检查 钼靶、彩超检查无明显器质性病变。

三、鉴别诊断

临床上应与乳癖、乳核、乳岩等相鉴别。

乳癖，相当于西医的"乳腺增生症"，经后可缩小，但不消失，并常伴有经行乳房胀痛；乳核，相当于西医的"乳腺纤维腺瘤"，两者均通过B超可明确诊断。乳岩，相当于"乳癌"，初期虽可有乳房疼痛，但无周期性发作特点，病变晚期常伴有乳头凹陷、溢血、乳房皮肤橘皮样改变，腋下可触及肿大淋巴结，细胞学检查、活组织病理检查等可确诊。

四、治　疗

（一）辨证论治

表 5-10　经行乳房胀痛辨证论治

证型特点				
证型		肝郁气滞证	肝郁化火证	肝肾阴虚证
主要症状		经前或经期乳房胀满疼痛，或乳头痒痛，痛甚不可触衣，疼痛拒按		经期两乳作胀，乳房按之柔软无块
月经特征	期	正常或后期	正常或先期	正常
	量	不畅	正常或多	正常或少
	色	黯红	红	淡
	质	不畅	稠	稍稠
舌脉	舌苔	舌红，苔薄	舌红，苔黄	舌红，苔薄或少
	脉象	弦	弦数	细或细略数
分型论治				
治法		疏肝理气，通络止痛	清肝泻火，散瘀止痛	滋肾养肝，通络止痛
代表方		柴胡疏肝散（《景岳全书》）	丹栀逍遥散（《内科摘要》）	一贯煎（《续名医类案》）
方药组成		柴胡、枳壳、炙甘草、白芍、川芎、香附、陈皮	牡丹皮、栀子、当归、白芍、柴胡、白术、茯苓、炙甘草、煨姜、薄荷	北沙参、麦冬、当归、地黄、川楝子、枸杞子

（二）中成药

1. 逍遥丸　适用于肝郁气滞证。

2. 加味逍遥口服液　适用于肝郁化火证。

（三）针灸疗法

1. 体针　肝郁气滞证取穴屋翳、乳根、膻中、天宗、肩井；肝肾阴虚证取穴乳根、肓门、三阴交、太溪、太冲。另取穴肝俞、支沟、足三里、三阴交、膻中、乳根、膈俞，每次取 3 ~ 4 穴针刺。实证用泻法，虚证用补法。

2. 耳针　肝郁气滞证取穴乳腺、神门、内分泌。另取穴胸、肝、内分泌、交感、卵巢、子宫，每次取 2 ~ 3 穴针刺。

病案举例

患者，女，24 岁，未婚，2013 年 8 月 6 日初诊。近半年每于经前 5 ~ 6 天开始出现两侧乳房胀痛，经行第 3 天疼痛渐止，伴精神抑郁，胸闷胁胀，时欲叹息。经期 5 ~ 6 天，周期 28 ~ 30 天，LMP 7 月 12 日，量中，色鲜红，就诊时经期将至，上症又现，舌黯苔薄白，脉弦。

妇科检查：无异常。乳腺彩超未见明显异常。

诊断依据：

1. 近半年每于经前出现乳房胀痛，伴精神抑郁，胸闷胁胀，时欲叹息，舌黯苔薄白，脉弦。

2. 妇科检查：无异常。乳腺彩超未见明显异常。

诊断：中医：经行乳房胀痛（肝郁气滞证）；西医：经前期综合征。

治疗计划：

治法：疏肝理气，通络止痛。

方药：柴胡疏肝散加减。

柴胡 10g　枳壳 10g　白芍 10g　川芎 10g　香附 10g　陈皮 6g　路路通 10g　炙甘草 6g

经行头痛

一、概　述

每遇经期或行经前后，出现以头痛为主要症状的疾病，经后辄止。

二、诊断要点

1. 病史　久病体弱、长期情志不畅、精神过度刺激史。

2. 症状　头痛随月经周期发作，经后自止。连续 2 个月经周期以上。

疼痛程度的判定方法：视觉模拟标度尺（VAS 法，VAS 指数 1 ~ 3 为轻度，4 ~ 6 为中度，7 ~ 10 为重度）。

3. 辅助检查　必要时可行头颅 CT 检查，以排除颅内占位性病变。

三、鉴别诊断

临床上与经期外感相鉴别。经期外感，伴恶寒发热，鼻塞，流涕，咽痒等。

四、治　疗

（一）辨证论治

表 5-11　经行头痛辨证论治

		证型特点				
证型		气血虚弱证	气滞血瘀证	肝阳上亢证	肝肾阴虚证	肝郁化火证
主要症状		经期或经后头部隐痛或空痛，劳累后加重	经前或经期头部刺痛或胀痛，或头痛剧烈，痛如锥刺	经前或经期巅顶部胀痛或掣痛	经期或经后头部隐痛	经前或经期头部灼痛，颞侧明显
月经特征	期	正常或后期	正常或后期	正常或后期	正常或后期	正常或先期
	量	少	偏少	正常	少	多
	色	淡红	紫黑	红或鲜红	红	红或鲜红
	质	清稀	有血块	稍稠	稍稠	黏稠
舌脉	舌苔	舌淡，苔薄白	舌边尖有瘀点、瘀斑	舌红，苔黄	舌红，少苔	舌红，苔黄
	脉象	细弱	弦涩	弦数	细	弦数
		分型论治				
治法		补气养血	理气活血，化瘀止痛	平肝潜阳，息风止痛	滋阴补肾，养肝止痛	疏肝解郁，清热止痛
代表方		八珍汤（《正体类要》）	通窍活血汤（《医林改错》）	羚角钩藤汤（《通俗伤寒论》）	杞菊地黄丸（《医级宝鉴》）	丹栀逍遥散（《内科摘要》）
方药组成		当归、川芎、白芍、熟地黄、人参、白术、茯苓、炙甘草	赤芍、川芎、桃仁、大枣、红花、葱白、生姜、麝香	羚羊角、钩藤、桑叶、菊花、地黄、白芍、川贝母、竹茹、茯神、甘草	枸杞子、菊花、熟地黄、山茱萸、牡丹皮、山药、茯苓、泽泻	柴胡、当归、白芍、白术、茯苓、煨姜、薄荷、炙甘草、牡丹皮、栀子

（二）中成药

1. 八珍颗粒、四物合剂　适用于气血虚弱证；
2. 血府逐瘀口服液　适用于气滞血瘀证；
3. 天麻钩藤丸　适用于肝阳上亢证；
4. 杞菊地黄丸　适用于肝肾阴虚证；
5. 六味地黄丸　适用于肾阴虚证；
6. 加味逍遥口服液　适用于肝郁化热证；
7. 龙胆泻肝丸　适用于肝经湿热证。

（三）针灸疗法

主穴为百会、阿是穴；前额痛配印堂、上星穴；侧头痛配太阳、头维穴；后头痛配风池、大椎穴，采用平补平泻法。

气血虚弱证配关元、足三里、血海穴，采用补法。气滞血瘀证配太冲、合谷、血海穴，采用平补平泻法。肝阳上亢证配太冲、行间、肝俞穴，采用泻法。肝肾阴虚证配三阴交、肾俞、肝俞穴，采用补法。肝郁化热证配期门、行间、足临泣穴，采用泻法。

经 行 感 冒

一、概　　述

每值经行前后或正值经期，出现感冒症状，经后逐渐缓解者。

二、诊 断 要 点

1. 病史　部分患者可有慢性鼻炎、鼻窦炎及慢性咽喉炎等病史。
2. 临床表现　经行之际有外感表证，以鼻塞、流涕、喷嚏、头痛、恶风寒或发热等症状为主，随经净而渐愈，反复发作 2 个月经周期以上。
3. 检查　部分患者可有咽部充血；血常规分析正常或白细胞升高。

三、鉴 别 诊 断

需与经行头痛、身痛相鉴别。经行头痛、身痛，无恶寒发热等表证，可鉴别。

四、辨 证 论 治

表 5-12　经行感冒辨证论治

证型特点				
证型		风寒证	风热证	邪入少阳
主要症状		每于经行期间，发热，恶寒，无汗，鼻塞流涕，咽喉痒痛、咳嗽痰稀，头痛身痛	每于行经期间，发热身痛，微恶风，头痛汗出，咽喉疼痛、鼻塞咳嗽，痰稠，口渴欲饮	每于行经期间出现寒热往来，胸胁苦满，口苦咽干，心烦欲呕，头晕目眩，不欲饮食
月经特征	期	正常	正常	正常
	量	正常	正常	正常
	色	红	鲜红	红
	质	质中	质中	质中
舌脉	舌苔	舌淡红，苔薄白	舌红，苔黄	舌红，苔薄白或薄黄
	脉象	浮紧	浮数	弦或弦数

续表

分型论治			
治法	解表散寒，和血调经	疏风清热，和血调经	和解表里
代表方	荆穗四物汤 （《医宗金鉴》） 合葱豉汤 （《肘后备急方》）	桑菊饮 （《温病条辨》）	小柴胡汤加减 （《伤寒论》）
方药组成	荆芥、白芍、熟地黄、当归、川芎；葱白、淡豆豉	桑叶、菊花、连翘、薄荷、桔梗、杏仁、芦根、甘草	柴胡、黄芩、人参、法半夏、甘草、生姜、大枣

经 行 发 热

一、概　　述

每值经期或行经前后，出现以发热为主症者。

二、诊 断 要 点

1. 病史　有房劳多产、久病或产褥期感染史。

2. 临床表现　发热伴随月经周期出现，或于经前或经行时 1～2 天内发生，或在经行后期或经净时出现。但体温一般不超过 38℃，经净后其热自退。

3. 妇科检查　一般无异常改变。

4. 辅助检查　白细胞正常或升高，红细胞沉降率加快。

三、鉴 别 诊 断

需与经行感冒、热入血室、盆腔炎性疾病、生殖器结核相鉴别。经行发热有明显的周期性，为非感染性发热。相关病史与辅助检查可鉴别诊断。

四、辨 证 论 治

表 5-13　经行发热辨证论治

证型特点			
证型	肝肾阴虚证	气血虚弱证	瘀热壅阻证
主要症状	经期或经后，午后潮热	经行或经后发热，热势不扬，动则汗出	经前或经期发热，腹痛
月经特征　期	正常或先后无定期	正常或后期	正常或后期
量	正常或少	正常或少。或多	正常或少
色	红	淡	紫黯
质	质中	薄	夹血块

续表

舌脉	舌苔	舌红而干	舌淡苔白润	舌黯或尖边有瘀点
	脉象	细数	虚缓	沉弦数

分型论治				
治法		滋养肝肾，育阴清热	补益气血，甘温除热	化瘀清热
代表方		蒿芩地丹四物汤（《中医临床家徐志华》）	补中益气汤加减（《脾胃论》）	血府逐瘀汤（《医林改错》）加丹皮
方药组成		青蒿、黄芩、地骨皮、牡丹皮、生地黄、川芎、当归、白芍	人参、黄芪、白术、当归、橘皮、甘草、柴胡、升麻、丹皮	桃仁、红花、当归、生地黄、川芎、赤芍、牛膝、桔梗、柴胡、枳壳、甘草

经 行 身 痛

一、概　　述

每遇经行前后或正值经期，出现以身体疼痛为主症者。

二、诊 断 要 点

1. 病史　失血或久病史，经期、产后感受寒湿史。
2. 临床表现　经行时或经行前后，出现身体疼痛或手足麻痹；或遇经行则身痛加重，经净疼痛渐减，随月经而周期性发作。
3. 妇科检查　盆腔器官未发现异常。
4. 辅助检查　血液检查红细胞沉降率及抗"O"正常，类风湿因子阴性。

三、鉴 别 诊 断

需与内科痹证相鉴别，痹证可有红细胞沉降率及抗"O"增高，或类风湿因子阳性。

四、辨 证 论 治

表5-14　经行身痛辨证论治

证型特点			
证型		血虚证	血瘀证或兼寒湿证
主要症状		经行时肢体疼痛麻木，肢软乏力	经行时腰膝、肢体，关节疼痛，得热痛减，遇寒痛甚
月经特征	期	正常或先期	正常或后期
	量	少	少
	色	淡	黯
	质	薄	或有血块

续表

舌脉	舌苔	舌淡红，苔白	舌紫黯，或有瘀斑，苔薄白
	脉象	细弱	沉紧

分型论治			
治法		养血益气，柔筋止痛	活血通络，或益气散寒止痛
代表方		当归补血汤（《内外伤辨惑论》）加白芍、鸡血藤、丹参、玉竹	趁痛散（《经效产宝》）
方药组成		当归、黄芪	当归、黄芪、白术、炙甘草、桂心、独活、牛膝、生姜、薤白

经 行 眩 晕

一、概　　述

指每值经期或行经前后出现头晕眼花，并兼有胸闷、恶心、呕吐等症状。

二、诊断要点

1. 病史　素体阴虚、过度劳累、或过食膏粱厚味等。
2. 症状　头晕眼花、胸闷、恶心、呕吐等症状，随月经周期发作，连续 2 个月经周期以上。
3. 辅助检查　彩超或 CT 检查排除器质性病变。

三、鉴别诊断

需与颈椎病、高血压病的眩晕相鉴别。

四、辨证论治

表 5-15　经行眩晕辨证论治

证型特点				
证型		血虚证	阴虚阳亢证	痰湿上扰证
主要症状		经期或经后，头目眩晕	经行头晕目眩	经前、经期头重眩晕
月经特征	期	正常或先期	正常或先后无定期	正常或后期
	量	少	少	正常或少
	色	淡	正常或鲜红	正常
	质	稀	薄	质黏
舌脉	舌苔	舌淡，苔薄白	舌红，苔薄白	舌质淡，苔白腻
	脉象	细弱或沉细	弦细数	濡滑

续表

分型论治			
治法	养血益气	滋阴潜阳	燥湿化痰
代表方	归脾汤（《校注妇人良方》）加枸杞、制首乌	天麻钩藤汤（《杂病证治新义》）	半夏白术天麻汤（《医学心悟》）
方药组成	白术、茯神、黄芪、龙眼肉、酸枣仁、人参、木香、当归、远志、甘草、生姜、大枣	天麻、钩藤、石决明、栀子、黄芩、杜仲、川牛膝、益母草、桑寄生、夜交藤、茯神	半夏、白术、天麻、茯苓、陈皮、炙甘草、蔓荆子、生姜、大枣

经行口糜

一、概　述

每值经前或经行时，口舌糜烂，周期性反复发作，经后渐愈者。

二、诊断要点

1. 病史　有过劳或热性病史。
2. 临床表现　经前或经行时口舌糜烂疼痛，经后渐愈。
3. 辅助检查　实验室检查多无明显异常改变。

三、鉴别诊断

应与"狐惑病"相鉴别。狐惑病初起可表现为口唇、舌部及颊部、咽部黏膜圆形或卵圆形溃疡，继而出现生殖器和眼部角膜等处溃疡；久治不愈。

四、辨证论治

表 5-16　经行口糜辨证论治

证型特点			
证型		阴虚火旺证	胃热熏蒸证
主要症状		经期口舌糜烂，疼痛	经行口舌生疮，糜烂疼痛
月经特征	期	正常或先期	正常或先期
	量	正常或少	正常或多
	色	红	深红
	质	稀	稠
舌脉	舌苔	舌红苔少	苔黄厚
	脉象	细数	滑数

续表

分型论治		
治法	滋阴清热降火	清胃泄热
代表方	知柏地黄汤（《医宗金鉴》）加竹叶、莲子心	凉膈散（《太平惠民和剂局方》）加黄连
方药组成	熟地黄、山萸肉、山药、泽泻、茯苓、丹皮、知母、黄柏	大黄、朴硝、甘草、山栀、薄荷叶、黄芩、连翘、竹叶

经行泄泻

问题导入

患者女性，34岁，已婚，2010年3月18日就诊。近8个月每于经行之时出现大便溏薄，日解2~3次。

问题1：本案需补充哪些病史？做哪些辅助检查？

问题2：该病人的初步诊断是什么？如何进行鉴别诊断？

问题3：该病人如何进行辨证论治？

一、概 述

每值行经前后或经期，大便溏薄，甚或水泻，日行数次，经净自止者。

二、诊断要点

1. 病史　过度劳累、情志不舒、贪凉饮冷、感寒史等。
2. 症状　腹泻随月经周期发作，连续2个月经周期以上。
3. 辅助检查　大便常规正常。

三、鉴别诊断

临床上需与内科泄泻相鉴别，内科泄泻不随月经周期反复发作。

四、治 疗

（一）辨证论治

表5-17　经行泄泻辨证论治

证型	证型特点		
	脾虚证	肾虚证	肝郁脾虚证
主要症状	经期或经行前后，大便溏薄，劳累后加重，进食后可加重	经期或经行前后，五更泄泻，便质清稀如水	经前、经期腹痛即泻，泻后痛减，情志诱因明显

续表

	期	先期	正常或先后无定期	正常或先后无定期
月经 特征	量	多	少	正常或多
	色	淡	淡黯	红
	质	薄	清稀	可有血块
舌脉	舌苔	舌淡胖，苔白	舌淡，苔白	舌淡红，苔薄白
	脉象	濡缓	沉迟	弦细
分型论治				
治法		健脾益气，化湿止泻	温肾健脾，固涩止泻	抑肝扶脾，理气止泻
代表方		参苓白术散（《太平惠民和剂局方》）	健固汤（《傅青主女科》）合四神丸（《证治准绳》）	痛泻要方（《丹溪心法》）
方药组成		人参、白术、白扁豆、茯苓、甘草、山药、莲子、桔梗、薏苡仁、砂仁	人参、白术、茯苓、薏苡仁、巴戟天；补骨脂、吴茱萸、肉豆蔻、五味子、生姜、大枣	白术、白芍、陈皮、防风

（二）中成药

1. 参苓白术丸、人参健脾丸　适用于脾虚证。

2. 补中益气丸　适用于脾气虚证。

3. 附子理中丸　适用于脾胃虚寒证。

4. 金匮肾气丸　适用于肾虚证。

5. 右归胶囊　适用于肾阳虚证。

6. 逍遥颗粒　适用于肝郁脾虚证。

（三）针灸疗法

1. 体针　选取背俞穴、足太阴、足少阴、足阳明、任脉经穴为主。针刺补法，加灸。取穴脾俞、肾俞、足三里、三阴交、阴谷、气海。

2. 耳针　取穴子宫、卵巢、盆腔、肾、内分泌、皮质下、大肠、小肠、胃、腹。

病案举例

患者女性，34岁，已婚，2010年3月18日就诊。近8个月每于经行之时出现大便溏薄，劳累后加重，进食后可加重，日解2~3次；纳呆腹胀，神疲肢软，面浮肢肿；月经周期30天，经期5天，LMP 3月10日，量多，色淡，质薄。舌淡胖，苔白，脉濡缓。生育史：1-0-0-1。大便常规未见明显异常。

诊断依据：

1. 育龄期女性，近8个月每于经期出现大便溏薄，劳累后加重，纳呆腹胀，神疲肢软，面浮肢肿；舌淡胖，苔白，脉濡缓。

2. 大便常规未见明显异常。

诊断：中医：经行头痛（脾虚证）；西医：经前期综合征。

治疗计划：

治法：健脾益气，化湿止泻。

方药：参苓白术散加减。

党参20g　白术10g　白扁豆10g　茯苓15g　山药15g　莲子10g　桔梗6g　薏苡仁12g　砂仁5g　甘草6g

经 行 浮 肿

一、概　　述

每逢经行前后，或正值经期，出现颜面、四肢浮肿者。

二、诊 断 要 点

1. 病史　过度劳累或七情内伤史。

2. 症状　正值经期或经期前后出现颜面、四肢浮肿，经净则浮肿渐消，连续2个月经周期以上。

3. 体征　浮肿程度一般较轻，多出现在颜面、四肢。

4. 辅助检查　生殖内分泌激素测定，血清E_2、PRL水平可见增高，或E_2与P比值失调。

三、鉴 别 诊 断

临床上需与心源性、肝源性、肾源性、甲状腺功能减退、营养不良性浮肿、水肿相鉴别。上述内科疾病发病与月经周期无关，病史及辅助检查可明确诊断。

四、治　　疗

（一）辨证论治

表5-18　经行浮肿辨证论治

证型特点			
证型		脾肾阳虚证	气滞血瘀证
主要症状		经前或经行面浮肢肿，晨起颜面肿甚	经前或经行肢体肿胀
月经特征	期	正常或先期	正常或后期
	量	正常或多	正常或少
	色	淡	黯红
	质	薄	有血块
舌脉	舌苔	舌淡，边有齿痕	舌紫黯，苔白
	脉象	缓	弦

续表

分型论治		
治法	温肾化气，健脾利水	理气行滞，活血调经
代表方	苓桂术甘汤（《伤寒论》）加党参、巴戟天	八物汤（《医垒元戎》）加丹参、茯苓皮
方药组成	茯苓、桂枝、白术、甘草	熟地黄、川芎、当归、白芍、延胡索、川楝子、木香、槟榔

（二）中成药

1. 五苓散　适用于脾肾阳虚证。
2. 参苓白术散　适用于脾虚证。
3. 附桂八味丸　适用于肾阳虚证。
4. 血府逐瘀胶囊　适用于气滞血瘀证。
5. 四制香附丸　适用于气滞证。

（三）针灸疗法

1. 体针　脾肾阳虚证选用脾俞、通天、关元、命门等穴；气滞血瘀证选用气海、血海、三阴交、腰阳关等穴。实证用泻法，虚证用补法。
2. 耳穴　常规穴有子宫、卵巢、内分泌、膀胱、肾上腺、皮质下等。
3. 灸法　取气海、中极、三阴交等穴。适用于脾肾阳虚证。

经行风疹块

一、概　述

每月临经时或行经期间，皮肤突起红疹，或起风团，瘙痒异常，经净减退者。

二、诊断要点

1. 病史　可有药物或食物过敏史。
2. 临床表现　每随经行而出现皮肤红疹，或风团，瘙痒，经净渐消。随月经周期反复发作。
3. 妇科检查　无异常。

三、鉴别诊断

需与风疹或荨麻疹相鉴别。风疹由感染病毒所致；荨麻疹多由药物、饮食等致敏因素所诱发，其发病不随月经周期反复发作。

四、辨证论治

表 5-19　经行风疹块辨证论治

证型特点		
证型	血虚证	风热证
主要症状	经行风疹团块频发，皮疹色淡，瘙痒难忍，入夜尤甚，肌肤枯燥	经前及经行身发红色风团，瘙痒不堪，感风遇热尤甚
月经特征　期	先期	正常
月经特征　量	少	多
月经特征　色	淡	红
月经特征　质	稀	正常
舌脉　舌苔	舌淡红，苔薄	舌红，苔黄
舌脉　脉象	虚数	浮数
分型论治		
治法	养血祛风	疏风清热
代表方	当归饮子（《外科正宗》）	消风散（《外科正宗》）加地肤子、白鲜皮
方药组成	当归、川芎、白芍、生地、防风、荆芥、黄芪、甘草、白蒺藜、何首乌	荆芥、防风、当归、生地、苦参、炒苍术、蝉蜕、木通、胡麻仁、生知母、煅石膏、生甘草、牛蒡子

经行吐衄

一、概　　述

每逢经行前后，或正值经期，出现周期性的吐血或衄血者。

二、诊断要点

1. 病史　以青春期少女多见，亦可见于育龄期妇女。可有精神刺激或过食辛辣史。

2. 症状　正值经期出现吐血或衄血，经净后即止，多伴月经量减少，甚则无月经，连续发生 2 个月经周期以上。

3. 体征

（1）体格检查：检查鼻、咽部以及气管、支气管、肺、胃等黏膜有无病变，必要时出血部位做活检，以排除恶性肿瘤及炎症所致出血。

（2）妇科检查：多无异常。

4. 辅助检查

（1）实验室检查：血常规、凝血四项、肝功能等检查以排除血液病及肝硬化引起的出血。

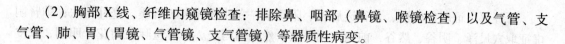

（2）胸部 X 线、纤维内窥镜检查：排除鼻、咽部（鼻镜、喉镜检查）以及气管、支气管、肺、胃（胃镜、气管镜、支气管镜）等器质性病变。

三、鉴别诊断

应与支气管扩张、肺炎、肺癌引起的咯血，胃炎、溃疡病引起的吐血，鼻炎、咽炎引起的衄血、咯血，鼻咽癌引起的衄血，鼻中隔偏曲引起的衄血相鉴别。上述疾病发病无明显周期性发作，相关病史与辅助检查可鉴别诊断。

四、治疗

（一）辨证论治

表 5-20 经行吐衄辨证论治

证型特点				
证型		肝经郁火证	肺肾阴虚证	胃热炽盛证
主要症状		经前或经期吐血、衄血	经行吐血、衄血	经前或经期吐血、齿衄
月经特征	期	正常或先期	正常或后期	正常或先期
	量	多	少	多
	色	红	红	紫红
	质	稠	稀薄	稠
舌脉	舌苔	舌红，苔黄	舌红或绛	舌红，苔黄燥
	脉象	弦数	细数	洪大或滑数
分型论治				
治法		清肝泻火，引血下行	滋肾润肺，引血下行	凉血清胃，引血下行
代表方		清肝引经汤（《中医妇科学》第四版教材）	顺经汤（《傅青主女科》）加牛膝	凉膈散（《太平惠民和剂局方》）
方药组成		当归、白芍、地黄、牡丹皮、栀子、黄芩、川楝子、茜草、川牛膝、白茅根、甘草	当归、熟地黄、北沙参、白芍、牡丹皮、茯苓、荆芥炭	大黄、芒硝、黄芩、栀子、连翘、淡竹叶、薄荷、甘草

（二）中成药

1. 龙胆泻肝丸　适用于肝经湿热证；
2. 加味逍遥口服液　适用于肝经郁火证；
3. 麦味地黄丸　适用于肺肾阴虚证；
4. 大补阴丸　适用于阴虚火旺证；
5. 黄连上清丸、牛黄解毒丸　适用于胃热炽盛证。

（三）针灸疗法

吐血者取太冲、三阴交、上脘、大陵、郄门、鱼际穴，平补平泻。衄血者取上脘、大陵、鱼际、大椎、迎香、少商穴，平补平泻。

肝经郁火证取穴曲池、合谷透后溪、阳陵泉、太冲透涌泉、解溪，毫针泻法；肺肾阴虚证取穴尺泽、阴谷、然谷，前两穴用补法，然谷用泻法。亦可鱼际穴梅花针叩刺，以皮肤发红为度。胃热炽盛证取太冲、内庭穴。

（四）推拿疗法

取肩井穴，用食、拇指掐捏，挤压穴位中心，将肩部肌肉向上反复提起。

取迎香穴（双侧），用手指分别按压鼻翼旁开一分凹陷处的迎香穴。

经行情志异常

问题导入

患者女性，44 岁，已婚，2012 年 12 月 23 日就诊。近 1 年每于经前 7 天抑郁不乐，情绪不宁，伴胸闷胁胀，不思饮食，失眠；经后逐渐减轻复如常人。

问题 1：本案需补充哪些病史？做哪些辅助检查？

问题 2：该病人的初步诊断是什么？如何进行鉴别诊断？

问题 3：该病人如何进行辨证论治？

一、概　述

每值行经前后，或正值经期，出现烦躁易怒，悲伤啼哭，或情志抑郁，喃喃自语，或彻夜不眠，甚或狂躁不安，经后复如常人者。

二、诊断要点

1. 病史　平素有情志不舒史。

2. 临床表现　经行期间或经行前后，出现情志变化，如烦躁易怒，悲伤欲哭，或情志抑郁，喃喃自语，或狂躁不安，经净后情志恢复正常，伴随月经周期而反复发作。

3. 检查

（1）妇科检查：无异常改变。

（2）辅助检查：可见血清泌乳素升高，雌激素/孕激素比值升高。

三、鉴别诊断

临床上需与脏躁相鉴别，脏躁表现为妇人无故自悲伤，不能控制，甚或苦笑无常，呵欠频作，但无周期性，与月经无关，可鉴别。

四、治　疗

表 5-21　经行情志异常辨证论治

证型特点		
证型	肝气郁结证	痰火上扰证
主要症状	经前、经期精神抑郁不乐，情绪不宁	经行狂躁不安，语无伦次，心胸烦闷，经后复如常人

续表

月经特征	期	正常或后期	正常
	量	正常	多
	色	红	正常
	质	夹血块	正常
舌脉	舌苔	舌红，苔薄腻	舌红，苔黄厚或腻
	脉象	弦细	弦滑而数
分型论治			
治法		疏肝解郁，养血调经	清热化痰，宁心安神
主方		逍遥散（《太平惠民和剂局方》）	生铁落饮（《医学心悟》）加郁金、川黄连
药物组成		柴胡、当归、白芍、白术、茯苓、煨姜、薄荷、甘草	天冬、麦冬、贝母、胆南星、橘红、远志、连翘、茯苓、茯神、玄参、钩藤、丹参、辰砂、石菖蒲、生铁落

病案举例

患者女性，44 岁，已婚，2012 年 12 月 23 日就诊。近 1 年每于经前 4 天出现抑郁不乐，情绪不宁，伴胸闷胁胀，不思饮食，失眠；经后逐渐减轻复如常人；苔薄腻，脉弦细。经期 3~4 天，周期 28~32 天，LMP 12 月 13 日，量多，色红。生育史：1-0-2-1。妇科检查正常，血清 PRL 28μg/L。

诊断依据：

1. 育龄期女性，每于经前 4 天出现抑郁不乐，情绪不宁，伴胸闷胁胀，不思饮食，失眠；经后逐渐减轻复如常人。

2. 血清泌乳素升高。

诊断：中医：经行情志异常（肝气郁结证）；西医：经前期综合征。

治疗计划：

治法：疏肝解郁，养血调经。

方药：逍遥散加郁金。

柴胡 15g　当归 10g　白芍 10g　白术 10g　茯苓 10g　煨姜 6g　郁金 12g　薄荷 6g　甘草 6g

（罗志娟）

第十二节　绝经前后诸证

【培训目标】

1. 掌握绝经前后诸证的诊断要点和鉴别诊断；

2. 掌握绝经前后诸证的中医辨证论治；

3. 了解激素替代治疗的适应证、禁忌证。

患者，女性，49岁，已婚。近1年月经周期紊乱，周期30~90天，量明显减少，现已3个月余月经未行，烘热汗出，烦躁失眠，骨节酸痛，阴道干涩，时有眩晕，胸闷不舒。

问题1：本案需做哪些辅助检查？

问题2：该病人的初步诊断是什么？如何进行鉴别诊断？

问题3：如何进行辨证论治？

一、概 述

妇女在绝经前后，围绕月经紊乱或绝经，出现如烘热汗出、烦躁易怒、潮热面红、眩晕耳鸣，心悸失眠，腰背酸楚、面浮肢肿、皮肤蚁行样感、情志不宁等症状，称为绝经前后诸证，亦称"经断前后诸证"。

绝经前后诸证即西医之"绝经综合征"。流行病学调查显示，约80%的围绝经期和绝经后女性出现不同程度的症状。其近期影响是降低女性的生活质量，远期还会引起骨质疏松症。

二、病因病机

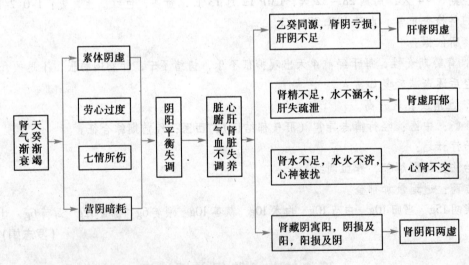

三、诊断要点

1. 发病年龄 40~60岁的妇女。

2. 病史特点 激素、药物应用史；是否切除子宫或卵巢；有无心血管疾病史、肿瘤史及家族史。

3. 症状特点

（1）月经的改变：如月经先期，量多或少，经期延长，崩漏，或月经后期，闭经。

（2）血管舒缩症状：表现为反复出现短暂的面、颈部皮肤发红，伴潮热、出汗。持续时间一般不超过1~3分钟，每天发作数次至十余次不等。

（3）精神神经症状：围绝经期妇女往往出现激动易怒、焦虑不安或情绪低落、抑郁、健忘多疑等情绪症状。

（4）泌尿生殖道症状：主要表现为泌尿生殖道萎缩，出现性交困难、排尿困难、反复发作的阴道炎及尿路感染。

（5）皮肤症状：皮肤干燥、瘙痒、感觉异常，或有蚁行感。

（6）骨关节、肌肉症状：绝经后期可出现肌肉、关节疼痛，腰背、足跟酸痛，易骨折等。

4. 体征　妇科检查：绝经后期可见外阴及阴道萎缩，阴道分泌物减少，阴道皱襞消失，宫颈、子宫可有萎缩。

5. 辅助检查

（1）激素测定 FSH、LH、E_2：大多数患者血清 E_2 < 20pg/ml （或 < 150pmol/L），E_2 水平周期性变化消失；FSH、LH 升高，FSH > 10U/L，提示卵巢储备功能下降，FSH > 40U/L 提示卵巢功能衰竭。

（2）B 超检查：排除子宫、卵巢肿瘤，了解子宫内膜厚度。

（3）宫腔镜、诊断性刮宫：排除子宫内膜病变。

（4）影像学检查：测定骨密度等，确诊有无骨质疏松。

四、鉴别诊断

围绝经期是高血压、冠心病、肿瘤等好发年龄，须注意与心血管疾病、泌尿生殖器官的器质性病变鉴别，也要与抑郁症、甲亢等相鉴别。

五、临证思维分析

首先应询问患者年龄、月经改变情况及临床症状，检测血 FSH、LH、E_2 等激素水平，了解甲状腺功能；对于有胸闷、心悸、头晕、头痛症状患者，应排除是否有高血压、冠心病等内科疾病；对于有焦虑、抑郁症状患者，详细了解持续时间，是否影响正常工作、生活等，必要时请精神科医师会诊；对于有骨节酸痛、腰背酸痛患者，行骨密度检查；对于月经失调患者，行妇科检查、盆腔 B 超，了解子宫附件情况，监测子宫内膜厚度，必要时行宫腔镜检查或诊断性刮宫。

知 识 拓 展

围绝经期症状评分法（Kupperman 评分）

症状	权重分	程度评分				得分
		0	1	2	3	
潮热出汗	4	无	<3 次/天	3~9 次/天	≥10 次/天	
感觉异常	2	无	有时	经常有刺痛、麻木，耳鸣等	经常且严重	
失眠	2	无	有时	经常	经常且严重、需服镇静类药	

症状	权重分	程度评分				得分
		0	1	2	3	
焦躁	2	无	有时	经常	经常不能自控	
抑郁	1	无	有时	经常、能自控	失去生活信心	
头晕	1	无	有时	经常、不影响生活	影响生活与工作	
疲倦乏力	1	无	有时	经常	日常生活受限	
肌肉骨关节痛	1	无	有时	经常、不影响功能	功能障碍	
头痛	1	无	有时	经常、能忍受	需服药	
心悸	1	无	有时	经常、不影响工作	需治疗	
皮肤蚁走感觉	1	无	有时	经常、能忍受	需治疗	

注：①症状评分：症状指数×程度评分

②各项症状评分相加之和为总分，总分63分

③绝经综合征的病情程度评价标准：轻度：总分15~20分；中度：总分20~35分；重度：>35分

六、治　疗

（一）辨证论治

1. 肝肾阴虚证

主要证候：绝经前后，烘热汗出，眩晕耳鸣，目涩，五心烦热，口干咽燥，失眠多梦，健忘，腰膝酸痛，或月经紊乱、量少，经色鲜红；或皮肤干燥、瘙痒，阴部干涩，溲黄便秘；舌红，少苔，脉细数。

治法：滋养肝肾，育阴潜阳。

方药：杞菊地黄丸（《医级》）去泽泻。

枸杞子　菊花　熟地黄　山药　山茱萸　丹皮　茯苓　泽泻

2. 肾虚肝郁证

主要证候：绝经前后，烘热汗出，精神抑郁；胸闷叹息，烦躁易怒，夜寐不安，或月经紊乱，大便时干时溏；舌红，苔薄白或薄黄，脉沉弦或细弦。

治法：滋肾养阴，疏肝解郁。

方药：一贯煎（《续名医类案》）。

地黄　北沙参　麦冬　当归　枸杞子　川楝子

3. 心肾不交证

主要证候：绝经前后，烘热汗出；心悸怔忡，心烦不宁，失眠健忘，多梦易惊，腰膝疲软，精神涣散，思维迟缓；或月经紊乱，舌红，少苔，脉细或细数。

治法：滋阴降火，补肾宁心。

方药：天王补心丹（《摄生秘剖》）去人参、朱砂，加太子参、桑椹。

玄参　当归　天冬　麦冬　丹参　茯苓　五味子　远志　桔梗　酸枣仁　地黄　柏子仁　太子参　桑椹

4. 肾阴阳两虚证

主要证候：经断前后，时而烘热，时而畏寒；自汗盗汗，头晕耳鸣，失眠健忘，腰背冷痛，足跟痛，或月经紊乱，经色黯或淡红，面浮肢肿，尿频便溏；舌淡，苔白，脉沉细弱。

治法：调补肾阴阳，补益冲任。

方药：二仙汤（《中医方剂临床手册》）合二至丸（《医方集解》）。

仙茅　仙灵脾　巴戟天　黄柏　知母　当归

女贞子　旱莲草

知 识 拓 展

激素替代治疗（HRT）

开始时机	在卵巢功能开始减退并出现相关症状后即可开始应用
适应证	✓ 绝经相关症状 　①血管舒缩症状（首要指征）：潮热、出汗 　②神经精神症状：焦虑烦躁、轻度抑郁、疲倦、睡眠障碍、肌肉关节疼痛 ✓ 泌尿生殖道萎缩症状：阴道干涩、疼痛、反复性阴道炎、反复性膀胱炎、夜尿、尿频、尿急、排尿困难 ✓ 有骨质疏松症的危险（含低骨量）及绝经后骨质疏松症
禁忌证	✓ 已知或怀疑妊娠 ✓ 原因不明的阴道出血 ✓ 已知或怀疑患有乳腺癌 ✓ 已知或怀疑患有与性激素依赖性恶性肿瘤 ✓ 最近6个月内患有活动性静脉或动脉血栓栓塞性疾病 ✓ 严重肝肾功能障碍 ✓ 血卟啉症、耳硬化症、脑膜瘤（禁用孕激素）
慎用	✓ 子宫肌瘤、子宫内膜异位症、子宫内膜增生史、高催乳素血症 ✓ 尚未控制的糖尿病及严重高血压 ✓ 有血栓形成倾向 ✓ 胆囊疾病 ✓ 癫痫、偏头痛、哮喘、系统性红斑狼疮 ✓ 乳腺良性疾病、乳腺癌家族史
治疗方案	✓ 单用雌激素：适用于已切除子宫，不需要保护子宫内膜的妇女 ✓ 单用孕激素：周期使用，用于绝经过渡期，调整卵巢功能衰退过程中出现的月经问题 ✓ 联合应用雌、孕激素：适用于有完整子宫的妇女，合用孕激素的目的在于抗雌激素促使内膜生长，起保护作用。分为序贯用药和联合用药两种 　①序贯用药：在用雌激素的基础上，每月加用孕激素10~14天 　②联合用药：每日均联合应用雌、孕激素

（二）其他疗法

1. 中成药

（1）六味地黄丸：适用于肾阴虚证。

（2）坤泰胶囊：适用于心肾不交证。

（3）杞菊地黄丸：适用于肝肾阴虚证。

2. 非激素类植物药　莉芙敏（黑升麻提取物），口服，每日2次，每次1片。可有效缓解绝经综合征的症状，如潮热、出汗、睡眠障碍等。

病案举例

患者，女性，49岁，已婚。近1年月经周期紊乱，周期30～90天，已3个月余月经未行，烘热汗出，情绪烦躁，胸胁满闷，夜寐难安，腰膝酸软，骨节酸痛，阴道干痛，时突觉眩晕耳鸣，胸闷不舒。舌红少津，脉细弦。平素经期5～6天，周期28天，经量中等。既往无高血压、冠心病等病史。查：血压130/90mmHg；24小时动态心电图、甲状腺功能测定正常；B超提示子宫正常大小，内膜4mm，两侧卵巢显示不清；性激素测定：促卵泡素（FSH）70U/L，促黄体生成素（LH）35U/L，雌二醇（E_2）50pmol/ml；血、尿、大便常规正常。妇科检查：无异常。

诊断依据：

1. 患者，49岁，月经紊乱1年，停经3个月余，伴见烘热汗出、情绪烦躁、夜寐难安等症状。

2. 性激素显示 FSH＞40U/L，E_2偏低；盆腔B超提示子宫内膜较薄。

3. 内科检查未见异常，血压正常，24小时动态心电图、甲状腺功能测定正常；血、尿、大便常规正常。

4. 妇科检查未发现器质性病变。

应当与内科病如眩晕、心悸、瘿病等相鉴别；妇科当与癥瘕相鉴别。

诊断：中医：绝经前后诸证（肝肾阴虚证）；西医：绝经综合征。

治疗计划：

治法：滋养肝肾，疏肝解郁。

方药：一贯煎合杞菊地黄丸。

生地12g　麦冬9g　北沙参12g　当归6g　枸杞12g　川楝子12g　菊花9g　熟地黄12g　山茱萸9g　丹皮9g　山药12g　茯苓12g　泽泻9g

（徐莲薇）

第六章

带下病的诊治

带下病是指带下量、色、质、气味异常，或伴有局部及全身症状者。

带下病与生殖道炎症、肿瘤、内分泌疾病等有关。如各种阴道炎、宫颈炎性疾病、盆腔炎性疾病、子宫肌瘤、宫颈息肉、宫颈 CIN、宫颈癌、内膜癌、输卵管癌，以及多囊卵巢综合征、卵巢早衰、高泌乳素血症等。

第一节　带下过多

【培训目标】

1. 掌握带下过多的定义。
2. 掌握带下过多的诊断要点及鉴别诊断。
3. 掌握带下过多的中医辨证论治。

问题导入

患者女性，34 岁，已婚。近 1 个月白带明显增多，色黄，质黏稠，有异味，伴有外阴时常瘙痒，自用药物外洗效果不明显。

问题 1：根据上述病史描述，要做哪些检查？

问题 2：该病人的初步诊断是什么？如何进行鉴别诊断？

问题 3：该病人如何进行辨证论治？

一、概　　述

带下过多是指带下量明显增多，色、质、气味异常，或伴有局部及全身症状者。

带下日久，阴液耗损，虚实夹杂，或虚者更虚，或影响经孕，故要及早治疗。

二、病因病机

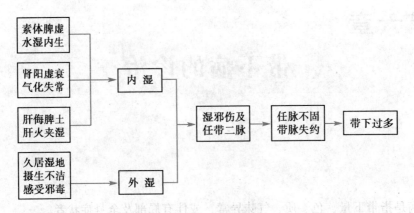

三、诊断要点

1. 病史　经期产后余血未净，摄生不洁，或妇科手术感染邪毒或者素体虚弱，加之外因诱发等。

2. 症状　带下增多，伴有色、质、气味异常，或有阴部瘙痒、灼热、疼痛或兼见尿频尿急尿痛等局部或全身症状。

3. 检查

（1）妇科检查：可见阴道炎、宫颈炎、盆腔炎体征。分泌物涂片检查清洁度异常，或见滴虫、假丝酵母菌等病原体。

（2）宫颈管分泌物细菌培养。

（3）宫颈 TCT、HPV 检查、宫颈活组织检查等有助于明确宫颈有无病变。

（4）血常规、超声检查等有助于了解盆腔状况，明确盆腔炎性疾病及肿瘤性疾病。

四、鉴别诊断

1. 带下色白量多需与白浊鉴别　白浊是指尿窍流出混浊如米泔样物的一种疾患，多随小便排出，可伴有小便淋漓涩痛。

2. 带下赤色时应与经间期出血、漏下相鉴别　经间期出血是指月经周期正常，在两次月经之间出现的周期性出血，一般持续 3~7 天，能自行停止；漏下是指经血非时而下，淋漓不尽，无正常月经周期。赤带者月经周期正常，出现时间无规律。

3. 带下赤白或黄带淋漓，应与阴疮、宫颈息肉、黏膜下子宫肌瘤鉴别　阴疮溃破虽可出现赤白样分泌物或黄带淋漓，但伴有阴户红肿热痛，或阴户结块；宫颈息肉可见带中夹血或带下量多色黄；子宫黏膜下肌瘤突入阴道时，可见带下量多赤白或色黄淋漓或伴臭味，通过妇科检查均可鉴别。

带下过多以妇科生殖器炎症最为常见，若见大量浆液性或脓血性恶臭白带时，需警惕输卵管癌、宫颈癌、子宫内膜癌的发生，可通过妇科检查、B 超、诊断性刮宫、宫颈癌筛查手段、宫腔镜或腹腔镜检查等进行鉴别。

五、辨证论治

治疗以除湿为主，一般治脾宜运、宜升、宜燥；治肾宜补、宜固、宜涩；湿热和湿毒则宜清、宜利；虚实夹杂时还需配合外治法。

（一）内治法

1. 脾虚证

主要证候：带下量多，色白，质稀薄如涕如唾，无臭味；神疲乏力，纳少便溏，面色㿠白或萎黄，倦怠嗜睡，少气懒言；舌淡胖，边有齿痕，苔薄白腻，脉虚缓。

治法：健脾益气，升阳除湿。

方药：完带汤（《傅青主女科》）。

白术　山药　人参　白芍　甘草　陈皮　芥穗　柴胡　车前子

2. 肾阳虚证

主要证候：带下量多，色淡，质清稀如水，绵绵不断；畏寒肢冷，腰酸如折，小腹冷感，或腰背冷痛，腰膝酸软，夜尿频，小便清长，大便溏薄，面色晦黯，精神不振；舌淡，苔白润，脉沉迟。

治法：温肾培元，固涩止带。

方药：内补丸（《女科切要》）。

鹿茸　菟丝子　潼蒺藜　黄芪　白蒺藜　紫菀茸　肉桂　肉苁蓉　附子

3. 肾阴虚夹湿热证

主要证候：带下量不多，色赤白相兼或色黄，质黏稠，有臭味；阴部灼热或瘙痒，腰酸腿软，或头晕耳鸣，五心烦热，咽干口燥，失眠多梦，大便燥结；舌质红少津，苔薄黄，脉细数。

治法：滋肾益阴，清热祛湿。

方药：知柏地黄丸（《医宗金鉴》）。

知母　黄柏　熟地　山药　山萸肉　丹皮　茯苓　泽泻

4. 湿热下注证

主要证候：带下量多，色黄，或呈豆腐渣样，或脓性，或泡沫状，气味臭秽；外阴瘙痒，或灼热疼痛，小腹作痛，或腰骶胀痛，口苦口腻，胸闷纳呆；舌质红，苔黄腻，脉滑数。

治法：清热利湿止带。

方药：止带方（《世补斋不谢方》）。

猪苓　茯苓　车前子　泽泻　茵陈　赤芍　牡丹皮　黄柏　栀子　牛膝

5. 湿毒蕴结证

主要证候：带下量多，色黄绿如脓，质黏稠，臭秽难闻；小腹胀痛，或腰骶胀痛，烦热头昏，口苦咽干，小便短赤，色黄，大便干结；舌质红，苔黄腻，脉滑数。

治法：清热解毒，除湿止带。

方药：五味消毒饮（《医宗金鉴》）加土茯苓、薏苡仁。

蒲公英　金银花　紫花地丁　天葵子　野菊花

（二）局部外治法

清热止痒洗液外洗，中成药栓剂、凝胶剂、泡腾剂等阴道给药。

（三）其他辅助中医疗法

针灸疗法：体针、耳针、艾灸等。

六、预 防 调 护

1. 保持外阴清洁干爽，勤换内裤。注意经期产后卫生。

2. 避免久居湿地以免感受湿邪。忌过食肥甘或辛辣以免滋生湿热。

3. 定期妇科检查，发现异常及时治疗。

第二节 带下过少

 【培训目标】

1. 掌握带下过少的诊断要点及鉴别诊断。

2. 掌握带下过少的辨证论治。

一、概 述

带下过少是带下量明显减少，导致阴道干涩痒痛，甚至伴有阴部萎缩者。本病多发生在绝经前后诸证、阴痒、阴萎、卵巢早衰、不孕等病证中。

二、病因病机示意图

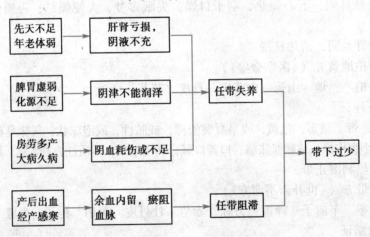

三、诊 断 要 点

1. 病史 有卵巢早衰、卵巢切除、闭经等病史或服用抑制卵巢功能药物及放疗等治疗。

2. 年龄 好发于围绝经期妇女。

3. 妇科检查 阴道黏膜皱襞减少或消失，阴道壁菲薄充血，分泌物极少，外阴或宫颈萎缩。

4. 辅助检查 阴道脱落细胞涂片见细胞减少；内分泌激素测定提示卵巢功能下降。

四、鉴 别 诊 断

希恩综合征：有产后出血病史，垂体前叶急性坏死造成内分泌功能失调，患者闭经、性欲淡漠，阴部萎缩，畏寒，贫血，毛发脱落等。

五、辨证论治

本病治疗重点在滋养肝肾，兼养血或化瘀。

1. 肝肾亏损证

主要证候：带下过少，甚或全无，阴部干涩灼痛，或痒痛，性交疼痛或困难；头晕耳鸣，腰膝酸软，烘热汗出，烦热胸闷，夜寐不安，尿黄便干；舌红少苔，脉细数或虚细弦。

治法：滋补肝肾，养精益血。

方药：左归丸（《景岳全书》）加减。

熟地　山药　枸杞子　山萸肉　菟丝子　鹿角胶　龟板胶　川牛膝

2. 血枯瘀阻证

主要证候：带下过少，甚或全无，阴部干涩灼痛，或痒痛；面色无华，头晕眼花，神疲乏力，或行经腹痛，经色紫黯有血块，或下腹包块；舌黯，有瘀点或瘀斑，脉细涩。

治法：补血益精，活血化瘀。

方药：小营煎（《景岳全书》）加丹参、牛膝、桃仁等活血药物。

当归　熟地黄　白芍　山药　枸杞子　炙甘草

六、预防调护

1. 营养均衡，调畅情志。
2. 及早诊断治疗可能导致卵巢损害的原发病。
3. 治疗疾病时尽量减少对卵巢的损害。
4. 防止多孕多产，预防产后出血。

第三节　阴 道 炎

【培训目标】

　　1. 掌握各种阴道炎的临床表现和鉴别要点。
　　2. 掌握各型阴道炎的规范治疗。

问题导入

患者女性，28 岁，已婚。近 2 周月经后外阴瘙痒疼痛明显，白带增多，白色豆渣样。自用甲硝唑栓阴道用药，无明显好转而就诊。

问题 1：请问该患者的诊断是什么？

问题 2：诊断要点及鉴别诊断如何？

问题 3：该病如何治疗？

一、概　　述

阴道炎是多种特异性和非特异性炎症的总称。健康妇女的阴道有自然防御功能，当其解剖学及生物学特征发生生理变化时，病原菌趁机而入或者自身菌群失调，则造成阴道炎症。阴道炎症的共同特点是分泌物增多和外阴瘙痒。但是由于病原体不同，则分泌物特点、性质及瘙痒程度不同。

二、分　　类

临床常见的阴道炎主要有滴虫性阴道炎（TV）、外阴阴道假丝酵母菌病（VVC，过去俗称霉菌性阴道炎）、细菌性阴道病（BV）和萎缩性阴道炎（AV）等。

TV：由阴道毛滴虫引起，它属厌氧寄生虫，适合寄生于缺氧的阴道内，滴虫还常常侵入尿道或尿道旁腺，常合并泌尿系症状。

VVC：由假丝酵母菌引起的炎症，80%～90%为白假丝酵母菌，孕妇发病率较高。

BV：由于阴道正常菌群失调，乳杆菌减少，导致加德纳尔菌、厌氧菌及支原体等其他细菌过量繁殖引起的混合感染。

AV：常见于绝经后或其他原因造成卵巢功能衰退的妇女，雌激素水平降低，阴道壁萎缩，局部抵抗力降低，其他菌过度繁殖或入侵引起的炎症。

三、诊断要点

（一）症状与体征

1. TV　主要表现为白带增多、外阴瘙痒及烧灼感。白带呈黄色、稀薄、泡沫状，黏膜可见散在出血点、红肿。有时合并泌尿系症状，如尿急、尿频、尿痛。

2. VVC　主要表现为白带增多、外阴瘙痒及烧灼感，瘙痒较重甚至坐卧不安。典型的白带呈白色稠厚豆渣样或凝乳样。妇科检查可见小阴唇内侧及阴道黏膜上附着白色膜状物，擦除后露出红色黏膜面。

3. BV　主要表现为阴道排液增多，腥臭味。妇科检查黏膜无明显充血。

4. AV　主要表现为阴道分泌物增多，呈淡黄色，严重者可有血样脓性白带，外阴瘙痒及烧灼感。妇科检查见阴道上皮萎缩，皱襞消失，上皮菲薄；阴道黏膜充血，有小出血点，有时有表浅溃疡。

（二）实验室检查

1. TV　生理盐水悬滴法检查：看到阴道毛滴虫；检测阳性率达80%～90%；若多次检测阴性可送培养，准确率可达98%。

2. VVC　取阴道深处分泌物生理盐水或10%氢氧化钾镜检，或涂片革兰氏染色检查，或培养法找到假丝酵母菌的孢子或假菌丝。

3. BV　下列4条有3条即可诊断：①阴道分泌物为匀质稀薄的白带；②阴道 pH 值 > 4.5（正常阴道 pH 值≤4.5），系厌氧菌产氨所致；③氨臭试验阳性；④线索细胞阳性。

4. AV　镜下见到大量基底层细胞及白细胞。

四、鉴别诊断

1. 应掌握几种常见阴道炎的鉴别要点，见表6-1。

表6-1 常见阴道炎的鉴别要点

	正常	BV	VVC	TV	AV
病原体	乳杆菌为主	加德纳菌厌氧菌	假丝酵母菌	阴道毛滴虫	乳杆菌减少菌群失调
症状	无	无或轻度瘙痒	瘙痒明显	瘙痒	痒痛干涩
分泌物特点	色清，无味	鱼腥味，灰白色，均质稀薄	豆渣样或凝乳样	黄色稀薄泡沫状或脓样	水样，偶见血丝
分泌物量	正常	中等	多	多	少~中等
阴道黏膜	正常	无变化	有红斑	出血斑点	点片状充血
pH值	3.8~4.4	>4.5	4.0~4.7	5.0~6.5	5.0~7.0
氨臭试验	阴性	阳性	阴性	可阳性	阴性
镜下所见	正常上皮细胞，乳杆菌	线索细胞，极少白细胞	芽孢及假菌丝	滴虫	底层细胞，白细胞

2. 宫颈炎 也可有白带增多，可呈淡黄色脓性、乳白色黏液状或血性白带，妇科检查宫颈可见不同程度糜烂样改变、肥大、质硬、裂伤、外翻、息肉等。但有时可与阴道炎同时存在。

3. 宫颈病变 可通过宫颈刮片细胞学检查、HPV检测、阴道镜检查与阴道炎鉴别。

五、治 疗

1. 治疗原则 针对病因治疗；并注意卫生，改善全身情况；未治愈前禁性生活。

2. 中医药辨证论治 参见带下过多。

3. 西医治疗

（1）TV

1）全身用药：甲硝唑400mg，每日2次，连服7日。对初患者可用甲硝唑或替硝唑2g，单次口服。性伴侣同时检查并治疗。

2）局部用药：用甲硝唑片200mg放置阴道，每晚1次，10天为1个疗程。

（2）VVC

单纯VVC：局部或全身治疗。

1）局部用药：克霉唑栓，每晚1粒（150mg）塞阴道深部，连用7天，或1粒（500mg）单次用；制霉菌素栓，每晚1粒（10万U）塞入阴道深部，连用10~14天；咪康唑栓剂，每晚1粒（200mg），连用7天，或每晚1粒（400mg），连用3天，或1粒（1200mg）单次用。

2）全身用药：氟康唑150mg顿服。伊曲康唑200mg，每日1次口服，连服3~5天，或每天400mg，分2次口服，单日疗法。

复发性VVC（RVVC）：1年内有症状并真菌学证实VVC发作4次或以上者，称RV-VC。

除初始治疗外还需巩固治疗。局部治疗延长疗程至7~14天。巩固治疗：氟康唑：150mg每周1次共6个月，或克霉唑栓，每周1次共6个月，或根据复发规律，每月复发前予局部用药巩固治疗，连续6个月。

（3）BV

1）全身治疗：首选甲硝唑片400mg，每日2次口服，共7天。或克林霉素300mg，每日2次口服，连用7天。

2）局部用药：甲硝唑栓，每晚1次塞阴道，连用7天或2%克林霉素膏剂涂阴道，每晚5g，连用7天。性伴侣不需常规治疗。

（4）AV：治疗原则为抑制细菌生长，补充雌激素。

1）阴道局部用药：甲硝唑或诺氟沙星阴道用，7天为1个疗程。

2）补充雌激素，增加阴道黏膜抵抗力。局部或全身给药，例如雌三醇软膏阴道用或口服雌激素制剂。

六、注意事项

1. 每次月经干净后，复查阴道分泌物找病原菌，连续3个月。

2. 如有糖尿病，应积极治疗，及时停用抗生素及皮质激素。

3. 治疗期间保持局部清洁，禁性生活。

4. 接触患病部位的衣物、巾单、器皿等均应消毒、煮沸、晾晒。分开使用洗涤用具及卧具。

5. 饮食勿过于辛辣，避免潮湿环境，调整身心状态平和自然。

第四节　宫颈感染性疾病

【培训目标】

1. 掌握宫颈感染性疾病的筛查方法及临床意义。

2. 熟悉不同类型宫颈感染性疾病的治疗方法。

问题导入

患者，39岁。最近1年带下量多，色黄，黏稠，有接触性出血史或赤白带下。当地医院妇科检查：分泌物黄色，黏稠，清洁度Ⅲ度，宫颈中度柱状上皮异位，接触出血（＋），子宫附件未及异常。

问题1. 该患者首先应该做哪些检查？

问题2. 应如何处理？

一、概　述

宫颈感染性疾病是指各种病原体感染宫颈区域而发生的一系列疾病。主要包括淋病奈瑟菌感染、支原体感染、沙眼衣原体感染、宫颈人乳头瘤病毒（HPV）感染等。涉及疾病包括宫颈炎症、宫颈上皮内瘤变（CIN），不及时治疗可发展为宫颈癌。

二、诊断要点

1. **病史**　多有早婚史，或多个性伴侣，或房事不洁（节）史，或宫腔操作史。

2. **症状**　多有带下量多，色黄或赤白相兼，带下异味；或性交出血，或不规则阴道出血；或尿频、尿急、尿痛，或腰酸下坠、下腹坠痛。

3. **体征**　宫颈充血、水肿肥大、组织增生、形成息肉、纳囊等；宫颈柱状上皮异位、宫颈湿疣样或菜花样赘生物；阴道镜下醋白上皮、异型血管、镶嵌等。

4. **检查**　因宫颈感染性疾病涉及从炎症到肿瘤的一系列疾病，所以临床要根据患者各自情况，进行分层次分阶梯式的检查流程，以协助诊断。

(1) 妇科检查：注意观察分泌物性状、宫颈外观有无充血、水肿、柱状上皮异位；有无宫颈息肉、囊肿、组织增生、有无异常赘生物、结节；有无接触出血。

(2) 分泌物检测

1）包括阴道及宫颈管内分泌物的白细胞检测，除外阴道炎症。

2）病原体检测：一般取宫颈管分泌物做细菌培养，可以检测淋菌、支原体、衣原体等，现在常用酶联免疫吸附试验检查衣原体。

(3) 宫颈病变三阶梯检查手段：用于宫颈癌前病变及宫颈癌的筛查。由于早期宫颈病变症状体征无特异性，与宫颈炎症不易区分，而且宫颈癌发生与高危型 HPV 感染密切相关，所以对于宫颈感染性疾病的诊断过程，一定注意除外宫颈病变。

1）第一阶梯：宫颈脱落细胞的细胞学检测和（或）高危型人乳头瘤病毒（HPV）检测：年轻女性初筛可行细胞学检查（TCT 或 LCT）。根据 WHO 的推荐，30～65 岁之间的妇女均应进行高危型 HPV 筛查。但具有高危因素（HIV 感染、器官移植、长期应用皮质激素）和己烯雌酚暴露史或细胞学结果≥ASCUS 的年轻妇女应进行 HPV DNA 检测，同时建议初筛检测应从 25～30 岁开始。细胞学和高危型 HPV DNA 检测均为阴性者，可将筛查间隔延长到 3～5 年。

2）第二阶梯：阴道镜检查：细胞学检测≥轻度异常，同时高危型 HPV 检测阳性，或细胞学 LISL，或 AGS，或单独高危型 HPV 检测 16、18 型（任一）阳性，均应行阴道镜检查。

3）第三阶梯：组织病理学检测：第一阶梯发现异常，应在阴道镜特殊染色指导下取活检，对可疑病变部位多点活检，并分别进行组织病理学检查。

三、鉴别诊断

1. **阴道炎**　妇科检查阴道壁有无充血水肿等炎症外观，阴道分泌物检查可见白细胞、滴虫、假丝酵母菌菌丝等。宫颈感染疾病主要表现为宫颈异常体征，有时可合并阴道炎的发生。

2. **子宫黏膜下肌瘤**　也表现阴道分泌物增多，或阴道有不规则流血，妇科检查、超声等可助鉴别。

3. **阴道癌**　阴道分泌物增多，接触出血，阴道不规则流血，妇科检查及阴道活检可助鉴别。

四、治　疗

1. **辨证论治**　以清热解毒，化瘀除湿为主，兼顾调理脾肾。参见带下过多。

2. 西医治疗

（1）淋菌性宫颈炎：首选抗生素治疗。主张单次、大剂量给药，常用药物为第三代头孢菌素，如头孢克肟，400mg 单次口服。

（2）衣原体性宫颈炎：首选抗生素治疗。药物主要为四环素类如多西环素；红霉素类主要有阿奇霉素；喹诺酮类有氧氟沙星、左氧氟沙星。药物选择建议根据药敏试验选用敏感药物。

（3）HPV 感染

1）药物治疗：针对 HPV 本身无直接有效的杀伤病毒的药物，一般用光谱抗病毒药，目前常用干扰素制剂。

2）低危型 HPV 导致的宫颈湿疣：微波、激光、冷冻等物理治疗手段。

3）高危型 HPV 导致的 CIN

CIN Ⅰ：随诊观察，病变不消退逆转或进展可以考虑物理治疗。

CIN Ⅱ：对于阴道镜满意的 CIN Ⅱ 可以考虑物理治疗或宫颈锥切术；但对于阴道镜不满意的 CIN Ⅱ 则应该行宫颈锥切术，包括子宫颈环形电切除术（LEEP 术）和冷刀锥切术。

CIN Ⅲ：原则上应该手术治疗，保留生育功能者或年龄较轻者可行宫颈锥切术，术后明确仍为 CIN Ⅲ，且年龄偏大无生育要求者也可行全子宫切除术。

宫颈癌：根据临床分期、患者年龄、生育要求等，制定治疗方案，以手术和放疗为主，化疗为辅。目前研究进展尚包括靶向治疗、基因治疗、免疫治疗等新手段。

对于 HPV 感染的预防现在国外主张应用预防性 HPV 疫苗。

知识拓展

1. 液基细胞学（TBS）描述性诊断标准（2001 版）

NILM：正常，无上皮内病变或恶性肿瘤；

RCC：其他非肿瘤性的状况之细胞反应性改变；

ASC：不典型鳞状细胞；

ASC-US：意义不明确的不典型鳞状细胞；

ASC-H：不能除外高度上皮内病变的不典型鳞状细胞；

LSIL：低度上皮内病变（包括 HPV 感染、轻度异型增生与 CIN Ⅰ）；

HSIL：高度上皮内病变（中高度异型增生、CIN Ⅱ、CIN Ⅲ 与原位癌）；

SCC：鳞状细胞。

2. 宫颈高危型 HPV 检测的意义　HPV 感染可引起 CIN 及子宫颈癌的发生，高危型 HPV 的持续感染是促使子宫颈癌发生的最主要因素。99.7% 的子宫颈癌中都能发现高危型 HPV 感染，子宫颈鳞癌中 HPV16 型感染率为 56%，而子宫颈腺癌中 HPV18 型感染率约为 56%。

（薛晓鸥）

第七章

妊娠病的诊治

【培训目标】

1. 熟练掌握妊娠的诊断以及常见妊娠病的诊断与处理；
2. 掌握妊娠恶阻、胎漏、胎动不安、异位妊娠、妊娠肿胀、妊娠眩晕等的鉴别诊断；
3. 掌握妊娠病的治疗原则与常用方药，以及妊娠用药禁忌；
4. 了解妊娠期常用辅助检查的临床意义。

妊娠是女性的特殊生理。育龄期妇女，有性生活而未采取有效避孕措施者，均应考虑有妊娠的可能。凡有停经、异常阴道流血、下腹疼痛，年龄属于青春期后、绝经期前，已婚或有性伴侣，应进行妊娠试验，亦可参考脉象、B超等，以确定是否妊娠。

妊娠关乎母体与胎元两个方面。妊娠病的辨证首先要分辨是胎病及母还是母病动胎；其次要辨明胎元情况。一般需要结合中医四诊和辅助检查（包括 HCG 和孕酮测定、超声检查等），综合判断，动态观察。胎元正常者，可治病以安胎；胎元不正、胎元不健、胎元殒堕，则须下胎以益母。

妊娠期合并其他疾病，如感冒、咳嗽、淋证等，一方面要注意他病碍胎，另一方面要注意治病不伤胎。如素有慢性疾病，如甲状腺功能异常、心功能不全、糖尿病、肿瘤等，须首先判断是否适合妊娠，必要时应终止妊娠，以保证患者的医疗安全。

妊娠期用药，应根据《中华人民共和国药典》所列的妊娠禁用药、忌用药和慎用药（见附录一）。绝对禁止使用"禁用药"，以免出现严重后果，甚至危及生命。尽量避免使用"忌用药"，以免患者产生不良反应。对于某些病情确实需要使用的"慎用药"，则必须在诊断与辨证准确的前提下，切实掌握剂量与疗程，密切观察，慎重使用。

妊娠期西药的使用，可根据美国食品与药品管理局（FDA）制定的药物对胎儿危险度分类（见附录二），选择对胎儿安全或危险度小的药物。

（罗颂平）

第一节 妊娠恶阻

【培训目标】

1. 掌握妊娠恶阻的概念；
2. 掌握妊娠恶阻的病因病机；
3. 掌握妊娠恶阻的中医辨证论治。

问题导入

患者女性，27岁，已婚。孕11周，恶心、呕吐40余天，加重2周。患者恶心、呕吐明显，食入即吐，恶闻食味，呕吐酸水，口苦咽干，舌黯红，苔黄燥，脉弦滑数。月经14岁初潮，平时月经规则，经期6天，周期27天，末次月经：2013年9月13日。生育史：1-0-0-0。

问题1：根据上述描述，需做哪些辅助检查？

问题2：该病人的初步诊断是什么？如何进行鉴别诊断？

问题3：该病人如何进行辨证论治？

一、概　述

妊娠早期，出现严重的恶心呕吐，头晕厌食，甚则食入即吐者，称为"妊娠恶阻"。又称"妊娠呕吐"、"子病"、"阻病"等。与西医学的"妊娠剧吐"相吻合。

约半数的孕妇在妊娠早期有恶心择食，偶有吐涎等早孕反应，不影响进食者，不作病论。妊娠恶阻是常见的妊娠病。治疗及时，调护得法，多数患者可缓解，一般预后良好。

二、病因病机

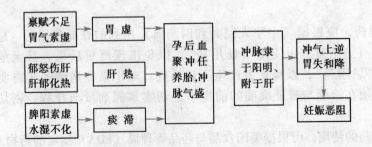

三、诊 断 要 点

1. 病史 有停经史、妊娠反应，多发生在孕3个月内。

2. 症状 呕吐发作频繁，厌食，甚则可导致全身乏力，精神萎靡，明显消瘦，全身皮肤和黏膜干燥，眼球凹陷，体重下降，严重者可出现血压降低，体温升高，黄疸，嗜睡和昏迷。

3. 妇科检查 子宫增大与停经周数相符。

4. 实验室检查 尿妊娠试验阳性。尿酮体阳性，尿比重增加。为辨别病情轻重，可进一步测定外周血红细胞计数、血细胞比容、血红蛋白、二氧化碳结合力、肝肾功能和血钾、钠、氯等电解质。记24小时尿量。

5. 心电图检查可发现低血钾改变。

6. B超检查提示宫内早孕，需动态观察胚胎发育情况，排除葡萄胎。

四、鉴 别 诊 断

应与葡萄胎相鉴别。并注意排除可致呕吐的内科与外科疾病，如急性病毒性肝炎、胃肠炎、胰腺炎、胆道疾病、脑膜炎及脑肿瘤等。

五、辨 证 论 治

辨证主要根据呕吐物的性状、色、质、气味，以辨其寒、热、虚、实。以"治病与安胎并举"为总的治疗原则，治法以调气和中、降逆止呕为主。用药应避免升散、重坠之品，恐有堕胎之虞。应注意饮食和情志的调节。

1. 胃虚证

主要证候：妊娠早期，恶心呕吐，甚则食入即吐，脘腹胀闷，不思饮食，头晕体倦，怠惰思睡，舌淡，苔白，脉缓滑无力。

治法：健胃和中，降逆止呕。

代表方：香砂六君子汤（《名医方论》）。

人参 白术 茯苓 炙甘草 制半夏 陈皮 木香 砂仁 生姜 大枣

2. 肝热证

主要证候：妊娠早期，呕吐酸水或苦水，胸胁满闷，嗳气叹息，头晕目眩，口苦咽干，渴喜冷饮，便秘溲赤，舌红，苔黄燥，脉弦滑数。

治法：清肝和胃，降逆止呕。

代表方：加味温胆汤（《医宗金鉴》）。

陈皮 制半夏 茯苓 甘草 枳实 竹茹 黄芩 黄连 麦冬 芦根 生姜

3. 痰滞证

主要证候：妊娠早期，呕吐痰涎，胸膈满闷，不思饮食，口中淡腻，头晕目眩，心悸气短，舌淡胖，苔白腻，脉滑。

治法：化痰除湿，降逆止呕。

代表方：青竹茹汤（《济阴纲目》）。

鲜竹茹 橘皮 白茯苓 制半夏 生姜

六、注意事项

1. 恶阻以"恶心"和"阻碍饮食"为主，服药时可将中药浓煎，宜少量多次给予，徐徐将药服下，不宜急服多饮，以防药入即吐，而不能发挥药力作用。

2. 除药物治疗外，尚需结合心理疏导，解除患者顾虑，消除紧张恐惧心理，避免精神刺激，保持乐观情绪。

3. 饮食上以清淡而易于消化的食物为宜，少吃多餐，切忌油腻、肥甘、辛辣之物，以免重伤胃气，劫津伤阴或困阻脾胃。

4. 若病情严重，食入即吐而成气阴两虚之严重证候，则应采取中西医结合治疗，给予静脉输液支持治疗，及时纠正水电解质、酸碱平衡紊乱。

病案举例

患者女性，27 岁，已婚。孕 11 周，恶心、呕吐 40 余天，加重 2 周。患者停经 40 天时，B 超测出宫内早孕。近 40 天出现恶心、呕吐，晨起明显，伴胃脘疼痛，1 个月前曾住院给予补液支持治疗，症状稍缓解后出院。2 周前恶心、呕吐明显加重，食入即吐，恶闻食味，呕吐酸水，口苦咽干，胃脘胀痛，胸胁满闷，头晕目眩，便秘溲赤，舌黯红，苔黄燥，脉弦滑数。月经 14 岁初潮，平时月经规则，经期 6 天，周期 27 天，末次月经：2013 年 9 月 13 日。生育史：1-0-0-0。

血常规：正常。尿常规：尿蛋白（++），尿酮体（++），尿比重 1.030，余项正常。血清钾、钠、氯、二氧化碳结合力均正常。

盆腔彩超：宫内早孕，单活胎（胎囊 5.4cm×3.5cm×3.8cm，胎心可见，顶臀径 2.2cm）。

诊断依据：

1. 患者育龄期女性，平时月经周期规则，有停经史。

2. 恶心、呕吐明显，食入即吐，恶闻食味，呕吐酸水，口苦咽干，胃脘胀痛，胸胁满闷，头晕目眩，便秘溲赤。

3. B 超示：宫内早孕，单活胎。

4. 尿常规：尿蛋白（++），尿酮体（++），尿比重 1.030。

应当与妊娠合并胃肠炎及胆道疾病等相鉴别。

诊断：中医：妊娠恶阻（肝热证）；西医：妊娠剧吐。

治疗计划：

治法：清肝和胃，降逆止呕。

代表方：加味温胆汤（《医宗金鉴》）加减。

方药：陈皮 10g　制半夏 10g　茯苓 10g　甘草 8g　枳实 8g　竹茹 10g　黄芩 10g　芦根 10g　生姜 8g　炒白术 10g　苏叶 10g

名医经验

钱伯煊教授认为治疗恶阻，要注意患者胃逆不纳的特点，故药味要少，且选药要取清轻之品，钱老喜用橘皮竹茹汤、半夏秫米汤。前者方出《金匮要略》，后者载于《黄帝内经》。对于孕妇用半夏的问题历来有争论，根据钱老的经验，若孕妇体健，没有流产史，制半夏用至 6 ~ 10g 并无妨碍，而且止呕效果很好。

柴松岩教授强调和胃通便以治恶阻。妊娠初期阴血乍聚下焦，滋养胎元，由于经血内郁，秽浊之气上攻。胃气性喜平顺，今被上攻之气所扰，胃失和降，大肠传导之功也随之失常，故临床症见恶心甚或呕吐、胃纳欠佳等症。当腑气畅通，胃气得降，恶阻可愈，故治疗恶阻要注意保持大便通畅。

（边文会）

第二节　异位妊娠

【培训目标】

1. 掌握以输卵管妊娠为代表的异位妊娠的诊断要点和鉴别诊断；
2. 掌握异位妊娠急症处理的方法；
3. 掌握异位妊娠的治疗方法。

问题导入

病案一：患者女性，29 岁，2009 年 6 月 15 日 9 时急诊。
患者因"突发右下腹剧痛 2 小时，晕厥 1 次"经 120 急救来院。
病案二：患者女性，32 岁，2010 年 5 月 19 日初诊。
患者因"停经 45 天，阴道少许流血伴下腹隐痛 7 天"就诊。
问题 1：根据上述资料，该病人还需完善哪些病史，病案一当务之急需做哪些辅助检查及处理？病案二需完善哪些辅助检查？
问题 2：该病人的初步诊断是什么？主要与什么病相鉴别？如何鉴别？
问题 3：该病人如何进行治疗？

一、概　述

凡孕卵在子宫体腔以外着床发育，称为"异位妊娠"，俗称"宫外孕"。但两者含义稍有不同，异位妊娠包括输卵管妊娠、卵巢妊娠、腹腔妊娠、阔韧带妊娠、宫颈妊娠及子宫残角妊娠等；宫外孕不包括宫颈妊娠及子宫残角妊娠。异位妊娠 95% 以上为输卵管妊娠。故本节内容以输卵管妊娠为例叙述。

二、病因病机

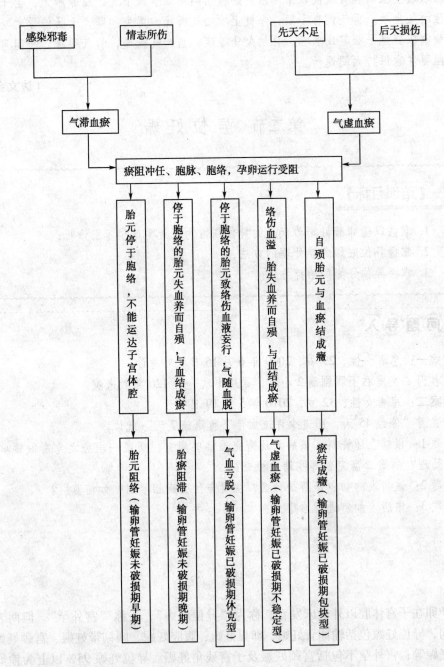

知 识 链 接

输卵管妊娠的病因病理

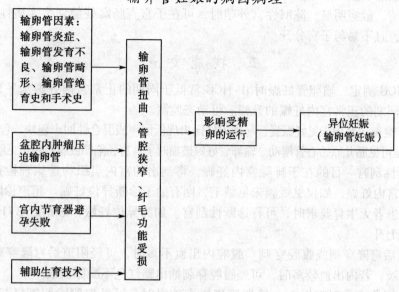

三、临证思维分析

病案一：育龄期妇女突发下腹剧痛，伴晕厥。首先应询问末次月经时间，是否有性生活？是否避孕？采取什么避孕措施？

如果有性生活，月经逾期未潮，还需了解近日是否有阴道流血？并马上测量血压、心率，检查红细胞和血红蛋白。

病案二：患者已明确有停经史，并有少量阴道流血和下腹隐痛。应即查尿妊娠试验或检测血清 HCG，亦可以行盆腔超声检查，以确定是否妊娠，以及孕囊是否在宫腔内。

四、诊 断 要 点

1. 发病年龄　育龄期妇女。

2. 病史特点　盆腔炎、不孕症或异位妊娠史等。

3. 症状特点

（1）停经：多有短暂停经史。少数患者无明显停经史。

（2）腹痛：输卵管妊娠未破损时，可无症状，或仅有一侧下腹隐痛。输卵管妊娠破裂或流产时，可突发一侧下腹部撕裂样或刀割样疼痛，腹痛可波及下腹部或全腹，甚至引起肩胛区放射性疼痛或胃痛、恶心，常伴肛门坠胀感。

（3）阴道不规则流血：多为少量阴道流血，个别患者量多可如月经量。

（4）晕厥与休克：输卵管妊娠破损时，急性大量腹腔内出血及剧烈腹痛，可出现晕厥和休克。晕厥和休克程度与腹腔内出血量及出血速度有关，而与阴道流血量不成正比。

4. 检查

（1）全身检查：输卵管妊娠破损，腹腔内出血较多时，出现面色苍白，脉快而细弱，血压下降等；下腹部有明显压痛及反跳痛，以患侧为甚，但腹肌紧张不明显；叩诊有移动性浊音。

（2）妇科检查：输卵管妊娠未破损期可有宫颈举摆痛；子宫略增大，质稍软；一侧附件区可有轻度压痛，或可扪及质软有压痛的包块。若输卵管妊娠破损时，阴道后穹隆饱满，宫颈举摆痛明显；内出血多时，子宫有漂浮感；一侧附件区或子宫后方可触及质软肿块，边界不清，触痛明显。陈旧性宫外孕时，可在子宫直肠窝处触到半实质性压痛包块，边界不清楚，且不易与子宫分开。

五、技 能 要 点

1. β-HCG测定　输卵管妊娠时β-HCG常低于同期的正常宫内妊娠水平，其上升幅度也常小于同期的正常宫内妊娠的升幅。可动态监测。

2. B超检查　宫内未见妊娠囊，一侧附件区出现低回声或混合性回声包块，包块内可见胚胎结构，甚至可见胎儿原始心管搏动。输卵管妊娠破损时子宫直肠陷凹或腹腔内可见液性暗区。

3. 诊断性刮宫　目的在于排除宫内妊娠。将刮出的宫内组织物送病理检查，如见到绒毛，则为宫内妊娠，如仅见蜕膜未见绒毛，则有助于诊断异位妊娠。超声诊断不能确定妊娠部位，患者无生育要求时，可行诊断性刮宫。如为异位妊娠，诊刮后β-HCG下降不明显或继续上升。

4. 阴道后穹隆穿刺或腹腔穿刺　腹腔内出血不多时，可经阴道后穹隆穿刺抽出黯红色不凝固血液，若内出血较多时，可经腹腔穿刺抽出黯红色不凝固血液。

5. 腹腔镜检查或剖腹探查　输卵管妊娠未破损时，可见患侧输卵管局部肿胀增粗，表面紫蓝色。输卵管妊娠破裂时，患侧输卵管管壁见破裂口，破口处活动性出血；输卵管妊娠流产时，患侧输卵管伞端血块附着，或活动性出血。

附：【诊断要点示意图】

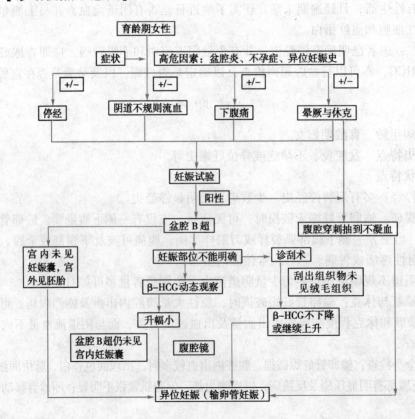

六、鉴 别 诊 断

输卵管妊娠腹痛首先应与内外科疾病引起的腹痛如胃肠炎、阑尾炎等鉴别，还需与妇产科其他疾病如宫内妊娠流产、卵巢黄体破裂、卵巢囊肿蒂扭转、急性输卵管炎等鉴别。

七、治　　疗

急 症 处 理

输卵管妊娠已破损期，出现休克，证属气血亏脱，是危、急、重症，其典型表现为突发下腹剧痛；面色苍白，四肢厥冷或冷汗淋漓，血压下降或不稳定，烦躁不安，甚或昏厥；舌质淡，苔白，脉芤或细微。阴道后穹隆穿刺或腹腔穿刺或 B 超提示有腹腔内出血。须立即进行抢救：

1. 患者平卧，立即测血压、脉搏、呼吸、体温及观察患者神志。
2. 急查血常规、血型、凝血功能及交叉配血，或做回收自身血准备。
3. 立即给予吸氧，输液，必要时输血。可用 50% 的葡萄糖 20ml 加丽参注射液静脉推注，或用 5% 的葡萄糖 500ml 加丽参注射液 20ml 静脉滴注。
4. 如腹腔内出血多者，应立即进行手术治疗。

治 疗 方 法

包括手术治疗和非手术治疗。

（一）手术治疗

1. 适应证　①大量腹腔内出血，或生命体征不稳定者；②血 β-HCG 水平较高，附件包块大，或经非手术治疗无明显效果者；③疑为输卵管间质部或残角子宫妊娠者；④要求绝育手术者。⑤药物治疗禁忌证者。

2. 方式　①根治性手术：切除患侧输卵管；②保守性手术：保留患侧输卵管。手术路径可选剖腹手术或腹腔镜手术，后者是目前常用的手术路径。

（二）非手术治疗

1. 适应证　①一般情况良好，无活动性腹腔内出血；②盆腔包块最大直径≤3cm；③B 超未见胚胎原始心管搏动；④血 β-HCG < 2000IU/L；⑤肝、肾功能及血红细胞、白细胞、血小板计数正常。

2. 方法

（1）辨证论治

本病主要根据腹痛程度、有无晕厥、休克等临床症状、血压表现、B 超检查等辨别输卵管妊娠有无破损，参考血 β-HCG 的升降判断异位胎元之存殒，并根据全身症状、舌脉之征进一步分辨气血虚实。

本病的治疗以活血化瘀为基本治法。药物治疗必须要有输血、输液及手术准备的条件保障下才能进行，治疗中必须密切观察病情的变化，对治疗方案随时根据病情进行调整，及时采取恰当的处理。

1）未破损期

①胎元阻络证

主要证候：停经，或有不规则阴道流血，或少腹隐痛；可有宫颈举摆痛，一侧附件区轻度压痛，或有包块，质软，压痛；β-HCG 阳性；或经 B 超证实为输卵管妊娠，但未破损；舌淡红，苔薄白，脉弦滑。

治法：活血化瘀杀胚。

方药：宫外孕Ⅰ号方（山西医学院第一附属医院）加蜈蚣（去头足）、紫草、天花粉、三七。

赤芍 丹参 桃仁

血β-HCG值较高者，可配合西药杀胚治疗：

氨甲蝶吟（MTX）50mg/m²，1次；或米非司酮150mg/天，连续5天。停药1周后β-HCG降幅小于30%，可重复用药1次，无效，转手术治疗。

②胎瘀阻滞证

主要证候：停经，不规则阴道流血，下腹坠胀不适；或一侧附件区包块，可有压痛；β-HCG曾经阳性，现转为阴性；舌质黯，脉弦细或涩。

治法：化瘀消癥。

方药：宫外孕Ⅱ号方（山西医学院第一附属医院）加三七、水蛭。

丹参 赤芍 桃仁 三棱 莪术

2）已破损期

①气血亏脱证（见急症处理）

术后辅以益气养血治疗，用八珍汤（《正体类要》）。

当归 白芍 川芎 熟地 党参 白术 茯苓 甘草

②气虚血瘀证

主要证候：输卵管妊娠破损后不久，仍腹痛拒按，不规则阴道流血；一侧附件区包块，压痛；头晕神疲；舌质黯，脉细弦。

治法：益气养血，化瘀杀胚。

方药：宫外孕Ⅰ号方加党参、黄芪、蜈蚣（去头足）、紫草、天花粉。

③瘀结成癥证

主要证候：输卵管妊娠破损日久，腹痛减轻或消失，小腹或有坠胀不适；一侧附件区包块，可有压痛；β-HCG曾经阳性，现转为阴性；舌质黯，脉细弦涩。

治法：破瘀消癥。

方药：宫外孕Ⅱ号方加乳香、没药。

兼短气乏力、神疲纳呆，加黄芪、党参以益气扶正，健脾助运。若兼腹胀甚，加枳壳、姜厚朴以理气行滞。

（2）其他疗法

1）中成药

①大黄䗪虫胶囊，4粒，口服，一日3次。

②散结镇痛胶囊（龙血竭、三七、浙贝母、薏苡仁），4粒，口服，一日3次。

2）外治法：可加速包块吸收。

①中药外敷：双柏散（验方）：侧柏叶、黄柏、大黄、薄荷、泽兰。消癥散（验方）：千年健、川断、追地风、川椒、五加皮、白芷、桑寄生、艾叶、透骨草、羌活、独活、赤芍、归尾、血竭、乳香、没药。

②中药灌肠：复方毛冬青灌肠液（验方）：毛冬青、大黄、败酱草、银花藤。输卵管妊娠已破损期气血亏脱型及气虚血瘀型禁用。

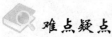

难点疑点

1. 异位妊娠破裂是妇科急诊最常见的危急重症。如患者未有明显停经史，或隐瞒性生活史，容易漏诊、误诊，可由于腹腔内出血所致的失血性休克而危及生命。因此，及时、正确的诊断非常重要。

2. 对于有性生活的育龄期女性，出现腹痛，一定要了解月经的情况，如有月经异常，尤其是停经、量少、淋漓不净、时作时止等变化，首先要做妊娠试验，确定是否妊娠。如果妊娠试验弱阳性，要做盆腔B超以明确妊娠部位是否在子宫内。并检测血β-HCG，动态观察。对于无生育要求者，可行诊刮，若未见绒毛，诊刮后血β-HCG不降甚至上升者，可诊断异位妊娠。

3. 异位妊娠以输卵管妊娠最常见。若生命体征平稳，病情稳定，β-HCG低，盆腔B超提示异位妊娠包块小，无明显腹腔内出血，可在密切观察下行药物保守治疗。若β-HCG迅速上升，包块显著增大，保守治疗无效，即改手术治疗。治疗方案需与患者充分沟通，知情选择，治疗后的病情变化也需与患者充分解释沟通，书面为证。

4. 若输卵管间质部、残角子宫妊娠、卵巢妊娠或宫颈妊娠，一经确诊，应行手术治疗。

病案举例

病案一：患者女性，29岁，2009年6月15日9点急诊。

患者因"突发右下腹剧痛2小时，晕厥1次"由120急救车送急诊。

患者平时月经规则，周期28~30天，经期4~5天，LMP：2009年5月6日，量如常。6月8日阴道少量流血至今，以为月经来潮，未予重视。今早7点突发右下腹剧烈疼痛，伴恶心，呕吐2次，为胃内容物，头晕，肛门坠胀，大便2次，仍便意频频，如厕时晕厥1次，数秒后自醒，家人呼120送入急诊。

孕1产0人流1（3年前）。盆腔炎病史3年，不孕2年。

体格检查：T：36.0℃，P：90次/分，R：20次/分，BP：80/50mmHg。面色苍白，痛苦面容。腹部略膨隆，移动性浊音（+），腹肌略紧张，压痛（+），反跳痛（++）。腹腔穿刺抽出3ml不凝血。

舌脉：舌淡黯，苔白，脉细。

辅助检查：血分析：HGB：90g/L。尿HCG：（+）。B超：盆腹腔大量积液，宫腔内未见明显妊娠囊，双附件因肠胀气显示不清。

诊断依据：

1. 病史 育龄期女性，盆腔炎、不孕病史。

2. 症状 有短暂停经史，阴道不规则流血、下腹痛、肛门坠胀、晕厥。

3. 体征 BP：80/50mmHg。面色苍白，痛苦面容。腹部略膨隆，移动性浊音（+），腹肌略紧张，压痛（+），反跳痛（++）。腹腔穿刺抽出3ml不凝血。

4. 辅助检查 尿HCG：（+）。B超：盆腹腔大量积液，宫腔内未见明显妊娠囊，双附件因肠胀气显示不清。

患者有腹痛，恶心，呕吐，肛门坠胀，便意频频，应当与胃肠炎、阑尾炎相鉴别，还需与卵巢黄体破裂、卵巢囊肿蒂扭转鉴别。

诊断：异位妊娠，已破损期（气血亏脱证）。

治疗计划：

1. 立即建立静脉通道，必要时输血，可用 50% 的葡萄糖 20ml 加丽参注射液静脉推注，或用 5% 的葡萄糖 500ml 加丽参注射液 20ml 静脉滴注。吸氧，监测生命体征。

2. 急查血常规、血型、凝血功能等及交叉配血，做术前准备。

3. 立即进行手术治疗。

病案二：患者女性，32 岁，2010 年 5 月 19 日初诊。

患者因"停经 45 天，阴道少许流血伴下腹隐痛 7 天"就诊。患者既往月经规则，孕 3 产 1 自然流产加清宫 1 次，LMP：4 月 4 日，量色质如常。近 1 周出现阴道少许流血伴下腹隐痛，无恶寒发热，无恶心呕吐，无肛门坠胀。

舌黯，苔白，脉弦。

体格检查：T：36.5℃，P：80 次/分，R：20 次/分，BP：120/70mmHg。腹软，无压痛及反跳痛。

妇检：宫颈无举摆痛，宫体稍大质软，无压痛，双附件未及明显包块，压痛不明显。

辅助检查：尿妊娠试验（+）。

	血清 β-HCG（IU/L）	血清孕酮（nmol/L）	盆腔 B 超
5 月 19 日	645.7	19.42	宫腔内未见妊娠囊，子宫内膜 0.5cm，双附件区未见明显占位性病变
5 月 21 日	712.2	10.1	
5 月 24 日	765.2	10.23	左附件包块（22mm×19mm），子宫内膜 0.5cm

诊断依据：

1. 病史　育龄期女性，清宫病史。

2. 症状　停经，阴道不规则流血，下腹痛。

3. 辅助检查　妊娠试验（+）；β-HCG 动态上升缓慢，孕酮值较低；盆腔 B 超第一次检查未发现异常，数天后复查提示左附件包块。

应当与胎漏、胎动不安（先兆流产）、胎死不下（稽留流产）相鉴别。

诊断：异位妊娠，未破损期（胎元阻络证）。

治疗计划：

1. 住院治疗。

2. 异位妊娠一经确诊，均可行手术治疗。目前患者生命体征平稳，腹痛较轻，β-HCG 值较低，盆腔 B 超示包块较小，可行药物保守治疗，但必须在与患者进行病情、治疗方案，包括药物保守治疗无效需改手术治疗等情况充分交流沟通的前提下，排除药物使用禁忌证，由患者知情选择。

3. 药物治疗　按输卵管妊娠病情影响因子积分法得分 7 分，可用中药治疗。

治法：活血化瘀杀胚。

方药：

（1）中药内服：宫外孕Ⅰ号方加减。

赤芍　丹参　桃仁　蜈蚣（去头足）　紫草　天花粉　三七

（2）中成药：大黄䗪虫胶囊，每次4粒，口服，每日3次。

（3）中药外敷：双柏散（验方）：侧柏叶、黄柏、大黄、薄荷、泽兰。以水、少量蜂蜜调成饼状，外敷下腹部，每日1次。

注意：治疗期间，密切观察生命体征及腹痛变化情况，动态监测血β-HCG变化，如治疗1周后β-HCG下降幅度小于30%，或继续上升，可加用西药治疗：氨甲蝶呤（MTX）50mg/m²，1次，或米非司酮150mg/天，连续5天。停药1周，β-HCG降幅小于30%，可重复1次，无效，转手术治疗。

知识拓展

持续性异位妊娠：输卵管妊娠行保守性手术后，残余的绒毛组织滋养叶细胞有可能继续生长，再次发生出血，引起腹痛等，称为持续性异位妊娠（persistent ectopic pregnancy）。

输卵管妊娠病情影响因子积分法

	1分	2分	3分
①妊娠周数	≤6周	7~8周	>8周
②腹痛	无	隐痛	剧痛
③血或尿高特异性HCG	<1000IU/L	1000~3000IU/L	>3000IU/L
④（B超）盆腔内出血量最大径	<3cm	3~6cm	>6cm
⑤（B超）输卵管妊娠包块最大径	<3cm	3~5cm	>5cm

总积分 _____

输卵管妊娠治疗方案表

未破损期	胎元阻络证	总积分≤8分 ①当HCG<1000IU/L时，选择中药治疗。 ②当HCG≥1000IU/L或输卵管妊娠包块最大径>5cm时，选择中西药结合治疗（见辨证论治）。
		总积分=9~10分时，选择中西药结合治疗。
		总积分≥11分时，选择手术治疗。
	胎瘀阻滞证	无论总积分多少，选择中药治疗。

续表

	气血亏脱证	无论总积分多少，都应及时行手术治疗。
已破损期	正虚血瘀证	总积分≤9分 ①当 HCG＜1000IU/L 时，用中药治疗。 ②当 HCG≥1000IU/L 时，选择中西药结合治疗。
		积分≥10分，选择手术治疗。
	瘀结成癥证	积分≤10分，选择中药治疗。
		积分≥11分，选择手术治疗。

（朱　玲）

第三节　胎漏、胎动不安

【培训目标】

1. 掌握胎漏、胎动不安的定义；
2. 掌握胎漏、胎动不安的诊断要点及鉴别诊断；
3. 掌握胎漏、胎动不安的中医辨证论治与转归。

问题导入

　　患者女性，26 岁，已婚。2014 年 3 月 3 日初诊。停经 45 天，阴道点滴流血伴下腹痛、腰酸 1 周。末次月经：2014 年 1 月 18 日，量如常。近 1 周来阴道不规则流血，量少，色淡红，质稀，伴小腹空坠隐痛，腰膝酸软，倦怠乏力，气短，纳差，二便调，舌淡苔薄白，脉细滑。月经 13 岁初潮，经期 4~5 天，周期 28~30 天。生育史：0-0-1-0。未避孕。

　　问题 1：根据上述病史描述，还需询问哪些病史，需做哪些辅助检查？

　　问题 2：该病人的初步诊断是什么？如何进行鉴别诊断？

　　问题 3：该病人如何进行辨证论治？

一、概　　述

　　妊娠期间阴道少量流血，时作时止，或淋漓不断，而无腰酸腹痛、小腹坠胀者，称为胎漏，亦称胞漏或漏胎。

　　妊娠期间仅有腰酸、腹痛或下腹坠胀，或伴有少量阴道流血者，称为胎动不安。

　　中医有胎漏、胎动不安之病名，西医学称为先兆流产，常是堕胎、小产的先兆，多发生于妊娠早期，少数在妊娠中期。前置胎盘可在妊娠中、晚期发生阴道流血，也属于胎漏的范畴。胎漏与胎动不安，临床表现虽不相同，但其病因病机、辨证论治相近，故一并叙述。

二、病因病机

胎元方面：

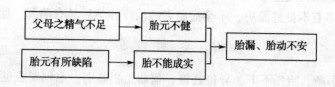

母体方面：

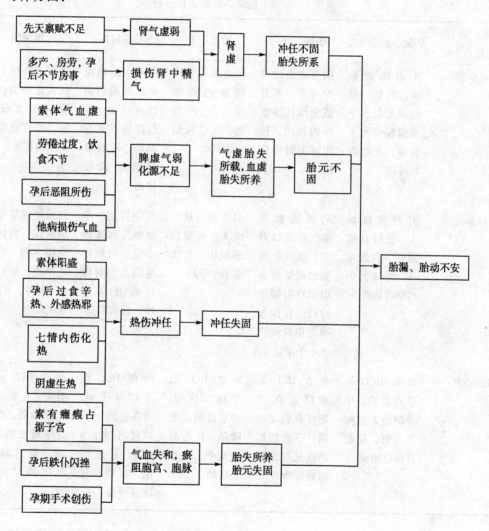

三、诊 断 要 点

1. 妊娠期间阴道少量流血，时作时止，或淋漓不断，而无腰酸腹痛、小腹坠胀者，可诊断为胎漏。妊娠期间出现腰酸、腹痛、下腹坠胀，或阴道少量流血者，可诊断为胎动不安，诸症不必俱悉，但见二三症便是。

2. 妇科检查　阴道流血来自宫腔，量少，色鲜红或黯红，宫颈无赘生物或重度炎症，无接触性出血。

3. B 超检查提示宫内妊娠，胚胎大小符合孕周，孕 7 周左右可见胚胎原始心管搏动。

4. 尿妊娠试验阳性或血 β-HCG、P 升高如孕周或低于孕周。

5. 既往病史多有不良妊娠史，不孕症患者经治疗怀孕后易有胎漏、胎动不安。

四、鉴别诊断

应与堕胎、小产、胎死不下、异位妊娠、葡萄胎相鉴别。鉴别要点见表 7-1。

表 7-1　胎漏、胎动不安的鉴别诊断

病名 鉴别要点	胎漏、胎动不安	堕胎、小产	胎死不下	异位妊娠	葡萄胎
主要检查	阴道流血量少，淡红、鲜红或黯红，下腹痛轻或无下腹痛，无组织物排出	阴道流血量可少可多，部分或全部妊娠组织物排出，排出时下腹疼痛加剧	阴道无流血或流血色如咖啡，无下腹痛，无妊娠组织物排出	阴道点滴状流血或见褐色血性分泌物，少腹隐痛或突发剧痛，可有蜕膜样组织物排出	阴道不规则少量或大量出血，下腹痛不显或胀痛，可有葡萄胎组织物排出
妇科检查	阴道流血量少，色鲜红或黯红，宫颈未开，宫体大小与孕周相符	阴道流血量多，宫颈口开大，或见羊水流出或见妊娠组织物嵌顿于宫口，宫体与孕周相符或宫体小于孕周	阴道流血量少或无，宫颈口闭或松，宫体多小于孕周	宫颈口闭、举摇痛，宫体较孕周小或较正常略大，附件可触及小包块，触痛明显	宫颈松或见葡萄胎组织，宫体与孕周不符，多大于孕周，附件可有囊肿，但无压痛
辅助检查	血 β-HCG 与孕周相符，早孕期动态监测上升好，B 超有胎心胎动	血 β-HCG 低或接近 0，B 超可有胎动或弱，不见妊娠物或见部分残留妊娠物	血 β-HCG 低于相应孕周，动态监测逐渐降低，B 超胚囊变形，无胎心胎动	血 β-HCG 低于相应孕周，动态监测上升幅度不大，B 超宫内无胚胎，宫外有包块或孕囊	血 β-HCG 异常升高，B 超子宫大于孕周，宫内无孕囊或胎心搏动，呈"落雪状"或"蜂窝状"

胎漏、胎动不安之阴道出血还应与各种原因所致的宫颈出血相鉴别，如宫颈赘生物、急性炎症（急性宫颈炎）、宫颈上皮肉瘤样病变、宫颈癌等。妇科检查见宫颈活动性出血或赘生物接触性出血，必要时进一步检查。

五、辨证论治

（1）根据阴道流血、腹痛、腰酸、小腹下坠的性质，结合全身症状及舌脉之征进行辨证。

（2）重视患者禀赋、体质、情志因素以及其他病史、服药史、生育史、有无外伤史等情况。

（3）本病治法以安胎为大法。因肾主生殖，且胎为肾所系，故以补肾固肾为基本治法，根据不同情况配合健脾益气、补血养阴、清热凉血、化瘀固冲等治法。有因母病而胎动者，治母病则胎自安，有因胎病而致母病者，当安胎则母病自愈。分型论治见表7-2。

表7-2　胎漏、胎动不安辨证与治法特点

	肾虚证	气血虚弱证	血热证	血瘀证
主要症状	妊娠期间阴道少量流血			
	血色淡黯，腰酸腹坠痛，或曾屡孕屡堕；头晕耳鸣，小便频数，夜尿多甚至失禁	血色淡红，质稀薄，或小腹空坠疼痛，腰酸；神疲肢倦，心悸气短，面色㿠白	色鲜红，或腰腹坠胀作痛；心烦不安，手足心热，口干咽燥，小便短黄，大便秘结	素有癥积，孕后常有腰酸腹痛下坠，阴道流血色黯；或妊娠期间跌仆闪挫，继之腹痛或阴道少量流血
舌脉	舌质淡，苔白，脉沉细滑尺弱	舌质淡，苔薄白，脉细弱滑	舌质红，苔黄，脉滑数	舌质黯红或有瘀斑，苔白，脉弦滑或沉弦
治法	补肾健脾，益气安胎	补气养血，固肾安胎	滋阴清热，养血安胎	化瘀养血，固肾安胎
方药	寿胎丸（《医学衷中参西录》）加党参、白术。 菟丝子　续断　阿胶　桑寄生	胎元饮（《景岳全书》）去当归加黄芪、阿胶。 人参　杜仲　白芍　熟地　白术　陈皮　炙甘草　当归	保阴煎（《景岳全书》）加苎麻根。 生地　熟地　黄芩　黄柏　白芍　山药　续断　甘草	桂枝茯苓丸（《金匮要略》）合寿胎丸。 桂枝　茯苓　牡丹皮　桃仁　赤芍
加减	气虚者加黄芪，血虚者加熟地黄、山萸肉，偏寒者加艾叶，偏热者加黄芩	气虚甚者加黄芪、升麻，腰酸明显或有堕胎史者合寿胎丸	阴道流血量多者加阿胶、墨旱莲、仙鹤草	若为跌仆闪挫所致胎漏、胎动不安，可选圣愈汤（《兰室秘藏》人参　黄芪　熟地　当归　川芎　生地）合寿胎丸益气和血，固肾安胎

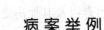

病案举例

患者女性，26 岁，已婚。2014 年 3 月 3 日初诊。停经 45 天，阴道点滴流血伴下腹痛、腰酸 1 周。末次月经：2014 年 1 月 18 日，量如常。近 1 周来阴道不规则流血，量少，色淡红，质稀，伴小腹空坠隐痛，腰膝酸软，倦怠乏力，时气短，纳差，二便调，舌淡苔薄白，脉细滑。月经 13 岁初潮，平素月经规则，经期 4～5 天，周期 28～30 天。生育史：0-0-1-0。未避孕。

妇科检查：子宫稍大，质稍软，余无特殊。

辅助检查：血 β-HCG：958.00mIU/ml，P：19.28ng/ml，B 超：宫内早早孕。

诊断依据：

1. 病史　患者育龄期女性，平时月经周期规则，停经 45 天，阴道流血 1 周，量少，色淡红。

2. 妇科检查　子宫稍大。

3. 辅助检查　血 β-HCG：958.00mIU/ml，P：19.28ng/ml，B 超：宫内早早孕。

诊断：中医：胎动不安（气血虚弱证）；西医：先兆流产。

治疗计划：

治法：补气养血，固肾安胎。

方药：胎元饮（《景岳全书》）合寿胎丸（《医学衷中参西录》）加减。

党参 30g　菟丝子 30g　桑寄生 15g　续断 10g　杜仲 10g　阿胶（烊化）10g　白芍 10g　熟地 10g　白术 10g　苎麻根 10g　甘草 3g

六、临证思路

1. 育龄期妇女有性生活史，有停经史均应考虑有妊娠的可能性，可通过检查血 β-HCG、尿妊娠试验来明确。

2. 患者有腹痛、阴道少许流血应先确定是否宫内妊娠，可通过 B 超及血 β-HCG 的定量进行鉴别。

3. 明确宫内妊娠后，要考虑胎元正常与否，可通过动态的 B 超及血 β-HCG 定量进行观察。

4. 如胎元正常，则当以安胎为大法，若胎元异常，有堕胎、小产、胎死不下之势，当及时去胎以益其母。

难点、疑点

无明显停经史的患者，或者隐瞒性生活史的患者常常被误以为月经出现异常而按月经病通经治疗，导致堕胎发生；未明确为宫内妊娠时，不可贸然保胎，部分异位妊娠的患者，宫内可见假孕囊，若以保胎治疗则加速异位妊娠的破裂出血，导致失血性休克，这些都极易引起医疗纠纷，临证时，结合病史、症状、查体、辅助检查不难鉴别诊断，临床医师应当严格按照临床路径来处理问题。

知识链接

自然流产的病因病理

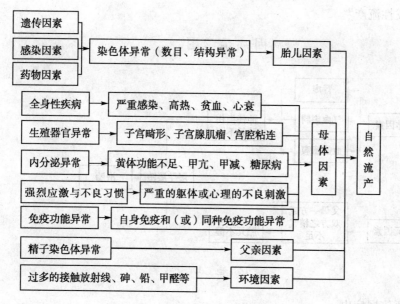

（罗志娟）

第四节 滑 胎

【培训目标】

1. 掌握滑胎的诊断；
2. 掌握滑胎的防治。

问题导入

患者女性，30 岁，2006 年 11 月 28 日初诊。

患者因"胚胎连续殒堕 3 次"就诊。患者月经规则，生育史：0-0-5-0（第 1、2 次人工流产，后 3 次自然流产，在 2004—2006 年间均于孕 40 天左右胚胎停育）。

问题 1：临证该患者还需询问哪些病史？

问题 2：接诊时针对病情需做哪些相关检查？

问题 3：该病人的诊断是什么？

问题 4：该病人如何进行治疗？何时可以准备妊娠？

一、概　　述

凡堕胎、小产连续发生 3 次或以上者，称为"滑胎"，亦称"数堕胎"、"屡孕屡堕"。西医学称之为"复发性流产"。

二、病因病示意图

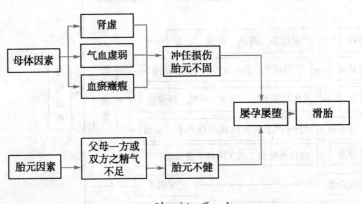

三、诊断要点

滑胎的诊断主要依据病史。

1. **病史**　堕胎或小产连续发生 3 次或以上。
2. **症状**　初发生时可无明显症状；反复发作之后可出现月经后期、月经过少等症状。
3. **检查**　应系统检查滑胎的原因（表 7-3）。

表 7-3　滑胎病因的系统筛查

检查对象	检查内容（标本或检查方法）
夫妇双方	染色体核型分析（外周血）
	地中海贫血检查（外周血）
	G6PD（外周血）
	血型及血型抗体（外周血）
	衣原体、支原体（宫颈分泌物）
男方	精液检查、前列腺液检查
女方	内分泌功能：黄体功能、垂体和甲状腺功能等（外周血）
	子宫形态与内膜情况（B 超或宫腔镜）
	宫颈内口情况（针对晚期流产者）（B 超）
	免疫功能：封闭性抗体、细胞因子和自身抗体如抗磷脂抗体、抗精子抗体、抗子宫内膜抗体、抗卵巢抗体等（外周血）
	致畸因素：风疹病毒、单纯疱疹病毒、巨细胞病毒、B19 微小病毒、弓形体等抗体（外周血）
殒堕胚胎	染色体检查（胚胎）

四、辨证论治

（一）方案

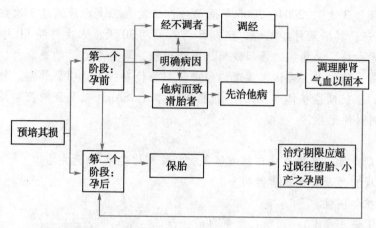

（二）分型论治（表7-4）

表7-4　滑胎的证型与治法特点

证型	治法	主方	药物组成
肾虚证	补肾固冲，益气养血	补肾固冲丸（《中医学新编》）	菟丝子　续断　巴戟天　杜仲　鹿角霜　当归　熟地　枸杞子　阿胶　党参　白术　大枣　砂仁
气血虚弱证	益气养血，固冲安胎	泰山磐石散（《景岳全书》）	人参　黄芪　白术　炙甘草　续断　当归　川芎　白芍　熟地　黄芩　砂仁　糯米
血瘀证	行气活血，消癥散结	桂枝茯苓丸（《金匮要略》）加香附、橘核	桂枝　桃仁　丹皮　茯苓　赤芍

（三）其他疗法

孕前治疗的疗程一般为3个月，可选用中成药：

1. 滋肾育胎丸　适用于肾虚和脾肾两虚，每次5g，每日3次。
2. 孕康颗粒　适用于脾虚、脾肾两虚，或兼虚热，每次1包，每日3次。

五、临证思维分析

滑胎病因复杂，详尽了解病史并行夫妇双方检查以尽可能明确病因十分重要，必要时需进行遗传咨询。

防重于治，中医治疗有特色与优势。重视孕前调理及孕后安胎。孕前调理，辨病与辨证结合，采用中药汤剂、中成药或膏方，一般调理3～6个月，重在调和气血阴阳，改善体质。如因子宫纵隔、多发性子宫肌瘤所致，可行手术矫治。孕后安胎，重在补肾健脾，调和气血，并定期检查血清HCG、孕酮水平，B超检查胚胎发育情况。一般需治疗至妊娠12周以上。

因某些遗传病，如地中海贫血等，致反复流产者，可进行体外受精-胚胎移植前诊断。

病案举例

患者女性，30 岁，2006 年 11 月 21 日初诊。

患者诉"胚胎连续殒堕 3 次"，2004—2006 年间第一、二次人工流产后连续 3 次妊娠均于孕 40 天左右自然流产；其平素月经规则，经期 5 天，周期 30 天，末次月经 11 月 21 日，月经色黯，量中，无血块，无痛经，腰部酸痛，下腹稍胀，周身乏力，纳差寐可，二便尚调，舌淡红，苔薄黄，脉细滑。否认家族遗传病史。妇科检查：未见明显异常。辅助检查：封闭抗体（APLA）、抗磷脂抗体（ACL）、抗精子抗体（ASAb）以及致畸四项均为阴性。B 超：子宫及双侧附件无异常。

诊断依据：

1. 病史　患者育龄期女性，胚胎连续自然殒堕 3 次，每次均在孕 40 天左右。

2. 妇科检查　未发现宫颈及宫体器质性病变。

3. 辅助检查　封闭抗体阴性。

诊断：中医：滑胎（脾肾亏虚）；西医：反复自然流产。

治疗计划：

1. 进一步完善检查：①夫妇双方：外周血染色体核型分析、地中海贫血检查、G6PD、宫颈分泌物衣原体、支原体培养加药敏；②女方：甲状腺功能、性激素检查、宫腔镜检查；③男方：精液检查、前列腺液检查。

2. 预培其损：孕前调理，孕后安胎

经以上检查，女方血中泌乳素值偏高，余未发现异常。

治法：补肾健脾。

代表方：补肾固冲丸加减。

方药：菟丝子 20g，黄芪 20g，山茱萸 12g，熟地黄 15g，杜仲 15g，巴戟天 15g，白术 15g，山药 15g，枸杞子 10g，麦芽 30g。每天 1 剂，水煎服。

如出现经前乳房胀痛、烦躁等症，是兼肝气郁结之征，加青皮 10g，郁金 15g。患者 1 个月后复查泌乳素正常。治疗期间监测基础体温，监测卵泡及子宫内膜情况，在卵泡发育良好、成熟及子宫内膜厚度≥9mm 时，指导同房。

患者末次月经 2007 年 4 月 16 日，2007 年 5 月 15 日尿妊娠试验弱阳性，阴道少量流血 2 天，腰部酸痛，偶有下腹痛，舌黯红有齿痕苔白，脉弦。基础体温上升 14 天。查 β-hCG：516.3IU/L，E_2：1007pmol/L，P：76.21nmol/L。

辨证：肾虚证。

治法：补肾固冲，健脾益气。

处方：寿胎丸加减。

方药：菟丝子 20g，桑寄生各 20g，阿胶（烊）10g，续断 15g，金樱子 15g，覆盆子 15g，山药 15g，白术 15g，杜仲 15g。每天 1 剂，水煎服。

服药 3 天后阴道流血止，继续以上方加减安胎。7 天后 B 超示：宫内妊娠 6 周。服中药安胎至妊娠 12 周，胚胎生长良好，足月顺产一健康活婴。

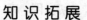

知识拓展

1. 主动免疫治疗或静脉免疫球蛋白治疗 对于原因不明的复发性流产妇女,尤其是怀疑同种免疫性流产者。

2. 小剂量阿司匹林和(或)低分子肝素 适用于抗磷脂抗体阳性者。

3. 有中晚期妊娠流产者,确诊为宫颈机能不全后,可在妊娠 14～18 周行宫颈环扎术。

(朱 玲)

第五节 妊娠肿胀

【培训目标】

1. 掌握妊娠肿胀的定义;
2. 掌握妊娠肿胀的诊断要点及西医疾病的鉴别要点;
3. 掌握妊娠肿胀的中医辨证论治。

问题导入

患者刘某,女,28 岁,因"停经 29^{+2} 周,双下肢肿胀 5 天"就诊。

问题 1:根据患者主诉,应考虑到哪些疾病?

问题 2:还需完善哪些病史?需做哪些相关检查?

问题 3:中医如何辨证论治?

一、概 述

妊娠中晚期,孕妇肢体面目发生肿胀者,称为"妊娠肿胀",亦称"子肿"。《医宗金鉴》根据肿胀部位及程度之不同,分别有子气、子肿、皱脚、脆脚等名称。

若伴有高血压、蛋白尿者,应高度警惕,严重者可发展为子晕、子痫。西医学的妊娠期高血压疾病出现的水肿,可参照本病论治。

若妊娠晚期仅有轻度下肢浮肿,无其他不适者,经休息及饮食调理,产后自消,可不作病论。

二、病因病机

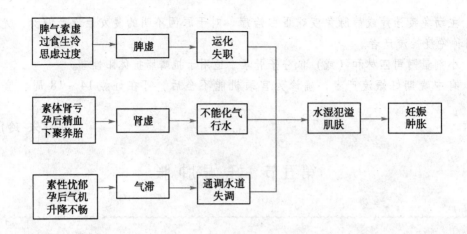

三、诊断要点

1. **肿胀发生的时间** 一般在妊娠 20 周以后，多见于妊娠 32 周后。

2. **病史** 注意营养状况、是否有贫血或原发性高血压、慢性肾炎、糖尿病、双胎、羊水过多等。

3. **症状** 妊娠 20 周后，出现肢体、面目肿胀，常常由踝部开始，逐渐延至小腿、大腿、外阴、腹部及全身。有的外表浮肿不明显，但每周体重增加超过 0.5kg，称为隐性水肿。

4. **水肿的程度及部位** 踝部及小腿有明显凹陷性水肿，经休息后不消退者为（＋）；水肿延及大腿，皮肤如橘皮样改变为（＋＋）；水肿延及外阴及腹部，伴皮肤发亮者为（＋＋＋）；延至全身伴有腹水者为（＋＋＋＋）。

5. **实验室检查** ①尿常规，注意有无管型或蛋白尿，若 24 尿蛋白 ≥0.3g/24h，为异常，≥5g/24h 表示病情严重。②做糖尿病筛查。③查血常规、肝功、肾功。

6. **B 超** 了解单胎、双胎、胎儿有无畸形、羊水情况等。

7. 心电图检查。

四、鉴别诊断

妊娠肿胀是妊娠期间出现的一个症状，临床上很多疾病都可能出现不同程度及不同部位的肿胀，要注意鉴别。

1. **妊娠期高血压疾病** 妊娠期特有的疾病，以水肿、高血压、蛋白尿为特征，严重时可出现抽搐、昏迷等症。分娩后随之消失。

2. **妊娠合并慢性肾炎** 孕妇曾有慢性肾炎的病史，妊娠期出现颜面部水肿，以眼睑尤为明显；尿常规可有蛋白尿、管型。

3. **妊娠合并心力衰竭** 有心脏病史，以胸闷、心悸、口唇发绀，端坐呼吸为主症，伴有全身水肿，其水肿从踝部开始，逐渐延及全身。可通过查体、心电图、超声心电图等明确诊断。

4. **羊水过多** 产科检查发现子宫增大与孕周不符，胎心遥远听不清，B 型超声提示：

羊水指数≥25cm 或羊水最大暗区垂直深度≥8cm。伴有或不伴有肢体水肿。

五、辨 证 论 治

辨证首先要注意肿胀的特点和程度。一般水盛肿胀者，皮薄光亮，压痕明显；湿郁肿胀者，皮肤粗厚，压痕不显。同时根据兼症及舌脉等分辨脾虚、肾虚、气滞三种证型，以指导治疗。

治疗大法以利水化湿为主。脾虚者健脾利水，肾虚者温肾利水，气滞者理气化湿。按照"治病与安胎并举"的原则，随证加入养血安胎之品，慎用温燥、寒凉、滑利之药，以免伤胎。

1. 脾虚证

主要证候：妊娠数月，肢肿延及面部或全身，皮薄光亮，按之凹陷，脘腹胀满，口中淡腻，食欲不振，气短懒言，小便短少，大便溏薄，舌体胖嫩，边有齿痕，苔薄白或薄腻，脉沉缓。

治疗原则：健脾除湿，利水消胀。

方药：白术散（《全生指迷方》）。

白术 茯苓 大腹皮 生姜皮 橘皮

2. 肾虚证

主要证候：妊娠数月，面浮肢肿，下肢尤甚，按之没指，头晕耳鸣，面色晦黯，腰酸乏力，下肢逆冷，心悸气短，小便不利，舌淡，苔白滑，脉沉迟。

治疗原则：温肾助阳，化气行水。

方药：济生肾气丸（《济生方》）。

熟地黄 山茱萸（制） 牡丹皮 山药 茯苓 泽泻 肉桂 附子（制） 牛膝 车前子

3. 气滞证

主要证候：妊娠数月，肢体肿胀，起于两足，渐及大腿，皮色不变，按之硬痛，压痕不显，头晕胀痛，胸胁胀闷，纳食欠佳，舌质黯，苔薄腻，脉弦滑。

治疗法则：理气行滞，化湿消肿。

方药：正气天香散（《证治准绳》）。

香附 乌药 陈皮 甘草 干姜 紫苏

六、临 证 思 路

在妊娠肿胀的治疗过程中要注意如下几点：

1. 补与利的关系 妊娠病的治疗原则应注意治病与安胎并举，不能见肿就利水，还要注意胎儿的生理状况；依据孕妇的体质、病情轻重缓急，确定先补后利，先利后补，或补利兼施。若补而不利，则中满湿盛；利而不补，肿胀虽消，但不能固本，常因脾土受克，肿胀又起，或影响胎儿的发育，以至胎萎不长。补应避免腻膈滞水，熟地、黄精、首乌、玉竹多为滋腻之品，并非补之常药。利应注意妊娠期用药禁忌，避免滑利、逐水、有毒之品伤及脾肾而碍胎。

2. 注意善后调理 肿胀消退，不能断然停药，应注意善后调理，以培补脾肾、疏理气机为法，补益气血，安养胎元。方剂可选五味异功散，中药可选苏梗、砂仁、杜仲、桑寄生、续断、狗脊、苎麻根等，每月服 5 ~ 7 剂，以保胎助产。

3. 密切观察病情，防止不良预后　治疗过程中随时注意体重及血压变化，以及尿蛋白的检查，若出现高血压、蛋白尿，须防止妊娠期高血压疾病的发生。

病案举例

患者刘某，女，28 岁，因"停经 29^{+2} 周，双下肢肿胀 5 天"就诊，自诉近 5 日双下肢从踝部开始肿胀，逐渐延及小腿，休息后不能消退，胃纳欠佳，乏力，大便溏薄。查体：T 36.5℃，P 76 次/分，R 23 次/分，BP 140/95mmHg，腹部膨隆，与孕周符合，胎心 150 次/分，双小腿按之有凹陷性水肿，舌胖有齿痕，苔薄白腻，脉沉缓。

辅助检查：尿蛋白（ + ）；彩超提示：单胎，双顶径 7.7cm，股骨长 5.6cm，胎心 150 次/分，羊水指数 10.0；心电图正常。

诊断依据：

1. 患者有停经史，已到晚孕期，出现了双下肢水肿。

2. 血压 140/95mmHg，双小腿按之有凹陷性水肿。舌胖有齿痕，苔薄白腻，脉沉缓。

3. 随机尿蛋白（ + ）。

应与慢性肾炎、心力衰竭所致的双下肢水肿鉴别。

诊断：中医：妊娠肿胀（脾虚证）；西医：妊娠期高血压疾病。

治疗计划：

治法：健脾除湿，利水消胀。

方药：白术散。

白术 12g　茯苓 15g　大腹皮 12g　生姜皮 12g　橘皮 12g　党参 15g　薏苡仁 20g　扁豆 15g

（王永周）

第六节　妊娠眩晕

【培训目标】

1. 掌握妊娠眩晕的定义；

2. 掌握妊娠眩晕的诊断要点；

3. 掌握妊娠眩晕的中医辨证论治。

问题导入

　　患者周某，女，30 岁，因"妊娠 32^{+3} 周，头晕目眩 3 天"就诊。查体：BP：165/110mmHg，尿蛋白（＋＋＋）。

　　问题 1：根据病史，需要做什么检查可初步做出以诊断？

　　问题 2：如何鉴别诊断？

　　问题 3：如何辨证论治？

　　问题 4：西医有哪些可以配合治疗？

一、概　　述

　　妊娠中晚期，头晕目眩，或伴面浮肢肿，甚者昏眩欲厥，称为"妊娠眩晕"，亦称"子眩"、"子晕"。

　　西医学的妊娠期高血压疾病，轻者，血压增高≥140/90mmHg，可无明显症状。重者，血压≥160/110mmHg，头晕目眩，面浮肢肿，为子痫前期，属产科重症之一，若能及时、正确地治疗，预后大多良好；否则病情加重，可发展为子痫。

　　西医的妊娠贫血引起的眩晕也可参照本病治疗。

二、病因病机示意

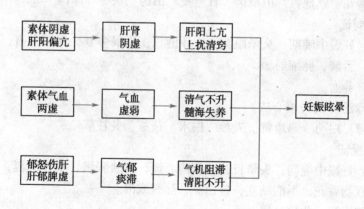

三、诊断要点

　　1. 病史　妊娠眩晕发生于妊娠中、晚期，注意询问有无营养不良、贫血、双胎等。

　　2. 症状　头晕目眩，或伴面浮肢肿，小便短少，甚者昏眩欲厥等。

　　3. 查体　中晚孕期腹形，伴有水肿或血压升高（≥140/90mmHg）。

　　4. 实验室检查　尿常规可见尿蛋白，24h 尿蛋白可见异常；血常规、血浆及全血黏度、肾功、二氧化碳结合力等均有异常。

　　5. 眼底检查、心电图检查、B 超检查等。

四、鉴别诊断

　　1. 妊娠肿胀　妊娠中晚期，孕妇以肢体面目发生肿胀为主症，无头晕目眩的症状，若伴有高血压、蛋白尿者，可发展为妊娠眩晕。

2. 子痫　妊娠晚期，或临产、新产后，以眩晕头痛，突然昏不知人，两目上视，牙关紧闭，四肢抽搐，角弓反张，反复发作，甚至昏迷不醒为主症，该病常常在妊娠眩晕的重症基础上发作而来。

3. 内耳性眩晕　又称美尼尔氏病，以发作性眩晕，耳鸣及听力减退，伴有恶心、呕吐、眼球震颤等为主要临床表现。可通过内耳功能检查来确诊。该病与妊娠的生理病理无直接联系。

五、辨证论治

根据眩晕及兼症的特点、舌脉，以辨析肝肾阴虚、气血虚弱、气郁痰滞等证型。同时注意监测水肿、蛋白尿、高血压的异常程度，以估计病情的轻重。妊娠眩晕的重症可发展为子痫。

治疗大法以平肝潜阳为主，或佐以滋阴潜降，或益气养血，或理气化痰等法。忌用辛温香燥之品，以免重伤其阴，反助风火之邪。

1. 肝肾阴虚证

主要证候：妊娠中晚期，头晕目眩，视物模糊，心中烦闷，颧赤唇红，口燥咽干，手足心热，甚或猝然昏倒，顷刻即醒，舌红，苔少，脉弦细数。

治法：滋补肾阴，平肝潜阳。

方药：杞菊地黄丸（《医级》）。

枸杞子　菊花　熟地黄　山萸肉　牡丹皮　山药　茯苓　泽泻

2. 气血虚弱证

主要证候：妊娠中晚期，头晕眼花，心悸健忘，失眠多梦，气短懒言，神疲乏力，面色苍白或萎黄，舌淡，脉细弱。

治法：益气养血。

方药：八珍汤（《丹溪心法》）。

当归　川芎　白芍　熟地黄　人参　白术　茯苓　炙甘草

3. 气郁痰凝证

主要证候：妊娠中晚期，头晕目眩，胸闷心烦，两胁胀满，呕逆吐涎，面浮肢肿，倦怠嗜卧，甚则视物昏花，不能站立，苔白腻，脉弦或滑。

治法：健脾燥湿，化痰息风。

方药：半夏白术天麻汤（《脾胃论》）。

黄柏　干姜　天麻　苍术　茯苓　黄芪　泽泻　人参　白术　炒曲　制半夏　橘皮

病案举例

患者周某，女，30岁，因"妊娠 32^{+3} 周，头晕目眩3天"就诊，自诉近日心中烦闷，咽干口燥，大便干，手足心热。查体：T 37℃，P 87 次/分，R 24 次/分，BP 165/110mmHg，两颧潮红，腹部膨隆，与孕周符合，胎心 145 次/分，舌红，苔少，脉弦细数。

辅助检查：随机尿蛋白（＋＋＋）；肝功能：ALT 56U/L，AST 70U/L。

诊断依据：

1. 患者已为妊娠晚期，有头晕目眩的症状。

2. 查体　血压达 165/110mmHg。

3. 辅助检查　尿蛋白（＋＋＋），肝功能：ALT 56U/L，AST 70U/L。

应与内耳性眩晕相鉴别

诊断：中医：妊娠眩晕（肝肾阴虚证）；西医：妊娠期高血压疾病（子痫前期重度）

治疗计划：

治法：滋补肾阴，平肝潜阳。

方药：杞菊地黄汤加减。

枸杞子15g　杭白菊15g　熟地20g　山萸肉15g　山药20g　丹皮12g　泽泻15g　茯苓12g　黄柏10g　钩藤12g　柏子仁10g

知 识 拓 展

妊娠期高血压疾病引起的眩晕，多见于子痫前期阶段。

1. 临床表现　子痫前期轻度：妊娠 20 周后出现收缩压≥140mmHg 和（或）舒张压≥90mmHg 伴蛋白尿≥0.3g/24 小时或随机尿蛋白≥（＋）。

子痫前期重度：血压和尿蛋白持续升高，发生母体脏器功能不全或胎儿并发症。出现以下任何不良情况即可诊断：①血压持续升高：收缩压≥160mmHg 和（或）舒张压≥110mmHg；②尿蛋白≥5.0g/24 小时或随机尿蛋白≥（＋＋＋）；③持续头痛或其他大脑或视觉障碍或其他神经症状；④持续性上腹部疼痛，肝包膜下血肿或肝破裂症状；⑤肝脏功能异常：肝酶 ALT 或 AST 水平升高；⑥肾脏功能异常：少尿（24 小时尿量＜400ml 或每小时尿量＜17ml）或血肌酐＞106umol/L；⑦低蛋白血症伴胸腔积液或腹腔积液；⑧血液系统异常：血小板呈持续下降并＜100×10⁹/L；血管内溶血、贫血、黄疸或血 LDH 升高；⑨心力衰竭、肺水肿；⑩胎儿生长受限或羊水过少；⑪早发型即妊娠 34 周以前发病。

2. 治疗　子痫前期应镇静、解痉，酌情给予降压、利尿处理，密切观察母儿情况，适时终止妊娠，防止子痫的发生。

（王永周）

第八章
正常分娩与急难产的处理

第一节 产前检查

【培训目标】

1. 熟悉产前检查的次数、时间、检查内容及健康教育内容。
2. 掌握四步触诊法、骨盆测量方法。

问题导入

李某，女，26岁，已婚。结婚2年，近期准备怀孕，到妇产科就诊，希望得到妇产科大夫的指导。

问题1：应该进行哪些必要的检查？怀孕前还应给予她哪些指导？

问题2：该女士怀孕后应在什么时间进行哪些检查？

育龄妇女应根据年龄、既往史和家族史，在孕前和孕后进行相应的检查（表8-1）。具体内容可参考中华医学会妇产科学分会产科学组制定的《孕前和孕期保健指南》。

孕期检查主要是"四步触诊"和骨盆测量（包括外测量和内测量）。

1. 四步触诊法操作要点　通过四步触诊法，可检查子宫大小、胎产式、胎先露、胎方位及先露部是否衔接（图8-1）。在做前三步手法时，检查者面向孕妇脸部，做第四步手法时，检查者应面向孕妇足端。

第一步手法：检查者两手置于子宫底部，测量宫底高度，估计胎儿大小与妊娠周数是否相符。然后以两手指腹相对轻推，判断宫底部的胎儿部分。

第二步手法：检查者左右手分别置于腹部两侧，一手固定，另手轻轻深按，两手交替，仔细分辨胎背及胎儿四肢的位置，以间接判断胎方位。

第三步手法：检查者右手拇指与其余四指分开，置于耻骨联合上方握住胎儿先露部，进一步查清是胎头或胎臀，左右推动确定是否衔接。

第四步手法：检查者左右手分别置于胎先露部的两侧，向骨盆入口方向深按，再次核对胎先露部的诊断是否正确，以及胎先露部入盆的程度。

表 8-1　产前检查内容

	常规保健内容	必查项目	备查项目	健康教育及指导
孕前保健 （孕前 3 个月）	1. 评估孕前高危因素 2. 全身体格检查 3. 血压、体重、体重指数 4. 妇科检查	1. 血常规、尿常规、血型（ABO 和 RH） 2. 肝功能、肾功能、空腹血糖 3. 乙肝表面抗原、梅毒螺旋体、HIV 筛查 4. 宫颈细胞学检查	1. TORCH 筛查 2. 宫颈分泌物检测淋球菌和沙原体 3. 甲状腺功能 4. 地中海贫血筛查 5. 75gOGTT 筛查（高危妇女） 6. 血脂检查 7. 妇科 B 超 8. 心电图 9. 胸部 X 线	1. 合理营养，控制体重 2. 有遗传病、慢性病、传染病准备妊娠的妇女，予评估指导 3. 合理用药 4. 避免接触有毒有害物质、宠物 5. 改变不良生活方式；避免高强度工作、高噪音环境和家庭暴力 6. 保持心理健康 7. 合理选择运动方式 8. 补充叶酸 0.4～0.8mg/d 或含叶酸的复合维生素
第 1 次检查 （6～13⁺⁶ 周）	1. 建立孕期保健手册 2. 确立孕周、推算预产期 3. 评估孕期高危因素 4. 血压、体重、体重指数 5. 胎心率（妊娠 12 周以后）	1. 血常规、尿常规、血型（ABO + RH） 2. 肝功能、肾功能、空腹血糖 3. 乙肝表面抗原、梅毒螺旋体、HIV 筛查 4. 心电图	1. HCV 筛查 2. 抗 D 滴度（RH 阴性者） 3. 甲状腺功能 4. 地中海贫血筛查 5. 血清铁蛋白（血红蛋白 < 105g/L 者） 6. 75gOGTT 筛查 7. 宫颈细胞学检查（孕前 12 周未查者）	1. 流产的认识和预防 2. 营养和生活方式指导 3. 慎用药物和疫苗 4. 避免接触有毒有害物质及宠物 5. 改变不良生活方式；避免高强度工作、高噪音环境和家庭暴力 6. 保持心理健康 7. 继续补充叶酸 0.4～0.8mg/d 至 3 个月，有条件者继续服用含叶酸的复合维生素

续表

常规保健内容	必查项目	备查项目	健康教育及指导
		8. 宫颈分泌物检测淋球菌和沙眼衣原体 9. 细菌性阴道病检测 10. 孕早期超声检查（确定宫内妊娠和孕周） 11. 妊娠 11～13⁺⁶ 周超声检查（测量胎儿 NT 值） 12. 妊娠 10～12 周绒毛活检 13. 结核菌素（PPD）试验	
第 2 次检查 （14～19⁺⁶ 周） 1. 分析首次产前检查的结果 2. 血压、体重 3. 宫底高度、腹围 4. 胎心率	中孕期非整倍体母体血清学筛查（15～19⁺⁶ 周）	羊膜腔穿刺检查胎儿染色体 （16～20⁺⁶ 周）	1. 流产的认识和预防 2. 妊娠生理知识 3. 营养和生活方式指导 4. 中孕期非整倍体母体血清学筛查的意义 5. 血红蛋白 < 105g/L，补充元素铁 60～100mg/d 6. 开始补充钙剂
第 3 次检查 （20～23⁺⁶ 周） 1. 血压、体重 2. 宫底高度、腹围 3. 胎心率	1. 胎儿系统超声筛查（18～24 周） 2. 血常规、尿常规	宫颈评估（超声测量宫颈长度）（早产高危者）	1. 早产的认识和预防 2. 营养和生活方式指导 3. 胎儿系统超声筛查的意义
第 4 次检查 （24～27⁺⁶ 周） 1. 血压、体重 2. 宫底高度、腹围 3. 胎心率	1. 50g 葡萄糖筛查或 75gOGTT 2. 尿常规	1. 抗 D 滴度（RH 阴性者） 2. 宫颈阴道分泌物 fFN 检测（早产高危者）	1. 早产的认识和预防 2. 营养和生活方式指导 3. 妊娠期糖尿病筛查的意义

续表

	常规保健内容	必查项目	备查项目	健康教育及指导
第 5 次检查（28~31⁺⁶周）	1. 血压、体重 2. 宫底高度、腹围 3. 胎心率 4. 胎位	1. 产科超声检查 2. 血常规、尿常规	超声测量宫颈长度或宫颈阴道分泌物 fFN 检测（早产高危者）	1. 分娩方式指导 2. 开始注意胎动 3. 母乳喂养指导 4. 新生儿护理指导
第 6 次检查（32~36⁺⁶周）	1. 血压、体重 2. 宫底高度、腹围 3. 胎心率 4. 胎位	血常规、尿常规	1. GBS 筛查 2. 肝功能、血清胆汁酸检测（32~34 周，怀疑 ICP 孕妇） 3. NST 检查（孕 34 周开始） 4. 心电图复查（高危者）	1. 分娩前生活方式指导 2. 注意胎动 3. 分娩相关知识介绍 4. 新生儿疾病筛查意义 5. 产后抑郁症的预防
第 7~11 次检查（37~41⁺⁶周）	1. 血压、体重 2. 宫底高度、腹围 3. 胎心率 4. 胎位 5. 宫颈检查（Bishop 评分）	1. 产科超声检查 2. NST 检查（每周 1 次） 3. 血常规、尿常规	无	1. 分娩相关知识介绍 2. 新生儿疫苗接种知识介绍 3. 产褥期指导 4. 胎儿宫内情况监护 5. 超过孕 41 周，住院并引产

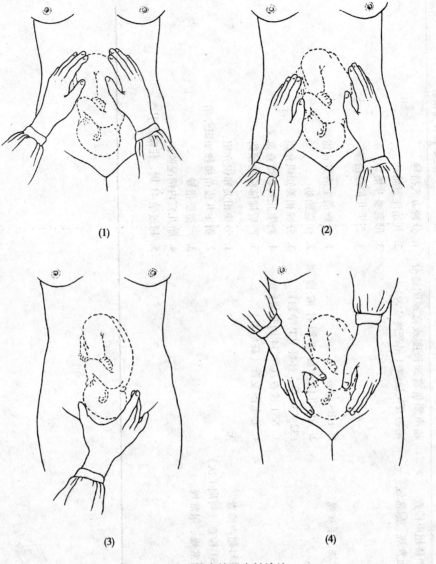

(1)　　　　　　　　　　　(2)

(3)　　　　　　　　　　　(4)

图 8-1　胎位检查的四步触诊法

2. 骨盆测量操作要点

（1）骨盆外测量

1）髂棘间径：孕妇取伸腿仰卧位，测量两髂前上棘外缘的距离。正常值为 23 ~ 26cm（图 8-2）。

2）髂嵴间径：孕妇取伸腿仰卧位，测量两髂嵴外缘最宽的距离。正常值为 25 ~ 28cm（图 8-3）。

3）骶耻外径：孕妇取左侧卧位，右腿伸直，左腿屈曲，测量从第 5 腰椎棘突下至耻骨联合上缘中点的距离（图 8-4）。正常值为 18 ~ 20cm。

4）坐骨结节间径（出口横径）：孕妇取仰卧位，两腿弯曲，双手抱膝，测量两坐骨结节内侧缘的距离（图 8-5）。正常值为 8.5 ~ 9.5cm。

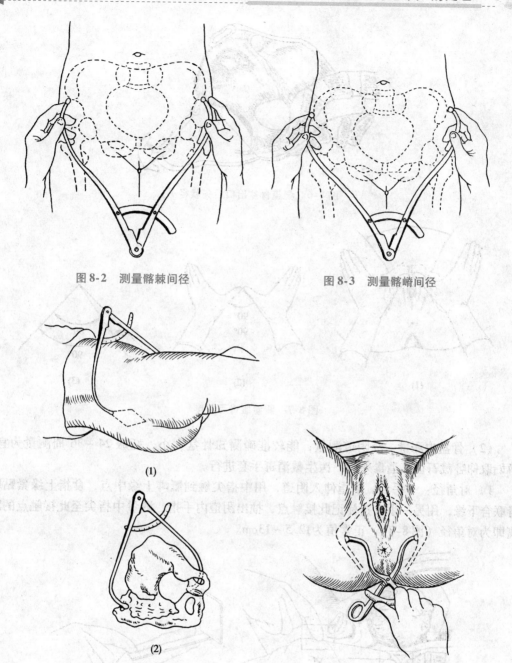

图 8-2　测量髂棘间径　　　　　　图 8-3　测量髂嵴间径

(1)

(2)

图 8-4　测量骶耻外径　　　　　　图 8-5　测量坐骨结节间径

5）出口后矢状径：即坐骨结节间径中点至骶骨尖端的长度。以戴指套的右手食指伸入孕妇肛门向骶骨方向，拇指置于孕妇体外骶尾部，两指共同找到骶骨尖端，用汤姆斯出口测量器一端放于坐骨结节间径的中点，另一端放于骶骨尖端处，测量器标出的数字即为出口后矢状径的长度（图 8-6），正常值为 8～9cm。出口后矢状径与坐骨结节间径之和大于 15cm 时，表示骨盆出口无明显狭窄。

6）耻骨弓角度：用左右手拇指指尖斜对拢，放置在耻骨联合下缘，左右两拇指平放在耻骨降支的上面，测量两拇指间的角度（图 8-7）。正常值为 90°，小于 80°为不正常。

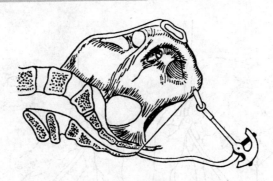

图 8-6 测量骨盆出口后矢状径

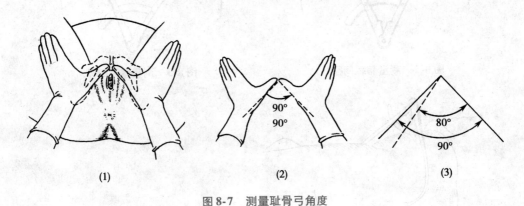

(1) (2) (3)

图 8-7 测量耻骨弓角度

（2）骨盆内测量：经阴道测量，能较准确测知骨盆大小。妊娠 24～36 周测量为宜。孕妇取仰卧截石位，消毒外阴，医生戴消毒手套进行。

1）对角径：一手食、中指伸入阴道，用中指尖触到骶岬上缘中点，食指上缘紧贴耻骨联合下缘，用另一手食指标记此接触点，抽出阴道内手指，测量中指尖至此接触点的距离即为对角径（图 8-8）。正常值为 12.5～13cm。

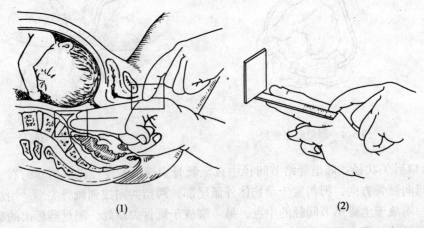

(1) (2)

图 8-8 测量对角径

2）坐骨棘间径：一手食、中指放入阴道内，分别触及两侧坐骨棘，估计其间距离（图 8-9）。正常值为 10cm。

3）坐骨切迹宽度：在阴道内将食指置于骶棘韧带，在韧带上由坐骨棘向骶骨移动，测量骶棘韧带宽度，正常情况能容纳三横指（约 5.5 ~ 6cm）（图 8-10）。

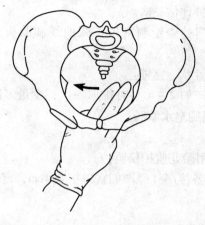
图 8-9　测量坐骨棘间径

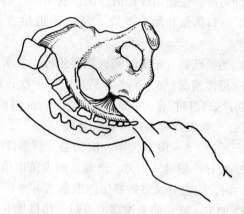
图 8-10　测量坐骨切迹宽度

第二节　产 程 观 察

【培训目标】

1. 熟悉第一、二、三产程的观察内容。
2. 掌握接产步骤、新生儿 Apgar 评分法。

问题导入

高某，女，32 岁，已婚。妊娠足月，定期产前检查，出现阵发性腹痛 2 小时入院，入院诊断：宫内妊娠 39^+ 周 G_2P_0 临产。

问题 1：应该对该产妇进行哪些检查与观察？

问题 2：何时应准备接产？如何正确接产？

问题 3：新生儿出生后应进行哪些观察与处理？

分娩是女性特殊生理现象，分娩过程是否顺利，受诸多因素影响；包括产道、产力、胎儿以及精神因素。分娩过程中，产妇和胎儿需经受应激、缺氧的考验，容易发生各种产科并发症，因此，产程中必须密切观察，及时发现异常情况，进行相应处理，才能引导顺利分娩，确保母儿安全。

一、产程观察内容及处理

（一）第一产程观察内容及处理

1. 子宫收缩　观察记录宫缩持续时间、间歇时间、强度。方法：徒手监测、胎儿监护仪监测。

2. 胎心 听胎心：潜伏期 1~2 小时一次；活跃期 15~30 分钟一次。胎心监护：每隔 15 分钟对胎心监护曲线评估一次；宫缩频时每 5 分钟评估一次。

3. 宫口扩张和胎头下降 通过阴道检查或肛门检查绘制宫口扩张曲线和胎头下降曲线。

4. 胎膜破裂 记录时间，观察胎心、羊水量及性状、宫缩。

5. 母体情况 4~6 小时测量血压一次；鼓励产妇 2~4 小时排尿一次；少量多次进食。初产妇宫口扩张 <4cm、经产妇 <2cm 时可行温肥皂水灌肠。

（二）第二产程观察内容及处理

1. 胎心 5~10 分钟听一次胎心。有条件时应用胎儿监护仪监护。

2. 指导产妇屏气用力，消毒、铺无菌巾单，准备接产（经产妇宫口扩张 4cm，宫缩规律有力时，应进分娩室做好接产准备）。

3. 胎头下降、胎头拨露、着冠，协助胎儿娩出。

（三）第三产程内容及处理

1. 新生儿观察处理 保暖，清理呼吸道，观察评分（Apgar 评分），断脐、结扎脐带，常规护理。

2. 胎盘剥离，协助娩出 当确认胎盘已完全剥离时，于宫缩时以左手握住宫底（拇指置于子宫前壁，其余 4 指放在子宫后壁）并按压，同时右手轻拉脐带，协助娩出胎盘。当胎盘娩出至阴道口时，接产者用双手捧住胎盘，向一个方向旋转并缓慢向外牵拉，协助胎盘胎膜完整剥离排出。

3. 检查胎盘、胎膜是否完整 若有副胎盘，部分胎盘残留或大部分胎膜残留时，应在无菌操作下徒手入宫腔取出残留组织。若手取胎盘困难，用大号刮匙清宫。

4. 检查软产道，缝合裂伤 仔细检查会阴、小阴唇内侧、尿道口周围、阴道、阴道穹隆及宫颈有无裂伤，缝合裂伤。

5. 观察出血量、产妇血压、脉搏，预防产后出血。

二、技能要点

1. 接产步骤 接产者立于产妇右侧，胎头拨露时开始保护会阴，接产者右肘支于产床，拇指与四指分开，以大鱼际顶住会阴，宫缩时向内上方托，左手下压胎头助其俯屈，宫缩间歇放松右手。当胎头枕部在耻骨弓下露出时协助抬头仰伸，宫缩间歇时嘱产妇稍向下用力，使胎头缓慢娩出。以左手自鼻根部向下颌挤压，挤出口鼻中黏液和羊水后，右手继续保护会阴，协助胎头复位、外旋转，左手轻压胎儿颈部，协助前肩娩出，再托胎颈向上，协助后肩娩出，双手协助胎体娩出。

接产要领：在宫缩间歇时使胎头缓慢娩出是保护会阴撕裂的关键；胎头娩出后右手仍应注意保护会阴，直至胎肩完全娩出。

2. 新生儿阿普加（Apgar）评分 新生儿出生后 1 分钟进行 Apgar 评分，用以判断新生儿出生状态。8~10 分为正常；4~7 分为轻度窒息；0~3 分为重度窒息。

表 8-2　新生儿 Apgar 评分法

体征	0 分	1 分	2 分
心率	无	<100 次/分	>100 次/分
呼吸	无	慢，不规律	规律，啼哭
肌张力	瘫软	四肢稍屈	活动活跃
反射	无反应	皱眉	哭声响亮
皮肤颜色	青紫、苍白	躯体红润，四肢青紫	全身红润

第三节　急产的处理原则

【培训目标】

1. 熟悉急产的概念。
2. 掌握急产的处理原则。

问题导入

问题 1：苏某，女，28 岁，已婚。妊娠足月，出现阵发性腹痛 2 小时入院，入院时见宫口已开全，羊膜囊突出于阴道口外。入院诊断：宫内妊娠 40^+ 周 G_2P_0 临产。应该对该产妇进行哪些检查与处理？

问题 2：牛某，女，33 岁，已婚，经产妇。停经 9^+ 月，阵发性剧烈腹痛 30 分钟，胎儿娩出 5 分钟由 120 送入医院，入院时胎盘尚未娩出，脐带未断，应对该产妇和新生儿进行哪些检查与处理？

一、急产的定义与处理原则

分娩在短时间内结束，总产程少于 3 小时，称为"急产"。

急产，由于产力强、产道扩张不充分，分娩过急，接产时常常措手不及、消毒不严或污染，会阴无保护或保护不当，易引起软产道撕裂、产后出血、产后感染、新生儿窒息或坠地外伤、母儿破伤风等。临产处理时应注意：

1. 有急产史者应提前住院待产。
2. 有临产征象时，及早做好接生及抢救新生儿窒息的准备。
3. 胎头娩出时，勿使产妇向下屏气。
4. 产后仔细检查软产道，及时缝合裂伤。

5. 因急产未能及时消毒或新生儿坠地者，应注意检查新生儿是否有产伤。并及早给予新生儿肌注精制破伤风抗毒素 1500U，产妇给予抗生素预防感染。

6. 新生儿肌注维生素 K_1 10mg/d 3 天，以预防颅内出血。

二、急产处理的具体步骤

1. 住院分娩者，初产妇，每小时子宫颈扩张的速度大于 5 厘米，经产妇，每小时子宫颈扩张速度大于 10 厘米；或子宫收缩过频（6 次/10 分）、过强（持续时间 60 秒），应考虑急产。尽早做好接产准备，进行接产（步骤同第二节接产要点）。

2. 产妇在院外出现急产，则应因地制宜准备接生用具，如肥皂、干净的布类、酒精或白酒、剪刀、打火机（或火柴、酒精灯、煤气或炉灶）、床等。叮嘱产妇张口呼吸，不要用力屏气。接产者洗净双手，用酒精或白酒擦手，用干净布类遮盖肛门后进行接产（步骤同第二节）。胎儿娩出后注意清理新生儿口鼻，用结实的线结扎脐带两道，用酒精（或白酒）浸泡、烧灼消毒剪刀后，于两道结扎线间剪断脐带。尽快送医院进行后续处理。若有产道裂伤引起大出血，干净布压迫止血。胎盘已剥离者，协助胎盘娩出，并检查胎盘胎膜是否完整。

3. 院外分娩后送入医院者，首先检查胎儿脐带是否断裂，如已断裂，应立即扎紧胎儿端，进行消毒结扎，以防婴儿失血。检查新生儿是否有颅内出血症状，身上是否有伤痕；检查产妇产道是否有裂伤、出血；观察胎盘胎膜是否娩出；检查胎盘、胎膜是否完整；依据检查结果及时处理。必要时，产妇和新生儿注射破伤风抗毒血清和抗生素。

第四节　难产的处理原则

 【培训目标】

1. 了解难产的概念。
2. 熟悉难产的临床表现及诊断。
3. 掌握难产的处理原则。

问题导入

王某，女，30 岁，已婚。妊娠足月，定期产前检查，2014 年 8 月 3 日 15 时因出现阵发性腹痛 5 小时入院，入院诊断：宫内妊娠 40$^+$周 G_1P_0 临产。于 14 时开始宫缩规律，入院查：一般情况好，血压 120/80mmHg，体重 63kg，宫高 33cm，腹围 103cm，胎位：LOA，胎心 148 次/分，骨盆测量：髂棘间径：24cm；髂嵴间径：26cm；骶耻外径：19cm，坐骨结节间径 8.5cm；骨盆内测量未见异常。宫颈管消失 50%，宫口未开，胎头位于棘上 3cm，胎膜未破。

问题1：若16小时后查宫口开大2$^+$cm，应如何诊断？如何处理？

问题2：若20时查宫口开大4$^+$cm，24时查宫口扩张无明显变化，应考虑哪些问题？如何处理？

问题3：若产程进展顺利，24时10分查：宫口开全，胎头位于棘下2cm，8月4日1时20分查胎头下降无进展，应考虑诊断？如何处理？

异常分娩，又称难产，产力、产道、胎儿及精神心理因素，任何一种或一种以上的因素发生异常及四个因素不相适应，使分娩进程受到阻碍，均可造成难产。其中头位难产最常见，但最难诊断。出现异常时必须综合分析，正确判断，及时处理，才能确保分娩顺利、母儿安全。

一、难产的临床表现及诊断

（一）母体方面

1. 产妇全身衰竭

2. 子宫收缩力异常

3. 胎膜早破

（二）胎儿方面

1. 胎头水肿或血肿

2. 胎头下降受阻

3. 胎儿窘迫

（三）产程曲线异常

1. 潜伏期延长　潜伏期 > 16 小时。

2. 活跃期延长　活跃期 > 8 小时（初产妇宫口扩张 < 1.2cm/h，经产妇宫口扩张 < 1.5cm/h 提示活跃期延长）。

3. 活跃期停滞　宫口停止扩张 > 4 小时。

4. 第二产程延长　初产妇第二产程 > 2 小时（无痛分娩 > 3 小时）；经产妇第二产程 > 1 小时。

5. 胎头下降延缓　宫颈扩张减速期及第二产程时，胎头下降，初产妇 < 1.0cm/h；经产妇 < 2.0cm/h。

6. 胎头下降停滞　宫颈扩张减速期及第二产程胎头下降停止 > 1 小时。

7. 滞产　总产程 > 24 小时。

二、难产的处理原则

尽可能做到产前预测，产时及时准确诊断，针对原因及时处理。无论出现哪种产程异常，均需仔细评估子宫收缩力、胎儿大小与胎位、骨盆狭窄程度及头盆不称关系等，综合分析后决定分娩方式（图8-11）。

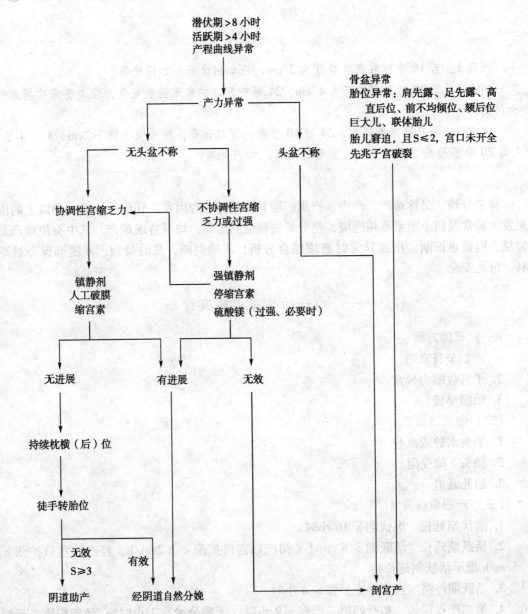

图 8-11 异常分娩处理示意图

（刘宏奇）

第九章

产后病的诊治

【培训目标】

1. 熟练掌握产后病的诊断以及常见产后病的诊断与处理；
2. 掌握产后发热、产后腹痛、产后身痛、产后恶露不绝、产后郁证、产后汗证、缺乳等的鉴别诊断；
3. 掌握产后病的发病特点，治疗原则与常用方药，以及产后用药禁忌；
4. 了解产后病常用辅助检查的临床意义。

产妇在产褥期内发生的与分娩或产褥有关的疾病，称为"产后病"。产褥期是指从胎盘娩出至产妇全身各器官除乳腺外恢复至正常未孕状态所需的一段时间，通常为6周。

产后病的诊断，需根据产后的生理变化，注意"产后三审"，即先审小腹痛与不痛，次审大便通与不通，再审乳汁行与不行及饮食多少；此外，还需观察产妇恶露、发热及情志等情况。详细了解产妇产前的病史、分娩方式、产时情况等，结合全身及局部体格检查、实验室及影像学检查等综合分析判断。对于虽发生在产褥期，但与分娩或产褥无关的疾病，应注意鉴别。

产后百脉亏虚，胞宫瘀滞，呈现多虚多瘀之特点。疾病发生易于传变，导致产后危急重症，临证应予以重视。

根据产后多虚多瘀的特点，治疗本着"勿拘于产后，亦勿忘于产后"的原则，注意补虚须防滞邪，祛邪而不伤正，选方用药注意顾护气血，禁大汗、峻下、通利小便，以防亡阳伤津。对产后危急重症应中西医结合救治。

对于哺乳的产妇，应避免使用对新生儿有影响的药物，必须使用者，应停止哺乳。

（李伟莉）

第一节 产后发热

问题导入

患者女性，31岁，已婚，孕2产1。产钳助产后12天，发热伴下腹疼痛2天。

问题1：根据上述病史资料，患者还需做哪些辅助检查？

问题2：该患者的初步诊断是什么？如何进行鉴别诊断？

问题3：该患者如何进行治疗？

一、概 述

产褥期内出现发热持续不退，或突然高热寒战，并伴有其他症状者称为"产后发热"。

产后1~2天内，由于阴血骤虚，营卫失调，轻微发热而不兼其他症状，或产后3~4天内，出现"蒸乳"热，均属生理性发热，多能自行缓解。

西医的"产褥感染"、"产褥中暑"均属本病范畴。产褥感染是产褥期的危急重症，是导致孕产妇死亡的四大原因之一，应予高度重视。

二、病 因 病 机

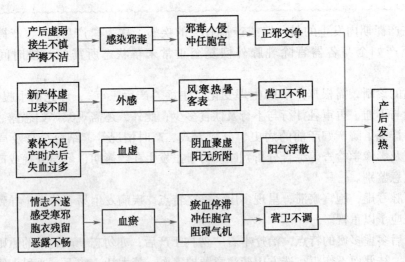

知 识 拓 展

产褥感染指分娩及产褥期生殖道受病原体侵袭，引起局部或全身感染。发热、小腹疼痛、恶露异常为产褥感染三大主要症状。常见的病原体有链球菌、葡萄球菌、杆菌、革兰氏阳性球菌、支原体、衣原体等，可导致急性子宫内膜炎、急性盆腔结缔组织炎、腹膜炎、血栓静脉炎等，若出现脓毒血症、败血症，或并发感染性休克时，全身中毒症状明显，可危及生命。

三、诊 断 要 点

1. 发病人群 产褥期妇女，新产后多见。

2. 病史特点　患者多有妊娠晚期不禁房事、胎膜早破、急产或产程过长、手术助产、不洁分娩、产道损伤、胞衣残留、产后出血或产褥期性交等病史；或素体虚弱、贫血、营养不良等；或产时、产后不慎感受风寒；或产后情志不畅等病史。

3. 临床表现　持续发热，或寒战高热，或发热恶寒，或乍寒乍热，或低热缠绵等。多伴有恶露异常和小腹疼痛。若产后 24 小时后至 10 天内出现体温≥38℃，常提示有产褥感染。

4. 妇科检查　若会阴、阴道、宫颈伤口感染时，局部可见红肿、脓性分泌物、伤口裂开、压痛明显。如果出现子宫内膜炎及子宫肌炎时，子宫软，复旧不良，压痛明显，恶露增多、臭秽；一侧或双侧附件增厚、压痛或触及炎性肿块，或形成脓肿。

5. 实验室检查　检测血常规、血清 C- 反应蛋白、血沉，有助于早期感染的诊断；宫腔分泌物、脓肿及后穹隆穿刺物做细菌培养和药敏试验，必要时需做血培养，以确定感染的病原体并指导用药。

6. 影像学检查　B 超、CT、磁共振等检查，有助于盆腔炎性包块、盆腔脓肿、下肢静脉血栓的诊断。

四、鉴别诊断

1. 产后淋证　除了产褥期内发热恶寒，必有尿频、尿急、尿痛等泌尿系刺激症状，或伴有小腹疼痛，尿常规检查可见红细胞、白细胞，尿培养可见致病菌。

2. 产后乳痈　发热伴有乳房局部红肿热痛，或有硬节，甚至化脓破溃，腋下可触及肿大的淋巴结。

五、治　疗

（一）急症处理

1. 产褥感染

（1）支持疗法：加强营养，增强抵抗力；纠正水、电解质平衡紊乱；必要时可多次少量输血。

（2）热入营血：治宜清营解毒，凉血养阴。方用清营汤加味。或清开灵注射液静脉滴注，以清热解毒，醒神开窍。

（3）热入心包：治宜凉血托毒，清心开窍。方用清营汤送服安宫牛黄丸或紫雪丹。或醒脑静注射液肌内注射或静脉滴注。

（4）热深厥脱：急当回阳救逆，益气固脱。方用独生汤、生脉散或参附汤。或用参附注射液肌内注射或静脉推注。

（5）针灸：高热不退者可选大椎、曲池、合谷等，强刺激，或推拿降温。

（6）抗生素的应用：应根据细菌培养和药敏试验选用敏感抗生素；若感染症状严重者，可短期加用肾上腺皮质激素；对血栓性静脉炎，在应用大量抗生素的同时，可加用肝素，并监测凝血功能。

（7）手术治疗：会阴或腹部伤口有感染时，应及时行切开引流术，盆腔脓肿可经腹或后穹隆切开引流；胎盘胎膜残留，在有效抗感染治疗同时，清除宫腔内残留物；子宫感染严重，积极治疗无效，并出现难以控制的败血症等，应及时行子宫切除术。

2. 产褥中暑

（1）迅速改变高温和不良的通风环境，将患者置于阴凉、通风处，可用冷水和乙醇等擦洗。

（2）积极纠正水、电解质平衡紊乱和酸中毒。

（3）高热昏迷抽搐者，可用冬眠疗法。

（4）出现心、脑、肾等合并症时，应积极对症处理。

（二）辨证论治

主要根据产后发热的特点，结合恶露、小腹痛的情况，以及兼症、舌脉，辨其证型。本着"勿拘于产后，勿忘于产后"的原则，以调气血，和营卫为主。

1. 感染邪毒证

主要证候：产后高热寒战，壮热不退，恶露量或多或少，色紫黯，或如败酱，或如脓血，气臭秽；小腹疼痛拒按，心烦口渴，尿少色黄，大便燥结；舌质红，苔黄，脉数有力。

治法：清热解毒，凉血化瘀。

方药：五味消毒饮（《医宗金鉴》）合失笑散（《太平惠民和剂局方》）加丹皮、赤芍、益母草。

五味消毒饮：蒲公英　金银花　野菊花　紫花地丁　紫背天葵子

失笑散：蒲黄　五灵脂

若实热瘀血内结于胞中阳明，治宜清热解毒，化瘀通腑，方用大黄牡丹汤（《金匮要略》）加红藤、败酱草、薏苡仁。

若热入气分，热伤津液，主方加生石膏、天花粉、石斛以清热泻火，生津止渴。

2. 外感证

主要证候：产后恶寒发热，头痛无汗，鼻塞流涕，肢体酸痛；舌苔薄白，脉浮紧。

治法：养血疏风。

方药：荆穗四物汤（《医宗金鉴》）。

荆芥　地黄　当归　川芎　白芍

若感受风热证，治宜辛凉解表，疏风清热，方用银翘散（《温病条辨》）。

若邪在少阳，治宜和解少阳，方用小柴胡汤（《伤寒论》）。

若产时中暑，治宜清暑益气，养阴生津，方用清暑益气汤（《温热经纬》）。

3. 血虚证

主要证候：产后低热不退，动则自汗出；恶露量少，色淡质稀，小腹绵绵作痛，头晕眼花，心悸失眠；舌淡红，脉细弱。

治法：补血益气。

方药：八珍汤（《正体类要》）加枸杞、黄芪。

当归　白芍　川芎　熟地　党参　白术　茯苓　甘草

4. 血瘀证

主要证候：产后寒热时作，恶露不下或量甚少，色紫黯有块；小腹疼痛拒按，块下痛减，口干不欲饮；舌质紫黯或有瘀点，脉弦数或涩。

治法：活血化瘀。

方药：生化汤（《傅青主女科》）加丹参、丹皮、益母草。

当归　川芎　桃仁　炮姜　炙甘草

（三）其他疗法

1. 中药保留灌肠　红藤30g、败酱草30g、赤芍30g、蒲公英30g、丹参30g、三棱15g、莪术15g、丹皮15g。浓煎至150ml，保留灌肠，每天1次。适用于感染邪毒证。

2. 中药外敷　选用清热解毒、凉血化瘀止痛的药物，研粉用酒或醋调成糊状，或奄包外敷下腹部。适用于感染邪毒证（急性盆腔腹膜炎）。

3. 针灸 针刺人中、合谷、涌泉穴，配内关、少商穴；适用于产后中暑证。灸百会、关元、神阙穴，适用于血虚证。

六、临证思维分析

1. 询问患者发病诱因、发热类型及相关症状，分析中医证候特点，结合腹部体检、妇科检查、B超、血常规等检查，以确定病因、病位；中西医诊断和中医证型；与其他有发热的疾病相鉴别。

2. 中医辨证施治应注意产后"多虚多瘀"的特点，补虚勿忘祛瘀，化瘀而不伤正，以调气血，和营卫为主。

3. 若为感染邪毒型（产褥感染），需积极处理，及时、足量应用抗生素，必要时手术处理脓肿。中西医结合治疗，扶正祛邪，防止疾病传变。

病案举例

患者女性，31岁，已婚，孕2产1。产钳助产后12天，发热伴下腹疼痛2天。脓血性恶露，臭秽；心烦口渴，大便燥结；舌质红，苔黄，脉弦数。无尿频、尿急、尿痛及鼻塞咳嗽症状。查体：体温：38.9℃，血压：140/80mmHg，脉搏：108次/分，双侧乳房无红肿及压痛。下腹部柔软，正中压痛，无反跳痛。妇检：阴道黏膜充血，脓血性分泌物，宫颈闭合，子宫饱满，压痛（+），双则附件有压痛。血常规：WBC：12.24×10^9/L，，N：86%，；B超示：宫腔积液，附件区未见明显异常。尿常规（−），胸片（−）。

诊断依据：

1. 患者发病于产褥期。

2. 产钳助产后12天，发热及下腹疼痛2天。脓血性恶露，臭秽；心烦口渴，大便燥结；舌质红，苔黄，脉弦数。

3. 体温：38.9℃。下腹部压痛。

4. 妇检：阴道黏膜充血，脓血性分泌物，宫颈闭合，子宫饱满，压痛（+），双则附件有压痛。

5. 血常规：WBC：12.24×10^9/L，N%：86%。

诊断：中医：产后发热，感染邪毒证；西医：产褥感染。

治疗计划：

1. 支持疗法。

2. 半卧位。

3. 抗感染治疗（先予广谱抗感染治疗，再根据培养及药敏结果给予调整）。

4. 宫颈分泌物培养加药敏。

5. 中药治疗。

内治法：清热解毒，凉血化瘀。

方药：五味消毒饮合失笑散加丹皮、赤芍、益母草。

蒲公英20g 野菊花20g 紫花地丁20g 金银花20g 紫背天葵15g 丹皮10g 赤芍10g 益母草20g 五灵脂10g 蒲黄15g

外治法：中药藤包外敷下腹部，每日 1 次。

红藤 30g　败酱草 30g　赤芍 30g　蒲公英 30g　大黄 20g　丹皮 20g

（李伟莉）

第二节　产后腹痛

问题导入

患者女性，26 岁，已婚，产后 10 天，下腹疼痛 7 天。

问题 1：根据上述病史资料，患者还需做哪些辅助检查？

问题 2：该患者的初步诊断是什么？如何进行鉴别诊断？

问题 3：该患者如何进行治疗？

一、概　述

产妇在产褥期间，发生与分娩或产褥有关的小腹疼痛，称为"产后腹痛"。若由瘀血引起者，称"儿枕痛"。

产后宫缩痛于产后 1~2 日出现，持续 2~3 日自然消失，不需特殊治疗。

二、病因病机

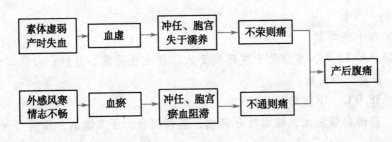

三、诊断要点

1. **病史**　好发于经产妇，可有难产、胎膜早破、产后出血、情志不遂及感寒等病史。

2. **症状**　产妇分娩 1 周后，小腹疼痛仍不消失；或分娩不足 1 周，但小腹阵发性疼痛加剧，常伴有恶露异常。

3. **检查**

（1）产科检查：注意子宫复旧情况。

（2）实验室检查：血常规检查可呈轻度贫血。

（3）B 超检查：了解有无胎盘、胎膜残留及子宫复旧情况。

四、鉴别诊断

1. **伤食腹痛**　有饮食不洁史。疼痛部位多在胃脘部，常伴胃脘满闷，嗳腐吞酸，大便溏滞不爽等症状。

2. 产褥感染 小腹疼痛拒按，伴有高热寒战，恶露时多时少，色紫黯如败酱，气臭秽。白细胞升高，分泌物培养、妇检、盆腔 B 超可资鉴别。

3. 产后下痢 起病急，有不洁进食史。疼痛部位在脐周，腹部绞痛，伴有发热，下痢脓血，里急后重。大便常规可见多量红、白细胞。

4. 产后淋证 以尿频、尿急、尿痛为主症，伴有小腹疼痛，尿常规可见红、白细胞。

五、治 疗

（一）辨证论治

表 9-1 产后腹痛证候特点

证型	妇科特征		全身症状	舌脉	
	腹痛	恶露		舌苔	脉象
血虚证	隐隐作痛 喜温喜按	恶露量少 色淡质稀	血虚证表现	舌淡、苔薄白	脉细无力
血瘀证	刺痛或冷痛 拒按	恶露量少 色紫黯有块	血瘀证表现	舌质紫黯	脉沉紧或弦涩

表 9-2 产后腹痛分型论治

证型	治法	主方	药物组成	
血虚证	补气养血 缓急止痛	肠宁汤（《傅青主女科》）	当归 熟地 人参 阿胶 山药 续断 肉桂 麦冬 甘草	
血瘀证	活血理气 化瘀止痛	生化汤（《傅青主女科》）	当归 川芎 桃仁 炮姜 炙甘草	

（二）其他疗法

1. 针灸 关元、气海、三阴交、合谷。血虚加足三里、膈俞，用补法；血瘀加归来、血海，用泻法。

2. 中成药 复方阿胶浆。适用于血虚证，每次 20ml，口服，每日 3 次。

3. 外治法 小茴香 30g，食盐 500g，共炒热，装布袋，适温，熨小腹。

病 案 举 例

患者女性，26 岁，已婚，产后 10 天，下腹疼痛 7 天。G_2P_2 足月分娩顺产，产后 3 天始小腹刺痛，按之痛剧，恶露量少，色紫黯，有小血块，胸胁胀痛，情志不舒。无呕吐，二便调。舌紫黯，苔薄白，脉弦涩。

检查：体温：36.5℃，血压：110/75mmHg，脉搏：80 次/分。腹部柔软，无明显压痛，子宫未扪及。

妇检：阴道通畅，宫颈口闭，子宫前位常大，无压痛，双附件（−）。

血常规未见明显异常。

B 超提示：子宫正常大小，宫腔少量液性暗区，双侧附件区未见明显异常。

诊断依据：

1. 病史 患者产后 10 天，下腹刺痛 7 天，按之痛剧，恶露量少，色紫黯，有小血块，胸胁胀痛，情志不舒，舌紫黯，苔薄白，脉弦涩。

2. 体检、妇检及辅助检查 未见明显异常。

诊断：中医：产后腹痛（血瘀证）；西医：产褥期。

治疗计划：

1. 中药治疗

治法：活血理气，化瘀止痛。

方药：生化汤加味（《傅青主女科》）。

当归 10g　川芎 10g　桃仁 10g　炮姜 10g　延胡 10g　川楝子 10g　乌药 10g　炙甘草 6g 益母草 20g　蒲黄 10g

2. 情志疏导

（李伟莉）

第三节 产 后 身 痛

问题导入

病案：患者女性，28 岁，足月顺产，产后不慎受寒，出现遍身疼痛，痛处游走不定，20 天未解。

问题 1：根据上述病史资料，患者还需做哪些辅助检查？

问题 2：该患者的初步诊断是什么？如何进行鉴别诊断？

问题 3：该患者如何进行治疗？

一、概 述

女性在产褥期间，肢体关节酸楚疼痛，麻木重著者，称"产后身痛"，亦称为"产后关节痛"、"产后遍身疼痛"、"产后痹证"或"产后痛风"。西医学因风湿、类风湿引起的产褥期关节疼痛可参考本病治疗。

二、病因病机示意图

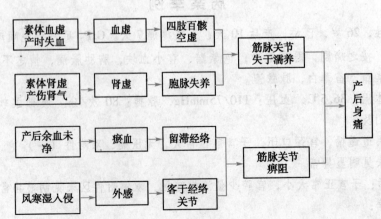

三、诊断要点

1. 病史 产时或产后出血过多，或产后感受风寒，或居处潮湿寒冷。

2. 症状 产褥期出现肢体关节酸痛或麻木重着，甚至屈伸不利；或痛处游走不定，或关节刺痛，或腰腿疼痛。

3. 检查

（1）体格检查：可有痛处关节活动受限，或关节肿胀按之疼痛。

（2）实验室检查：红细胞沉降率、抗溶血性链球菌"O"、类风湿因子及 X 线检查可协助诊断。

四、鉴别诊断

应与痹证相鉴别。本病发生于产褥期，而痹证则任何时候均可发病。

五、治 疗

（一）辨证论治

辨证重在辨疼痛的部位和性质，结合全身症状和舌脉。治疗以调理气血为主。

1. 血虚证

主要证候：产褥期中，遍身疼痛，关节酸楚，肢体麻木；面色萎黄，头晕心悸，气短乏力；舌淡红，苔薄白，脉细弱。

治法：补血益气，活血通络。

方药：黄芪桂枝五物汤（《金匮要略》）加秦艽、当归、鸡血藤。

黄芪 桂枝 白芍 生姜 大枣

2. 风寒湿证

主要证候：产褥期中，遍身疼痛，或肢体关节屈伸不利，或痛处游走不定，或疼痛剧烈，宛如针刺，或肢体关节肿胀、麻木、重着，恶风怕冷；舌质淡红，苔白或白腻，脉细弦或浮紧。

治法：养血祛风，散寒除湿。

方药：独活寄生汤（《备急千金要方》）。

独活 桑寄生 秦艽 防风 细辛 白芍 川芎 地黄 杜仲 牛膝 茯苓 桂枝 当归 人参 甘草

3. 血瘀证

主要证候：产后遍身疼痛，或四肢关节刺痛，屈伸不利，按之痛甚；或伴小腹疼痛拒按，恶露色黯红，下而不畅；舌质紫黯，脉弦涩。

治法：养血活血，通络止痛。

方药：身痛逐瘀汤（《医林改错》）。

秦艽 川芎 桃仁 红花 甘草 羌活 没药 当归 五灵脂 香附 牛膝 地龙

4. 肾虚证

主要证候：产后腰背疼痛，腿脚无力，或足跟痛；头晕耳鸣，夜尿多；舌淡红，苔薄白，脉沉细。

治法：补肾通络，温经止痛。

方药：养荣壮肾汤（《叶氏女科证治》）加秦艽、熟地。

桑寄生　续断　杜仲　独活　当归　防风　肉桂　生姜　川芎

（二）其他疗法

针灸：上肢取曲池、合谷、内关穴；下肢取环跳、阳陵泉、足三里、三阴交穴；虚证用补法，寒证用温针，或艾灸、隔姜灸法。以温通血脉，散寒除湿。

六、临证思维分析

产后身痛，俗名产后风。以产后冬春寒冷季节和接触冷水容易发生本病。徐志华教授认为致病的主要原因为产后血脉空虚，风冷乘之，血为寒凝。拟方舒筋散，舒筋活络，祛风散湿，通瘀止痛。方中当归、白芍和血养血；狗脊、桑寄生补肝肾，强筋骨，养血祛风，和营通络；寻骨风、伸筋草祛风胜湿，舒筋活络；鹿含草功同人参，扶正祛邪，强筋健骨，补肝肾，益精髓；丝瓜藤、活血藤、络石藤、海风藤、夜交藤等五种藤，祛风胜湿，活血散寒，通经活络，坚筋骨，利关节。李时珍云："凡藤皆入络"。故通治诸痿痹痛。

病案举例

患者女性，28 岁，已婚。产后遍身疼痛 20 天。足月顺产后不慎受寒，出现遍身疼痛，痛处游走不定，关节屈伸不利、麻木、重着，恶风怕冷，舌淡红，苔白腻，脉细弦。检查：关节未见红肿；妇检未见异常。抗"O"、血沉未见异常。

诊断依据：

1. 病史　产后受寒，出现遍身疼痛 20 天。

2. 症状　遍身疼痛，痛处游走不定，关节屈伸不利、麻木、重着，恶风怕冷。

3. 体征　关节未见红肿，变型。妇检未见异常。

4. 辅助检查　抗"O"、血沉未见异常。

诊断：中医：产后身痛（风寒湿证）；西医：产褥期。

治疗计划：

1. 中药内服

治法：养血祛风，散寒除湿。

方药：独活寄生汤（《备急千金要方》）。

独活 10g　桑寄生 10g　秦艽 10g　防风 10g　细辛 3g　白芍 10g　川芎 10g　地黄 10g　杜仲 10g　牛膝 10g　茯苓 10g　桂枝 9g　当归 10g　人参 10g　甘草 6g

2. 艾灸　取穴：曲池、合谷、内关穴；环跳、阳陵泉、足三里、三阴交，每日 1 次。

（李伟莉）

第四节　产后恶露不绝

问题导入

齐某，女，30 岁，已婚。足月顺产后 1 个月余，血性恶露淋漓不净，色黯有块，小腹疼痛拒按。

问题 1：根据上述病史描述，需做哪些辅助检查？

问题 2：该病人的初步诊断是什么？如何进行鉴别诊断？

问题 3：该病人如何进行辨证论治？

一、概　　述

产后经阴道排出的余血浊液，过期不止，称为"恶露不绝"，又称"恶露不尽"、"恶露不止"。

恶露，指产后经阴道排出的血液、坏死蜕膜等组织。包括血性恶露和浆液恶露。血性恶露含大量血液，色鲜红，量多，有时有小血块、坏死蜕膜及少量胎膜。通常持续 3～4日。其后出血逐渐减少，转变为浆液恶露。浆液恶露色淡红，有较多坏死蜕膜组织、宫腔渗出液、宫颈黏液，少量红细胞及白细胞，且有细菌。持续 10 日左右。

本病为西医学子宫复旧不全的典型症状，胎盘、胎膜残留所致的晚期产后出血也可导致本病的发生。迁延日久可致不同程度的贫血，或继发局部及全身感染。

二、病因病机

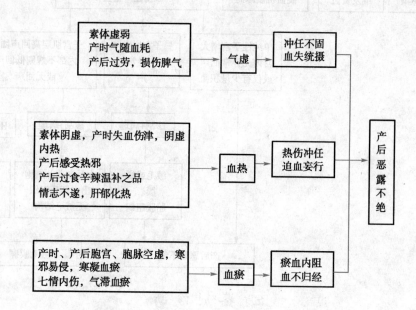

三、诊 断 要 点

1. 病史　了解产妇体质情况，询问有无多产、滞产、流产等病史。

2. 症状　产后瘀浊败血逾 14 日仍淋漓不净，量多少不一。若迁延不愈，日久继发贫血则伴有倦怠乏力、头晕心悸等症状；继发感染则恶露气味臭秽，伴有发热、腹痛等症状。

3. 检查

（1）妇科检查：子宫复旧不良者，子宫增大而软，或有压痛，宫口松弛。胎盘残留者有时可见胎盘组织堵塞于子宫颈口。

（2）血常规及凝血功能检测：排除凝血功能障碍，了解有无继发贫血、炎症改变。

（3）B 超检查：了解子宫复旧情况及有无胎盘、胎膜残留。

（4）诊断性刮宫：刮出宫内容物送病理检查以进一步诊断。

（5）血 HCG 测定：可排查有无胎盘、蜕膜残留，并除外绒毛膜上皮细胞癌。

四、诊 断 思 路

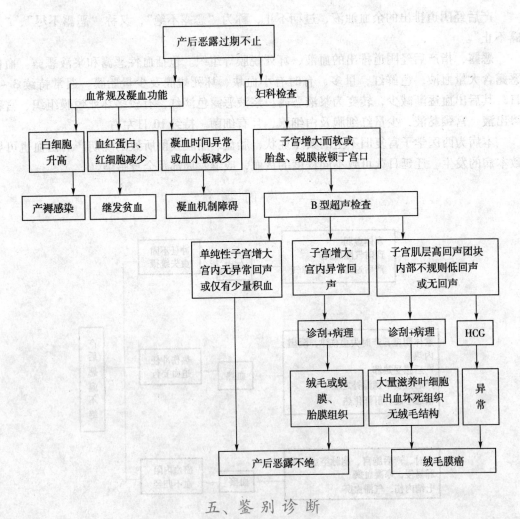

五、鉴 别 诊 断

应与产后血崩、绒毛膜癌、产后发热相鉴别。

表 9-3 恶露不绝鉴别要点

	恶露不绝	产后血崩	绒毛膜癌	产后发热
症状	产后血性恶露逾 2 周以上仍淋漓不止，小腹或坠或胀或痛	新产后突然阴道大量出血，特别是产后 24 小时内出血达 500ml 以上	阴道流血，子宫复旧不全或不均匀性增大，或伴腹痛及腹腔内出血；假孕症状	发热恶寒，低热不退，或乍寒乍热，或高热寒战；多伴有恶露异常和小腹疼痛，尤其是恶露异常
实验室检查	血 HCG 正常或略增高；血红蛋白正常或降低	血 HCG 正常或增高；可有凝血功能障碍；血红蛋白正常或降低	血 HCG 持续高水平或降为正常后再次升高；X 线可见肺部病灶	血 HCG 正常或略增高；白细胞增高；血及分泌物的细菌培养确定病原体；红细胞沉降率可升高，血 C-反应蛋白可升高
妇科检查	子宫增大较同周期子宫软，宫口松弛或伴压痛	软产道损伤，或宫缩乏力	子宫增大，质硬，可触及肿物	可有软产道损伤或盆腔炎性改变
B 超	宫腔内或可有胎盘、蜕膜残留	宫腔内或可见胎盘、蜕膜残留，或肌层见高回声团块等胎盘植入现象	子宫不同程度增大，肌层可见高回声团块，内部伴不规则低回声或无回声	宫腔内可有残留组织，盆腔积液，盆腔脓肿
诊刮病理	或有蜕膜、或胎盘残留	或有蜕膜、胎盘残留	滋养细胞及坏死出血组织，无绒毛结构	或有蜕膜、胎盘残留

六、辨 证 论 治

应首先明确产后恶露不绝的原因，再结合恶露的量、色、质情况及全身症状、舌脉辨证治疗。其血性恶露量多、色淡质稀无臭者多为气虚；色红或紫，质黏稠者多为血热；色黯有块伴有疼痛拒按者多为血瘀，临床应遵循"虚者补之"、"热者清之"、"瘀者祛之"原则进行治疗，切记不可过用固涩之品，以免留瘀为患（表 9-4、表 9-5）。

表 9-4 恶露不绝证候特点

证型	妇科特征				舌脉	
	期	量	色	质	舌苔	脉象
气虚证	2 周以上	多	淡红	稀	舌淡 苔薄白	缓弱
血热证	2 周以上	或多或少	深红或紫红	黏稠	舌红 苔少	细数无力
血瘀证	2 周以上	或少或多	黯红	有块	舌紫黯有瘀点瘀斑，苔薄白	脉弦涩

表 9-5 恶露不绝分型论治

证型	治法	主方	药物组成
气虚证	补中益气 固冲止血	补中益气汤加阿胶、 艾叶、乌贼骨	黄芪、炙甘草、人参、当归、陈皮、升麻、柴胡、 白术、阿胶、艾叶、乌贼骨
血热证	养阴清热 凉血止血	保阴煎加煅牡蛎、 炒地榆	生地、熟地、芍药、山药、川续断、黄芩、黄柏、 生甘草、煅牡蛎、炒地榆
血瘀证	活血化瘀 理血归经	生化汤合失笑散	当归、川芎、桃仁、炮姜、甘草、五灵脂、炒蒲黄

七、临证思维分析

产后血性恶露过期不止，首先应仔细询问病史，根据血常规、妇科检查、B超等检查结果明确出血原因，再根据恶露量、色、质及全身症状，舌脉辨证论治。

病案举例

齐某，女，30岁，已婚。足月产后1个月余，血性恶露淋漓不净，现阴道排出物色黯有块，伴有小腹疼痛拒按，块下痛减。平素倦怠乏力，语声低微，面色㿠白，食欲不振。舌黯淡，边有瘀点瘀斑，苔薄白，脉沉涩无力。

既往月经周期正常，孕3产1流2。产科检查：子宫复旧不良，子宫较大而软，伴有轻微压痛。血β-HCG阴性，血常规未见异常，B超检查：子宫增大，回声均匀，宫内未见异常回声。

诊断依据：

1. 病史 流产2次。产后血性恶露淋漓不净1个月余。

2. 症状 产后血性恶露逾1个月仍淋漓不止，色黯有块，小腹疼痛拒按，块下痛减。

3. 检查

(1) 妇科检查：子宫较大而软，伴有轻微压痛。

(2) 实验室检查：血β-HCG阴性，血常规未见明显异常。

(3) B超检查：子宫增大，回声均匀，宫内未见异常回声。

诊断：中医：恶露不绝（气虚血瘀证）；西医：子宫复旧不良。

治疗计划：

治法：活血祛瘀，补气摄血。

方药：生化汤合参芪失笑散。

当归25g 川芎10g 桃仁5g 炮姜5g 甘草5g 蒲黄5g 五灵脂5g 人参10g 黄芪10g

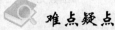 难点疑点

1. 对于本病"产后"的理解不要局限于足月产、剖腹产后，也包括早产、中期引产、早期妊娠流产及药物流产后。

2. 注意产后经阴道排出的瘀浊败血称为"恶露",由于剖腹产术后子宫裂口导致的晚期产后内出血,不属本病探讨范畴。

3. 产后多虚多瘀,本虚标实。临床治疗本病补虚不可过于固涩,以防血止留瘀;祛瘀禁用破血之品,以恐动血耗血;清热不可过用苦寒,以慎苦寒伤阳,血被寒凝而致瘀血难化。

4. 本病若失血耗气,无力排瘀,胎盘、蜕膜残留可致宫腔粘连;若败血留滞,瘀而化火,可致产后发热,反果为因,迫血妄行,加剧病情进展。

5. 注意恶露不绝时间过长可继发不同程度贫血,并且生殖道创面易被病原体侵袭,导致局部或全身感染。

知 识 链 接

1. 对胎盘、胎膜、蜕膜残留所致的恶露不绝,需在备血、建立静脉通路及开腹手术准备条件下行刮宫术,术后给予抗生素及子宫收缩剂,刮出物送病理检查以明确诊断。

2. 若产后血性恶露淋漓不断时间 2~3 个月以上,尚需进一步通过血 HCG、B 超、诊刮病理等相关检查排除绒毛膜癌。

(丛慧芳)

第五节 产后郁证

问题导入

张某,32 岁,已婚。2013 年 7 月 6 日初诊。3 周前自然分娩一女婴,近 5 天因出现精神抑郁,心神不安,悲观厌世就诊。

问题 1:临证该患者还需询问哪些病史?

问题 2:接诊时针对病情需做哪些相关检查以辅助诊断?

问题 3:该患者的初步诊断是什么?如何进行鉴别诊断?

问题 4:该类疾病临证如何进行辨证论治?

一、概　述

产妇在产褥期出现精神抑郁、情绪低落、思维迟缓等症状称为产后郁证。

本病属情感障碍性精神疾病,西医称之为"产褥期抑郁症",国外报道发病率高达 30% 左右,首次在产褥期发病,一般在产后 2 周出现症状,产后 4~6 周症状逐渐明显,平均持续 6~8 周。若不及时治疗,可致伤婴、自杀等不良后果。

二、病因病机

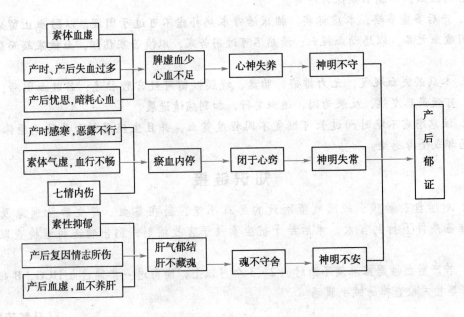

三、诊断要点

1. 病史　详细询问是否产后 4 周内首次发病，有无不良分娩史、精神刺激因素及体质情况。

2. 症状　产后 4 周内出现①情绪改变：情志抑郁，沮丧恐惧，甚至烦躁易怒；②主动性下降：反应迟钝，行动迟缓，创造性思维受损；③自罪自责：自我评价降低；④兴趣丧失：对生活缺乏信心，悲观厌世。或伴失眠或嗜睡，疲劳厌食，伴体重下降或增加等，甚至出现伤婴或自杀行为。

3. 检查　妇科检查及体格检查一般无明显异常。

产后抑郁症的诊断至今无统一标准，目前主要参考美国产褥期抑郁症诊断标准和爱丁堡产后抑郁量表。

知 识 链 接

1. 美国《精神疾病的诊断与统计手册》（1994 年版）对产褥期抑郁症的诊断：

产后 4 周内出现下列 5 条或 5 条以上的症状，其中必须具备①、②两项：

①情绪抑郁；

②对全部或多数活动明显缺乏兴趣或愉悦；

③体重显著下降或增加；

④失眠或睡眠过度；

⑤精神运动性兴奋或阻滞；

⑥疲劳或乏力；

⑦遇事皆感毫无意义或自罪感；

⑧思维能力减退或注意力溃散；

⑨反复出现死亡想法。

2. 爱丁堡产后抑郁量表（EPDS）

量表包括 10 项内容，根据症状的严重度，每项内容分 4 级评分（0、1、2、3 分），于产后 6 周进行，完成量表评定约需 5 分钟。10 个项目分值的总和为总分，总分在 12 ~ 13 分者可能患有不同程度的抑郁性疾病，总分相加≥13 分者可诊断为产后抑郁症。

在过去的 7 天内：

（1）我能看到事物有趣的一面，并笑的开心

A. 同以前一样

B. 没有以前那么多

C. 肯定比以前少

D. 完全不能

（2）我欣然期待未来的一切

A. 同以前一样

B. 没有以前那么多

C. 肯定比以前少

D. 完全不能

（3）当事情出错时，我会不必要地责备自己

A. 没有这样

B. 不经常这样

C. 有时会这样

D. 大部分时候会这样

（4）我无缘无故感到焦虑和担心

A. 一点也没有

B. 极少这样

C. 有时候这样

D. 经常这样

（5）我无缘无故感到害怕和惊慌

A. 一点也没有

B. 不经常这样

C. 有时候这样

D. 相当多时候这样

（6）很多事情冲着我来，使我透不过气

A. 我一直像平时那样应付得好

B. 大部分时候我都能像平时那样应付得好

C. 有时候我不能像平时那样应付得好

D. 大多数时候我都不能应付

（7）我很不开心，以致失眠

A. 一点也没有

B. 不经常这样

C. 有时候这样

D. 大部分时间这样

（8）我感到难过和悲伤

A. 一点也没有

B. 不经常这样

C. 相当时候这样

D. 大部分时候这样

（9）我不开心到哭

A. 一点也没有

B. 不经常这样

C. 有时候这样

D. 大部分时间这样

（10）我想过要伤害自己

A. 没有这样

B. 很少这样

C. 有时候这样

D. 相当多时候这样

四、鉴别诊断

应与产后神经衰弱及产后抑郁性精神病相鉴别：

1. **产后神经衰弱** 主要表现为失眠、多梦、记忆力下降、倦怠乏力等，经过充分休息后，症状可以得以改善和消失。

2. **产后抑郁性精神病** 多发生于产后 2 周，出现迫害妄想、幻听幻觉、抑郁躁狂、打人毁物、登高而歌、弃衣而走等语言行为混乱症状，属于"产后狂证"，西医属精神病范畴。

五、辨 证 论 治

本病虚多实少，或虚中夹实。辨证之时需注意心、肝、脾及血瘀致郁等特点。由于心者易心悸胆怯或心中烦乱，坐卧不宁，夜不成寐；发于肝者易情绪不宁或烦躁易怒，胸闷善叹息，数欠伸；涉于脾者易多思善虑，愁眉苦脸，不思饮食，神疲乏力；因于瘀者易性情急躁，头痛或胸胁刺痛固定不移。同时结合四诊，细审详辨。以调气和血，安神定志为治疗大法，或兼以清热、化瘀。并结合心理治疗，纠正认知偏差（表9-6、表9-7）。

表 9-6 产后郁证证候特点

证型	抑郁特征	全身症状	舌象	脉象
心脾两虚证	产后精神抑郁，心悸胆怯，情绪低落，多思忧虑	失眠多梦，头晕神疲，面色萎黄或苍白，纳少便溏	舌淡红，苔薄白	脉细弱无力
瘀血内阻证	产后精神抑郁，性情急躁	头痛、失眠、健忘、胸胁刺痛，恶露淋漓日久，色紫黯有块，面色晦黯	舌黯有瘀斑瘀点，苔白	脉弦或涩
肝气郁结证	产后情绪不宁，郁闷烦躁	胸中满闷，脘闷嗳气，不思饮食，恶露量或多或少，色紫黯有块	舌淡红，苔薄	脉弦

表 9-7 产后郁证分型论治

证型	治法	主方	药物组成
心脾两虚证	健脾益气宁心安神	归脾汤	白术、当归、茯苓、黄芪、龙眼肉、远志、酸枣仁、木香、甘草、人参
瘀血内阻证	活血祛瘀镇静安神	芎归泻心汤加合欢皮、琥珀	当归、川芎、延胡索、蒲黄、牡丹皮、桂心、五灵脂、合欢皮、琥珀
肝气郁结证	疏肝理气解郁安神	逍遥散加夜交藤、柏子仁	白术、柴胡、当归、茯苓、甘草、芍药、夜交藤、柏子仁

六、临证思维分析

本病应首先询问既往有无抑郁病史及家族史，本次发病是否为首次发病，有无不良分娩史，有无惊恐、忧虑、愤怒等情志刺激诱因。根据美国 1994 年《精神疾病的诊断与统计手册》"产褥期抑郁症的诊断标准"或爱丁堡产后抑郁量表（EPDS）进行评估、诊断，再结合四诊资料辨证论治。

病案举例

张某,32 岁,已婚。2013 年 7 月 6 日初诊。3 周前自然分娩一女婴,近 5 天出现精神抑郁,心神不安,悲观厌世,入寐不安,现恶露量多,色淡红,质稀,精神萎靡,面色萎黄,头晕神疲,纳少便溏,舌淡红,苔薄白,脉沉细无力。查体:下腹无压痛、反跳痛;实验室检查:未见异常。爱丁堡产后抑郁量表评分:EPDS 15 分。

诊断依据:

1. 产褥期妇女出现情志异常改变;

2. 查体　下腹无压痛、反跳痛;

3. 实验室检查　未见异常;

4. 爱丁堡产后抑郁量表评分（EPDS）　15 分。

诊断:中医:产后郁证(心脾两虚证);西医:产褥期抑郁症。

治疗计划:

治法:健脾益气,宁心安神。

方药:归脾汤加味。

白术 15g　当归 15g　茯苓 15g　黄芪 20g　龙眼肉 15g　远志 15g　酸枣仁 15g　木香 5g　甘草 10g　人参 10g　合欢花 15g　郁金 10g

难点疑点

1. 本病的发生与素体因素及产后多虚多瘀的内环境有关,涉及心、肝、脾多脏,往往相兼为病,错综复杂。夫妻关系紧张、洁癖、对分娩的恐惧及生男生女的偏见等因素均可能是本病的诱因,应注意心理疏导,纠正患者认知偏差。

2. 注意隐匿性抑郁。由于患者及家属缺乏精神健康知识,否认抑郁症状,为本病的诊断带来困难,尤其躯体化症状明显,而临床检查无阳性发现者,更应警惕。此类患者虽然心境低落,但强作欢笑,极力掩饰,使医生难以发现抑郁之核心症状,具有较高的自杀危险,应与患者深入交谈,及时发现患者内心潜伏的负面情绪,以防误诊。

（丛慧芳）

第六节　产后汗证

问题导入

陆某,女,27 岁。2009 年 6 月 12 日就诊。足月顺产后汗出不止 14 天,动则尤甚。

问题 1:根据上述病史描述,需做哪些辅助检查?

问题 2:该病人的初步诊断是什么?如何进行鉴别诊断?

问题 3:该病人如何进行辨证论治?

一、概　述

产妇在产褥期内，以汗出过多，持续不止为主要症状称为"产后汗证"。常分为产后自汗与盗汗。"产后自汗"多表现为产后涔涔汗出，持续不止，动则尤甚，甚则安静休养状态下汗出不止，里衣湿透；"产后盗汗"多表现为寐中汗出湿衣，醒来即止。两者一般分别见之，亦可并见。

新产后的产妇汗出较多，尤以进食、活动及睡眠时为著，是由于产时耗气伤津，气血骤虚，阴阳营卫失和所致，可在数天后营卫自调而缓解，此为生理性汗出，不作病论。

二、病因病机

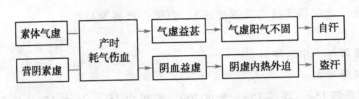

三、诊断要点

1. 病史　详细询问平素体质情况，排除结核、贫血、甲亢、风湿等疾病。

2. 症状　以产后汗出量过多和持续时间长为特点。产后自汗，表现为产后周身汗出不止，白昼汗多，动则益甚；产后盗汗，表现为寐即汗出，醒则汗止。

3. 检查　根据临床具体情况可选择结核菌素试验、肺部 X 线，抗"O"、血沉、类风湿因子、甲状腺功能测定等检查排除相关疾病。

四、鉴别诊断

1. 产后中暑　产时正值酷暑夏季，感受暑邪，以突发高热，汗出，神昏，躁扰不宁，甚则抽搐为特征。而产后汗证无明显季节性，无发热及神志改变。

2. 产后发热　以高热伴多汗，汗出热退为特征，起病急，病程短。而产后汗证仅为汗出过多而无发热。

五、治　疗

(一) 辨证论治

根据汗出时间，可分为产后自汗与盗汗。白昼汗多，动则加剧为产后自汗；睡时周身汗出，醒后即止为产后盗汗。自汗多由气虚所致，盗汗常由阴虚使然。气虚以益气和营，固表止汗为法；阴虚以养阴益气，生津敛汗为治。务使阴平阳秘，营卫调和，腠理密固，则汗出可愈（表9-8、表9-9）。

表9-8　产后汗证证候特点

证型	汗出特征	全身症状	舌象	脉象
气虚证	产后汗出过多，不能自止，动则益甚	面色㿠白，气短懒言，语声低微，倦怠乏力	舌质淡，苔薄白	脉细弱

续表

证型	汗出特征	全身症状	舌象	脉象
阴虚证	产后寐中遍身汗出，甚则湿透衣衫，醒后即止	面色潮红，头晕耳鸣，口燥咽干，或五心烦热，腰膝酸软	舌质红，少苔	脉细数

表 9-9　产后郁证分型论治

证型	治法	主方	药物组成
气虚证	益气和营固表止汗	黄芪汤	黄芪、白术、防风、熟地黄、煅牡蛎、白茯苓、麦冬、甘草、大枣
阴虚证	滋阴益气生津敛汗	生脉散加煅牡蛎、糯稻根、浮小麦、山萸肉	人参、麦冬、五味子、煅牡蛎、糯稻根、浮小麦、山萸肉

（二）其他疗法

1. 中成药

（1）大补阴丸：滋阴降火，补虚止汗。每次 1~2 丸，每日 2~3 次，口服。

（2）补中益气丸：补中益气，固表止汗。每次 1 丸，每日 2~3 次，口服。

2. 外治法

中药敷脐：以五倍子、五味子研末，加水少许，搅拌成糊状，敷于脐部，用纱布固定。

六、临证思维分析

1. 汗出过多，腠理失密，卫外不固，外邪极易侵入，兼风邪者，汗出后恶风明显，伴有周身酸楚，时寒时热，酌加苏叶、荆芥疏风解表，或合用桂枝汤（《伤寒论》桂枝、芍药、生姜、大枣、甘草）；兼风湿伤表者，可伴恶风畏寒，肢体重着麻木，小便短少，脉濡缓，宜祛风胜湿，益气固表，选防己黄芪汤加减（《金匮要略》防己、黄芪、炙甘草、白术）。

2. "汗为心之液"，汗出过多，导致心阴亏耗、心神失养而烦躁易怒，失眠多梦，宜酌加远志、五味子、竹叶清心安神。

3. 汗出不止伤阳，导致脾肾阳虚而形寒肢冷、腰酸膝软，注意温肾健脾。

4. 汗出太过伤阴，导致筋脉失养而发抽搐、肢麻，注意滋补肝肾。

5. 产后忌滥用补品，避免酿湿生热，加剧汗出而致病情缠绵。

病 案 举 例

患者陆某，女性，27 岁，2009 年 6 月 12 日因足月顺产 14 天后汗出不止，动则尤甚而就诊。

该患者于 14 天前顺产一女婴，分娩过程顺利，出血不多，无难产史，无结核、风湿、甲亢等疾病病史及相关症状。平素倦怠乏力，语声低微，产后汗出不止，动则尤甚，无发热、外感症状。

体格检查：生命体征平稳，面色㿠白，腹部膨隆，无压痛，子宫缩复良好，血性恶露不多，色淡，质稀。舌质黯，苔薄白，脉微弱。

实验室检查：血常规未见异常。

诊断依据：

1. 病史　足月顺产后，汗出湿衣，动则尤甚 14 天。

2. 体征　无发热、外感症状，可排除产后发热；无结核、风湿、甲亢病史及症状，可排除全身性疾病引起的汗出。

诊断：中医：产后汗证（气虚证）。

治疗计划：

治法：益气和营，固表止汗。

方药：黄芪汤（《济阴纲目》）。

黄芪 30g　炒白术 10g　麦冬 10g　炒防风 5g　熟地黄 10g　茯苓 15g　煅牡蛎（先煎）30g　甘草 15g　大枣 30g

（丛慧芳）

第七节　缺　乳

问题导入

患者女性，28 岁，已婚。足月剖宫产 20 天，乳汁不足 2 天。乳房胀硬、疼痛，乳汁量少、质稠，伴胸胁胀闷，食欲不振，睡眠差。

问题 1：接诊时需做哪些相关检查？

问题 2：该病人的初步诊断是什么？如何进行鉴别诊断？

问题 3：如何进行辨证论治？

一、概　述

哺乳期内，产妇乳汁甚少，或全无，称为"缺乳"。亦称"乳汁不行"或"乳汁不足"。

本病的特点是产妇乳汁甚少或全无，不能满足哺育婴儿的需要。可因营养不良或手术创伤导致乳少，亦可因七情所伤或高热导致乳汁骤减。若乳房腺体组织发育不良，疗效多不理想。

二、病因病机示意图

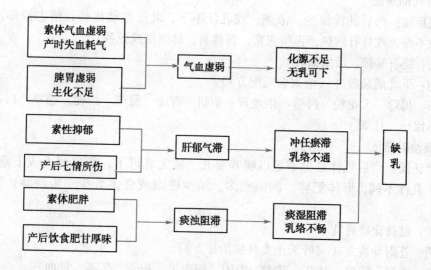

三、诊断要点

1. 病史 素体气血虚弱，产时失血过多；或素性抑郁，产后情志不遂。

2. 症状 哺乳期，乳汁甚少，或全无，不足以喂养婴儿。

3. 检查 乳腺发育正常，乳房柔软无胀痛，或胀硬而痛；乳汁清稀，或浓稠，或有乳腺发育不良者。注意有无因乳头凹陷或乳头皲裂所致乳汁壅塞不通，哺乳困难。

4. 乳房 B 超、红外线、X 线检查及性激素测定以排除先天性乳腺发育不良或乳房手术、乳络受损所致者。

四、鉴别诊断

应与乳痈所致乳汁不下者相鉴别。乳痈常因乳汁淤滞不通所致，初期多有恶寒发热，乳房胀硬疼痛，继而化脓成痈，乳房红肿热痛，缺乳则不伴乳房局部红、肿、热、痛及恶寒发热等症。

五、治 疗

缺乳的辨证主要以乳房有无胀痛、乳汁的稀稠程度为依据，结合全身症状与舌象、脉象，参考发病相关因素以及体质状况，以辨虚实。缺乳有虚实两端：乳房柔软，乳汁清稀者，多为虚证；乳房胀硬而痛，乳汁浓稠者，多为实证。虚者补气养血，实者疏肝解郁，均宜佐以通乳之品。治疗中应注意产妇的体质、病程、全身状况与舌脉等情况，补虚不要过于滋腻以防滞邪，开郁不要过于耗散以防伤正。

（一）辨证论治

1. 气血虚弱证

主要证候：产后乳少，甚或全无，乳汁清稀，乳房柔软，无胀满感，神倦食少，面色无华，舌淡，苔少，脉细弱。

治法：补气养血，佐以通乳。

方药：通乳丹（《傅青主女科》）。

人参 生黄芪 当归 麦冬 木通 桔梗 七孔猪蹄

2. 肝气郁滞证

主要证候：产后乳汁涩少，浓稠，或乳汁不下，乳房胀硬疼痛，情志抑郁，胸胁胀闷，食欲不振，或身有微热，舌质正常，苔薄黄，脉弦细或弦数。

治法：疏肝解郁，活络通乳。

方药：下乳涌泉散（《清太医院配方》）。

当归 川芎 天花粉 白芍 生地黄 柴胡 青皮 漏芦 桔梗 通草 白芷 穿山甲 王不留行 甘草

3. 痰浊阻滞证

主要证候：产后乳汁量少不足以喂养婴儿，或无乳可下，乳房硕大或下垂，柔软，无胀感，乳汁不稠，形体肥胖，胸闷痰多，纳少便溏或食多乳少，舌淡胖，苔腻，脉沉细。

治法：健脾化痰通乳。

方药：苍附导痰丸（《叶天士女科诊治秘方》）。

茯苓 半夏 陈皮 甘草 苍术 香附 胆南星 枳壳 生姜 神曲

（二）其他疗法

1. 针灸疗法 主穴：膻中、乳根。配穴：少泽、天宗、合谷。

2. 饮食疗法 鲤鱼一尾与猪蹄 2 只同炖，食鲤鱼、猪蹄，饮汤；或鸡血藤、红枣、桑寄生煎水代茶；或章鱼煲花生等。适用于血虚津亏乳少或无乳者。

3. 外治法 局部用热水或用葱汤熏洗乳房，或橘皮煎水热湿敷乳房，可起到宣通气血的作用。乳房有硬块者，可用蒲公英捣烂敷肿处以清热下乳。

六、调摄护理

1. 按需哺乳 指导产妇正确哺乳。如乳头内陷，婴儿吮吸困难，需用吸奶器吸出乳汁，减少乳汁淤积。

2. 饮食调理 均衡的饮食需要有足量的蛋白质、脂肪和丰富的维生素及矿物质，尤其应注意增加鱼汤、肉汤等汤类饮食，及时纠正缺乳。

3. 调节情志 注意心态的调节，保持稳定的情绪和良好的精神状态。

4. 睡眠充足，劳逸结合 产妇要保证充足的睡眠，注意劳逸结合，以免过度劳累影响乳汁的质和量。

病案举例

患者诉 20 天前足月剖官产一女婴，产后哺乳，乳汁量中，能满足婴儿需要。2 天前因琐事与家人发生口角，即感乳汁减少，质稠，乳房胀硬、疼痛，伴胸胁胀闷，情志抑郁，时啼哭抽噎，食欲不振，睡眠差，大便偏干，尿色黄。舌质黯红，苔薄黄，脉弦涩。乳房检查：双侧乳房胀满，质硬，无红肿热痛，挤压可见乳汁少量质稠。妇科检查：未检。查血常规均正常。

诊断依据：

1. 患者育龄期女性，足月剖官产分娩，现哺乳期，乳汁量少。

2. 乳房检查 双侧乳房胀满，质硬，无红肿热痛，挤压可见乳汁少量质稠。

临证应与乳痈相鉴别。患者无恶寒发热，乳房无红肿热痛，血常规均正常，排除乳痈之可能。

诊断：中医：缺乳（肝气郁滞证）。

治疗计划：

治法：疏肝解郁，通络下乳。

方药：下乳涌泉散（《清太医院配方》）加减。

生地10g　当归10g　白芍10g　川芎9g　柴胡6g　青皮5g　通草5g　天花粉12g　漏芦9g　白芷6g　王不留行9g　桔梗6g　甘草8g

附：回乳

产后不需哺乳，或因产妇有疾，不宜授乳，或婴儿已届断奶之时者，可予回乳。

1. 内服药

（1）麦芽煎：炒麦芽60g，煎汤频服。

（2）免怀散（《济阴纲目》）：红花、赤芍、当归尾、川牛膝。水煎服，连服3剂。

2. 外敷药　朴硝120g。分装纱布袋内，置两乳房外敷，待湿后更换之。

3. 针刺疗法　针刺足临泣、悬钟等穴位，两侧交替，每日1次，用弱刺激手法，7日为1个疗程。

（边文会）

第十章
妇科杂病的诊治

【培训目标】

1. 掌握妇科杂病的诊断特点；
2. 掌握癥瘕（含子宫肌瘤、卵巢肿瘤）、子宫内膜异位症与子宫腺肌病、不孕、卵巢早衰、多囊卵巢综合征、盆腔炎性疾病、阴挺、阴疮等的鉴别诊断；
3. 掌握妇科杂病的治疗原则与方法、常用方药。

妇科杂病是指不属于经、带、胎、产疾病范畴，而又与女性的解剖、生理、病理特点密切相关的疾病，包括癥瘕（含子宫肌瘤、卵巢肿瘤）、子宫内膜异位症与子宫腺肌病、不孕、卵巢早衰、多囊卵巢综合征、盆腔炎性疾病、阴挺、阴疮等。

妇科杂病可以没有明显的外在症状，也可以表现与经、带、胎、产疾病相似的症状，但病因病机、诊断及治疗等各有特点、自成体系。诊断常须借助妇科检查、辅助检查以明确，如癥瘕，可能仅因 B 超体检发现，患者无不适；闭经症状，借助性激素、B 超等检查可诊断是否因多囊卵巢综合征、卵巢早衰所致；痛经症状，借助妇检、B 超、腹腔镜等检查可诊断是否因子宫内膜异位症、子宫腺肌病所致，故须重视诊断方法及鉴别诊断。

妇科杂病的治疗方法不是千篇一律，须充分考虑患者的心理、意愿进行。方法多种，包括辨证论治，口服及外用药，针灸治疗等，必要时须行手术治疗。妇科杂病本虚标实多见，治疗的关键不单是祛除病邪，最重要的是提高患者的抗邪能力。对于需长期服用药物治疗的患者，即便是中药，也要认识到"是药三分毒"，定期检查血分析、肝肾功能等。

（罗颂平）

第一节　癥　瘕

【培训目标】

1. 掌握癥瘕的概念；了解癥与瘕的关系；
2. 掌握癥瘕的诊断要点与鉴别诊断；

3. 掌握癥瘕的善恶辨识要点；

4. 掌握癥瘕的辨证论治。

问题导入

　　患者女性，34 岁。1998 年 8 月 11 日因"经行下腹部疼痛 1 年"就诊。月经尚规律，经期 6~7 天，周期 27 天，经量中等，色红夹血块，LMP 1998 年 7 月 28 日。1 年多前曾因药物流产不全行清宫术，此后发生经行小腹疼痛，且逐渐加重，肛门坠胀，服用桂枝茯苓胶囊后无明显好转，今日来诊。面色晦黯，舌质黯，苔薄白，脉弦涩。

　　问题 1：该患者需完善哪些辅助检查？

　　问题 2：初步诊断应考虑什么疾病？如何进行鉴别诊断？

　　问题 3：如何进行辨证论治？

一、概　述

　　女性下腹或胞中结块，伴有或胀、或痛、或满、或阴道异常出血者，称为"癥瘕"。癥者，有形可征，固定不移，痛有定处，多属血分；瘕者，假聚成形，推之可移，痛无定处，多属气分。但癥与瘕难于截然分开，故以"癥瘕"并称。

　　西医学的子宫肌瘤、卵巢肿瘤、盆腔炎性包块、子宫内膜异位症肿块、陈旧性宫外孕及结核性包块等疾病，排除恶性后，采用非手术治疗时，可参考癥瘕辨证论治。下腹部包块病种繁多，证情复杂，若未明诊断不可盲目施治，应予高度重视。

二、病因病机

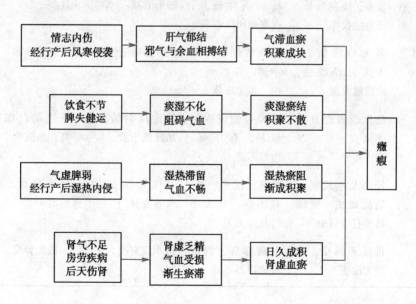

三、诊断要点

1. **病史**　有情志抑郁，经行产后感受外邪，或月经不调、带下异常等病史。

2. 临床表现 下腹部或胞宫有肿块，或伴有胀满、疼痛、月经改变、带下异常等症状者，可诊断为癥瘕。

3. 检查

（1）妇科检查或腹部检查时可扪及增大子宫及质地较硬的结节状肿块。

（2）B超、磁共振、宫腔镜、腹腔镜、子宫输卵管造影等协助诊断。

四、技能要点

妇科检查可对癥瘕做初步判断。

患者排空小便取膀胱截石位，已婚者可行双合诊或三合诊；未婚者可行肛腹诊。子宫肌瘤可扪及宫体增大，肌壁间肌瘤表面不规则，单个或多个结节状突起；肌瘤多发时子宫不规则增大，甚至形态改变。浆膜下肌瘤可扪及质硬、球状块物，与子宫有蒂相连，活动。黏膜下肌瘤子宫可均匀增大；有时肌瘤位于扩张的宫口内或脱出于阴道内，呈粉红色、实质、表面光滑；伴感染则表面有渗出、溃疡或脓血兼臭味。子宫腺肌病宫体均匀球形增大；内异症宫体常后倾，活动受限，宫旁一侧或两侧增厚压痛，或有触痛性不活动肿块。检查有无其他盆腔包块。

五、鉴别诊断

表 10-1　癥瘕鉴别诊断

	病史及月经	子宫或肿块	B超	理化检查
妊娠子宫	有停经史、早孕反应	子宫大小与停经月份符合	有胎心、胎体	血、尿 HCG 为阳性
子宫肌瘤	月经病史，月经量多、经期延长，压迫症状等	子宫增大、可扪及实质性硬块，或表面凹凸不平	实质性肿块波，波形衰减	白细胞轻度升高，或贫血
卵巢肿瘤	多无特殊病史，多无月经改变，常偶然发现	肿物常位于宫旁一侧，囊性或实性，多无压痛	实性波或液性波	一般无异常
盆腔炎性块物	急性或慢性盆腔感染史，月经改变或痛经	宫旁一侧或双侧包块，有压痛，边界不清	粘连反射波，或活跃低小波	急性期白细胞明显升高，血沉快
陈旧性宫外孕	停经及不规则阴道流血史，腹痛甚至有昏厥史	包块在宫旁一侧，有压痛，其大小与月经无关	宫体无改变，宫旁实性波	较重贫血，或白细胞升高
尿潴留	排尿不畅史，月经无改变	下腹膨隆，囊性肿物边界不清	液平段宽度大	一般无异常

六、辨识要点

表 10-2　癥瘕辨识要点

鉴别内容	良性肿物	恶性肿瘤
病史	病程长，逐渐长大	病程短，迅速长大
症状	可伴月经不调、痛经、下腹部疼痛、不孕等	早期无症状，继之可有阴道不规则流血、排液恶臭 晚期伴发热、消瘦、贫血、腹痛等
一般情况	良好	逐渐出现恶病质
妇科检查	肿块形态多规则，活动好，偏囊性，边界清；一般无腹水	肿块形态不规则，固定，边界不清实性或囊实性，表面结节状不平常伴腹水，血性，可查到癌细胞
肿瘤标志物	正常或轻度升高	明显升高
B超	肿块边界清，囊实性	边界不清晰，肿块囊实性或内有杂乱光团、光点

七、辨证论治

本病宜辨病与辨证相结合，同时维护月经周期，扶正祛邪兼顾。《内经》曰："大积大聚其可犯也，衰其大半而止"。故治疗用药需考虑体质强弱、病之久暂；既需化瘀消癥，亦需攻补适度，当以岁月求之，不可急于求成。

1. 气滞血瘀

主要证候：下腹部结块，触之有形，小腹胀满或疼痛；月经先后不定期，经血不畅，量多有块，经色黯，经期长；经前乳房胀痛，面色晦黯，精神抑郁，胸闷不舒，肌肤甲错；舌质紫黯，或有瘀斑，脉沉弦涩。

治法：行气活血，化瘀消癥。

方药：香棱丸（《济生方》）或大黄䗪虫丸（《金匮要略》）。

香棱丸：木香　丁香　京三棱　枳壳　青皮　川楝子　茴香　莪术；

大黄䗪虫丸：大黄　黄芩　甘草　桃仁　杏仁　白芍　生地　干漆　虻虫　水蛭　蛴螬　䗪虫。

2. 痰湿瘀结

主要证候：下腹结块固定，触之不坚，经行量多，淋漓难净，经间带下增多；体形肥胖，胸脘痞闷，腰腹疼痛；舌体胖大，紫黯有瘀点瘀斑，苔白腻，脉弦滑或沉涩。

治法：化痰除湿，活血消癥。

方药：

（1）开郁二陈汤（《万氏妇人科》）合消瘰丸（《医学心悟》）。

开郁二陈汤：陈皮　茯苓　香附　川芎　半夏　青皮　莪术　槟榔　甘草　木香　生姜；

消瘰丸：玄参　牡蛎　浙贝母。

（2）苍附导痰丸（《叶天士女科诊治秘方》）合桂枝茯苓丸（《金匮要略》）。

苍附导痰丸：茯苓 半夏 陈皮 甘草 苍术 香附 南星 枳壳 生姜 神曲；

桂枝茯苓丸：桂枝 茯苓 赤芍 丹皮 桃仁。

3. 湿热瘀阻

主要证候：下腹部肿块，热痛起伏，触之痛剧，痛连腰骶；经行量多，经期延长，带下增多，色黄如脓，或赤白相间，有臭味；烦热口渴，便秘溲黄；舌黯红，有瘀斑，苔黄厚或黄腻，脉弦滑数。

治法：清热利湿，化瘀消癥。

方药：大黄牡丹皮汤（《金匮要略》）合四妙散（《成方便读》）。

大黄牡丹皮汤：大黄 牡丹皮 桃仁 冬瓜仁 芒硝；

四妙散：苍术 黄柏 薏苡仁 牛膝。

4. 肾虚血瘀

主要证候：下腹部结块，隐痛或触痛；月经量多或少，经行腹痛，经色紫黯有块，婚久不孕或曾反复流产；面色晦黯，腰膝酸软，头晕耳鸣；舌黯，或舌边瘀点，脉沉涩或沉细弦。

治法：补益肾气，化瘀消癥。

方药：金匮肾气丸（《金匮要略》）合桂枝茯苓丸（《金匮要略》）。

金匮肾气丸：干地黄 山药 山茱萸 茯苓 丹皮 泽泻 桂枝 附子；

桂枝茯苓丸：桂枝 茯苓 赤芍 丹皮 桃仁。

八、临床思维分析

1. 癥瘕之辨证，重在辨善证、恶证；气病、血病；新病、久病。

2. 善证宜药物治疗，恶证应尽快手术，配合放疗、化疗。善证之病在气者，以理气行滞为主，佐以理血；病在血者，以活血破瘀散结为主，佐以理气。

3. 新病体质较强者，宜攻宜破；久病体质较弱者，可攻补兼施，或先补后攻，随证施治。需遵循"衰其大半而止"的原则，不可猛攻峻伐，以免损伤元气。

4. 对于有生育要求者，应维护月经周期，或消癥和助孕并举，孕育时定期观察癥瘕的变化，防止变性。无生育要求者，重在消癥散结，兼以理气、活血、除湿、清热等法。围绝经期是癥瘕的好发阶段，但子宫肌瘤、子宫腺肌瘤在绝经后可逐渐缩小；若肿块在绝经后增大，应警惕恶变。癥瘕病程较长，病情复杂，虚实并见，治疗不可一味活血破血、散瘀消癥，需要在气血聚散行止上用功夫。

病案举例

患者女性，34岁。1998年8月11日因"经行下腹部疼痛1年"就诊。月经尚规律，经期6~7天，周期27天，经量中等，色红夹血块，LMP 1998年7月28日。1年多前曾因药物流产不全行清宫术，此后发生经行小腹疼痛，且逐渐加重，肛门坠胀，服用桂枝茯苓胶囊后无明显好转，今日来诊。面色晦黯，舌质黯，苔薄白，脉弦涩。

全身体检未发现明显异常。

妇科检查：外阴婚产型；阴道畅，后穹隆触痛；宫颈肥大光滑，呈紫蓝色；宫体稍大、水平位，活动可，无压痛；双附件未及异常。

B超检查：子宫6.7cm×5.6cm×4.3cm，肌层回声不均，子宫后壁肌层可见1.3cm×

2.0cm 低回声区，边界不清；双附件区未探及异常回声。

中医诊断：痛经；癥瘕。西医诊断：继发性痛经；子宫腺肌病。

辨证：气滞血瘀。

治法：行气化瘀，消癥止痛。

方药：

（1）内治法：选用全国名中医张良英教授验方。

三棱 莪术 党参 炙黄芪 桃仁 赤芍 川芎 延胡索 五灵脂 当归 枳壳 炙升麻 甘草

（2）外治法

丹参 赤芍 桃仁 三棱 莪术 香附

浓煎 100ml，保留灌肠，每晚 1 次，经期停用。

（陈林兴）

第二节 子宫肌瘤

【培训目标】

1. 掌握子宫肌瘤的诊断要点和鉴别诊断；
2. 掌握子宫肌瘤的辨证论治；
3. 了解子宫肌瘤的西医治疗。

问题导入

患者，女性，43 岁。2014 年 10 月 22 日初诊。

主诉：经行腹痛数年；发现下腹部结块 2 年。

患者自初潮始即经行下腹疼痛，分娩后疼痛减轻。月经规律，经期 4～5 天，周期 28 天，经量偏多，LMP 2014 年 9 月 29 日。最近 3 年经行腹痛又加重，痛甚则汗出，伴腰腿酸痛，畏寒肢冷，影响日常生活。自服"散结镇痛胶囊"、"妈富隆"等药物及热敷小腹，疼痛可减轻，停用则复作。生育史：1-0-1-1。舌质紫黯，苔白，脉沉紧。

问题 1：该患者需完善哪些辅助检查？

问题 2：初步诊断是什么疾病？如何进行鉴别诊断？

问题 3：如何辨证论治？

一、概 述

子宫肌瘤由平滑肌细胞增生而成，兼有少量纤维结缔组织。是女性生殖器最常见也是人体最常见的良性肿瘤。多见于 30～50 岁的妇女，以 40～50 岁发病率最高，20 岁以下少见，绝经后肌瘤可逐渐萎缩。

子宫肌瘤按生长部位分为宫体肌瘤（占 92%）和宫颈肌瘤；按其与子宫肌层关系，分为肌壁间肌瘤、浆膜下肌瘤和黏膜下肌瘤。子宫肌瘤常为多个，并且出现多种类型肌瘤同时发生在同一子宫，则称为多发性子宫肌瘤。

子宫肌瘤属中医学"癥瘕"（或石瘕）范畴，因其症状不同，而兼有"月经过多"、"经期延长"、"崩漏"、"痛经"或"带下病"等。

二、病因病机

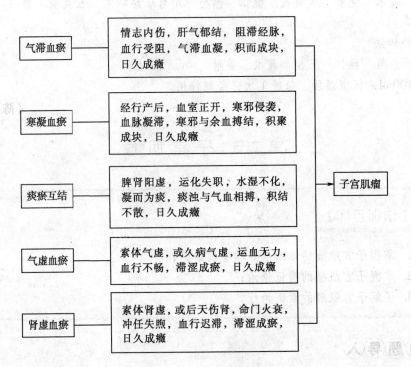

表 10-3　子宫肌瘤辨识要点

病因		病理	
确切病因尚未明了		巨检	镜检
细胞遗传学因素 20%～50% 的肌瘤存在细胞遗传学异常	暴露于激素环境雌激素受体含量增加、雌孕激素高水平均可使肌瘤增大	实质性球形结节，与周围组织界限明显，切面呈旋涡状结构，灰白色较硬	主要由平滑肌细胞交叉排列，细胞大小均匀呈卵圆形或杆状，核染色较深

三、诊断要点

1. **症状**　多无明显症状，常在查体时偶然发现。症状与肌瘤部位、生长速度、有无变性等关系密切，与肌瘤大小、数目多少关系不大。

（1）月经异常：浆膜下及肌壁间小的肌瘤常无月经改变。大的肌壁间肌瘤可引起周期缩短、月经过多、经期延长。子宫肌瘤可伴有内膜增生过长导致月经紊乱（崩漏）。

（2）下腹包块：当膀胱充盈将宫体推向骨盆上方，或子宫肌瘤达 3 个月妊娠子宫大小时，可于下腹正中扪及质地较硬的宫体或肿块。

（3）带下量增多：肌壁间肌瘤使宫腔面积增大，内膜腺体增加，伴有盆腔充血，致使带下量增多。黏膜下肌瘤若发生感染、坏死，可在月经过多的同时，有大量脓血性排液及腐肉样组织排出，伴臭味。

（4）压迫症状：肌瘤可压迫膀胱引起尿频、尿急，排尿困难、尿潴留；压迫直肠引起下腹坠胀不适、便秘；若压迫输尿管，可引起肾盂积水、腰背疼痛。

（5）其他：常见下腹坠胀、腹痛、腰背酸痛、痛经、不孕、流产、继发性贫血等；浆膜下肌瘤蒂扭转可出现急腹痛；肌瘤红色变性可突发剧烈腹痛伴发热。

2. 体征 与肌瘤的大小、位置、数目以及有无肌瘤变性相关。

（1）腹部检查：肌瘤较大时，可在下腹部扪及质硬、不规则、结节状肿块。

（2）妇科检查：肌壁间肌瘤宫体增大，表面不规则，单个或多个结节状突起；肌瘤多发时，子宫不规则增大，甚至形态改变。浆膜下肌瘤可扪及质硬、球状块物，与子宫有蒂相连，可活动。黏膜下肌瘤子宫常均匀增大；有时肌瘤位于扩张的宫口内，或脱出于阴道内，呈粉红色、实质、表面光滑；伴感染则表面有渗出、溃疡或脓血兼臭味。

3. 辅助检查 B超、磁共振、宫腔镜、腹腔镜、子宫输卵管造影等协助诊断。

四、鉴别诊断

表 10-4 子宫肌瘤鉴别诊断

	症状、体征	辅助检查	鉴别要点
妊娠子宫	停经、早孕反应，子宫增大符合孕周	血尿 HCG 阳性，B 超或多普勒超声确诊	孕前月经无异常改变
卵巢肿瘤	多为偏于一侧的囊性块物，可与子宫分开	三合诊、B 超、MRI、宫腔镜腹腔镜探查	月经无改变，子宫多无增大
子宫腺肌病	继发性痛经，进行性加重；子宫均匀增大	鉴别有一定困难；B 超等，活组织病理	子宫经前增大，经后可缩小
盆腔炎性包块	盆腔感染病史，肿块边界不清，有压痛	妇科检查、B 超、腹腔镜可协助诊断	可与子宫粘连，抗炎治疗好转
子宫形态异常	双子宫、残角子宫，子宫肥大	妇科检查、B 超等	月经一般无明显改变

五、辨证论治

本病宜辨病与辨证相结合，同时维护月经周期，扶正祛邪兼顾。《内经》曰："大积大聚其可犯也，衰其大半而止"。故治疗用药需考虑体质强弱、病之久暂；即使化瘀消癥，亦须攻补适度，当以岁月求之，不可急于求成。

1. 气滞血瘀

主要证候：下腹部结块，伴腹胀痛或刺痛，经前乳房胀痛；月经先后不定期，或经血不畅，量多有块，经色黯，经期长；面色晦黯，胸闷不舒，精神抑郁，肌肤甲错；舌质紫黯，或有瘀点瘀斑，脉沉弦涩。

治法：行气活血，化瘀消癥。

方药：膈下逐瘀汤（《医林改错》）或大黄䗪虫丸（《金匮要略》）。

膈下逐瘀汤：当归　川芎　赤芍　桃仁　红花　枳壳　延胡索　五灵脂　丹皮　乌药　香附　甘草

大黄䗪虫丸：大黄　黄芩　甘草　桃仁　杏仁　白芍　生地　干漆　虻虫　水蛭　蛴螬　䗪虫

2. 寒凝血瘀

主要证候：下腹部结块，伴腰腹冷痛喜温；月经后期，经行量多，色黯有块，经期延长；带下增多，四肢不温；舌质紫黯，苔薄白润，脉沉紧。

治法：温经散寒，化瘀消癥。

方药：桂枝茯苓丸（《金匮要略》）或少腹逐瘀汤（《医林改错》）。

桂枝茯苓丸：桂枝　茯苓　赤芍　丹皮　桃仁

少腹逐瘀汤：肉桂　小茴香　干姜　延胡索　没药　当归　川芎　赤芍　蒲黄　五灵脂

3. 痰湿瘀结

主要证候：下腹部结块，伴腹坠痛或胀满不适；月经后期，量多或少，色紫黯有块，带下量多；体形肥胖，胸脘痞闷，呕恶痰多；舌体胖大，色紫黯有瘀点瘀斑，苔白腻，脉沉滑或细滑。

治法：化痰除湿，活血消癥。

方药：开郁二陈汤（《万氏妇人科》）合消瘰丸（《医学心悟》）。

开郁二陈汤：陈皮　茯苓　香附　川芎　半夏　青皮　莪术　槟榔　甘草　木香　生姜

消瘰丸：玄参　牡蛎　浙贝母

4. 气虚血瘀

主要证候：下腹部结块，伴空坠感；月经量多，色淡夹块，或经期延长；面色少华，神疲乏力，气短懒言，纳少便溏；舌淡黯，尖边有瘀点瘀斑，脉细涩。

治法：补中益气，化瘀消癥。

方药：补中益气汤（《脾胃论》）合桂枝茯苓丸（《金匮要略》）。

补中益气汤：人参　黄芪　当归　白术　陈皮　升麻　柴胡　甘草

桂枝茯苓丸：桂枝　茯苓　赤芍　丹皮　桃仁

5. 肾虚血瘀

主要证候：下腹部结块，隐痛或刺痛；月经量多或少，紫黯有块；面色晦黯，头晕耳鸣，腰膝酸软，婚久不孕或曾反复流产；舌黯，舌边瘀点瘀斑，脉沉涩。

治法：补益肾气，化瘀消癥。

方药：金匮肾气丸（《金匮要略》）合桂枝茯苓丸（《金匮要略》）。

金匮肾气丸：干地黄　山药　山茱萸　茯苓　丹皮　泽泻　桂枝　附子

桂枝茯苓丸：桂枝　茯苓　赤芍　丹皮　桃仁

知 识 链 接

子宫肌瘤的西医治疗（简介）

1. 药物治疗　适用于增大子宫似妊娠子宫 2 个月大小之内，症状轻或不明显，接近绝经年龄，或全身状况不能耐受手术者。应用较多的有促性腺激素释放激素类似物、孕三烯酮、米非司酮等。

2. 手术治疗　适于增大子宫超过妊娠子宫 2 个半月大小，或症状明显而继发贫血、出现压迫症状，或肌瘤位于宫颈、突出于阴道，或可疑恶变者。手术方式包括肌瘤切除术和子宫切除术。

3. 其他治疗

（1）介入治疗：通过在双侧子宫动脉内注入栓塞剂使肌瘤血管床被栓塞从而达到治疗目的。但存在血供重新建立后肌瘤复发或再增大可能，已较少应用。

（2）子宫肌瘤消融术：通过激光、电热、冷冻等不同能源，使肌瘤蛋白变性，组织凝固坏死，血管闭塞、血栓形成，从而使肌瘤体积缩小，甚或消失。

（3）子宫肌瘤合并妊娠：无症状者定期产检；多能自然分娩但要预防产后出血；若肌瘤阻碍胎儿下降应行剖宫产术，是否同时切除肌瘤，依具体情况而定。

六、预 防 调 护

子宫肌瘤若较小且无症状，通常暂时无需治疗。但应每 3 ~ 6 个月定期检查并随访一次，随访期间发现肌瘤增大，或有月经改变及其他症状，则需坚持治疗。

妊娠早期子宫肌瘤会明显增大，并可能发生变性。应注意观察。如原有子宫肌瘤，且有生育要求者，应在孕前进行评估，可行肌瘤剔除术。

近绝经年龄患者，雌激素水平低落，肌瘤可自然萎缩；若绝经后肌瘤不缩小反而增大，应注意排除恶变的可能。子宫肌瘤是激素依赖性肿瘤，一旦发现应慎用性激素类制剂。

患者平时宜避免过劳，调节情绪，清淡饮食和适度锻炼，不宜盲目进补。

知 识 链 接

肌瘤变性的处理

1. 常见肌瘤变性　有玻璃样变、囊性变、红色变、肉瘤变、钙化等。

2. 肌瘤红色变　多见于妊娠期和产褥期，是一种特殊类型的肌瘤坏死，原因不明。肌瘤体积迅速增大，发生组织内血管破裂出血。可发生急腹痛、伴恶心呕吐，发热，白细胞计数升高，查体发现肌瘤迅速增大。

3. 处理　多采用保守治疗，包括卧床休息，纠正水、电解质失衡，冰袋敷下腹部，适当应用镇静剂、止痛剂。中医药可酌情应用清热凉血、化瘀止痛之品。

病 案 举 例

患者，女性，43 岁。2014 年 10 月 22 日初诊。

主诉：发现下腹部结块 2 年。

患者自初潮始即经行下腹疼痛，分娩后疼痛减轻。月经规律，经期 4 ~ 5 天，周期 28

天，经量偏多，LMP 2014 年 9 月 29 日。最近 3 年经行量多，色紫红，有血块，偶伴腹痛，腰腿酸痛，畏寒肢冷，影响日常生活。自服"妈富隆"等药物控制经血，出血可减轻，近期腹胀重坠，伴带下量多。生育史：1-0-1-1。舌质紫黯，苔白，脉沉紧。

妇科检查：外阴婚产型；阴道畅；宫颈光滑，无接触出血、无举痛；宫体后位，增大如孕 3 个月，表面不平，质稍硬，活动可，无压痛；附件区无异常。

B 超检查：子宫增大 9.6cm×7.6cm×8.2cm，肌壁间回声不均，内可见低回声团块约 3.6cm×2.8cm，双附件区未见异常。

中医诊断：癥瘕。西医诊断：子宫肌瘤。

辨证：寒凝血瘀。

治法：温经散寒，活血消癥。

方药：

（1）内治法：少腹逐瘀汤加减。

肉桂　小茴香　干姜　浙贝母　当归　川芎　赤芍　黄芪　党参　莪术　鸡内金
甘草

（2）外治法：

1）中药保留灌肠：丹参、赤芍、桃仁、三棱、莪术、皂角刺、白花蛇舌草。浓煎 100ml 保留灌肠，每晚 1 次，经期停用。

2）全国名中医易修珍经验方"妇科如意散"外敷，晚敷早取，经期停用。

（陈林兴）

第三节　卵巢肿瘤

【培训目标】

1. 掌握卵巢肿瘤的诊断要点和鉴别诊断；
2. 掌握卵巢肿瘤的治疗原则；
3. 熟悉卵巢肿瘤的辨证论治。

一、概　述

卵巢肿瘤是女性生殖器常见肿瘤，可大致分为卵巢上皮性肿瘤和卵巢非上皮性肿瘤。卵巢上皮性肿瘤，好发于 30～60 岁妇女，有良性、交界性和恶性之分，其恶性类型约占卵巢恶性肿瘤的 90%。卵巢非上皮性肿瘤有性索间质肿瘤、生殖细胞肿瘤和转移性肿瘤，其恶性类型约占卵巢恶性肿瘤的 10%。

卵巢恶性肿瘤是女性生殖器三大恶性肿瘤之一，由于至今缺乏有效的早期诊断方法，卵巢癌的死亡率居妇科恶性肿瘤之首，已成为严重威胁妇女生命的肿瘤。

卵巢肿瘤为西医学病名，早期临床症状、体征与《灵枢·水胀》中"肠覃"近似，可归属中医学"癥瘕"或"癥瘕积聚"等范畴。

二、病因病机

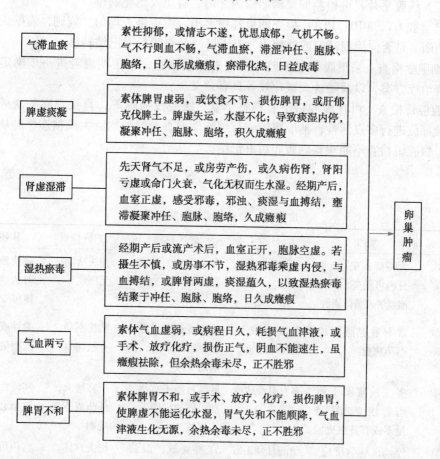

气滞血瘀 → 素性抑郁，或情志不遂，忧思成郁，气机不畅。气不行则血不畅，气滞血瘀，滞涩冲任、胞脉、胞络，日久形成癥瘕，瘀滞化热，日益成毒

脾虚痰凝 → 素体脾胃虚弱，或饮食不节，损伤脾胃，或肝郁克伐脾土。脾胃失运，水湿不化；导致痰湿内停，凝聚冲任、胞脉、胞络，积久成癥瘕

肾虚湿滞 → 先天肾气不足，或房劳产伤，或久病伤肾，肾阳亏虚或命门火衰，气化无权而生水湿。经期产后，血室正虚，感受邪毒，邪浊、痰湿与血搏结，壅滞凝聚冲任、胞脉、胞络，久成癥瘕

湿热瘀毒 → 经期产后或流产术后，血室正开，胞脉空虚。若摄生不慎，或房事不节，湿热邪毒乘虚内侵，与血搏结，或脾肾两虚，痰湿蕴久，以致湿热瘀毒结聚于冲任、胞脉、胞络，日久成癥瘕

气血两亏 → 素体气血虚弱，或病程日久，耗损气血津液，或手术、放疗化疗，损伤正气，阴血不能速生，虽癥瘕祛除，但余热余毒未尽，正不胜邪

脾胃不和 → 素体脾胃不和，或手术、放疗、化疗，损伤脾胃，使脾虚不能运化水湿，胃气失和不能顺降，气血津液生化无源，余热余毒未尽，正不胜邪

→ 卵巢肿瘤

三、诊断要点

卵巢肿瘤的诊断较为复杂，早期无特异性症状，需要根据患者年龄、病史特点和局部体征，辅以必要的辅助检查确定肿块是否来自卵巢，了解卵巢肿块的性质是否是肿瘤，卵巢肿瘤是良性还是恶性，肿瘤的可能组织学类型，恶性肿瘤的转移范围。临床诊断有困难时，应做以下辅助检查：

1. B 型超声检查　临床诊断符合率可达 90% 以上，对肿物来源做出定位，检测肿块的部位、大小、形态及其与子宫的关系，提示肿瘤性质；但直径 <1cm 的实性肿瘤不易测出。彩色多普勒超声扫描，能检测卵巢及其新生组织的血流变化，有助于良恶性诊断。

2. 肿瘤标志物检查

（1）血清 CA_{125}：敏感性较高，特异性较差。80% 卵巢上皮性癌患者血清 CA_{125} 水平异常升高；90% 以上患者 CA_{125} 水平高低与病情缓解或恶化程度一致，尤其是浆液性腺癌更有意义。

（2）血清 AFP：对卵巢内胚窦瘤有特异性价值。未成熟型畸胎瘤、混合性无性细胞瘤中含卵黄囊成分者，AFP 也可升高，具有协助诊断价值。

（3）HCG：对原发性卵巢绒癌有特异性诊断意义。

（4）性激素：颗粒细胞瘤、卵泡膜细胞瘤产生较高水平雌激素；浆液性、黏液性或纤维上皮瘤有时也分泌一定量的雌激素。

3. 放射学诊断

（1）X线腹平片：可检测卵巢畸胎瘤内牙齿、骨质及钙化囊壁。

（2）盆腔CT、MRI、PET：检查卵巢肿物大小、质地是否均匀、规则，囊壁或边界是否光滑清晰，是否向周围浸润或伴腹水，有无肝肺及腹膜后淋巴结转移。

4. 细胞学检查 采集腹水或腹腔冲洗液查找癌细胞，对Ⅰ期患者进一步确定临床分期和选择治疗方案，以及随访观察疗效等具有意义。

5. 腹腔镜检查 可在腹腔镜下直视整个盆、腹腔及横膈等，直接观察肿块外观、大小，可疑部位进行多点活检，抽取腹腔液行细胞学检查。但肿物巨大或粘连性肿块禁忌此项检查，腹腔镜检查不能观察到腹膜后淋巴结。

四、鉴别诊断

表10-5 卵巢肿瘤的鉴别诊断

	病史	月经	肿块性质	妇科检查	B超检查
卵巢瘤样病变	无特殊病史；2个月内可消失，为滤泡囊肿或黄体囊肿	一般无改变	多为单侧，壁薄，直径<5cm	肿块活动，无压痛	肿块液平面反射为主，不随体位变化
输卵管卵巢炎性肿块	常有盆腔感染或不孕病史	无改变或经期腹痛加重	单侧或双侧，囊性，边界不清，活动受限	粘连不动，有触痛	囊性或囊实，波型欠规则
子宫肌瘤	多发或浆膜下肌瘤囊性变，月经量多或有贫血史	多有月经改变	肿瘤可随子宫移动，质地较硬，边界清	子宫增大，外凸或不规则	实质性肿块，波型衰减
妊娠子宫	停经、早孕反应，HCG阳性	孕前月经正常	宫颈变软，误将宫体认为肿瘤	增大宫体，旁无肿块	宫内可见妊娠囊
腹水	肝脾病或心脏病史	可无月经改变	腹膨隆两侧突起，有移动浊音	内诊子宫位置欠清	不规则液性暗区，无占位

五、技能要点

表10-6 卵巢良性肿瘤与恶性肿瘤鉴别要点

鉴别内容	良性肿瘤	恶性肿瘤
病史	病程较长，肿瘤逐渐增大	病程短，肿瘤迅速增大
包块部位与性质、腹水	多为单侧，囊性，光滑，活动，多无腹水	多为双侧，实性，不规则，固定，常有血性腹水，可查找到癌细胞
一般情况	良好	晚期恶病质
B型超声	为液性暗区，可有间隔光带，肿物边缘清晰	液性暗区内有杂乱光团、光点，肿瘤边界不清
CA_{125}	正常	升高

知 识 链 接

卵巢肿瘤组织学分类（WHO，2003年，部分内容）

1. 上皮性肿瘤
   - 浆液性肿瘤
   - 黏液性肿瘤
   - 子宫内膜样肿瘤
   - 透明细胞肿瘤（中肾样瘤）　　良性、交界性及恶性
   - 移行细胞肿瘤
   - 鳞状细胞肿瘤
   - 混合性上皮性肿瘤
   - 未分化和未分类肿瘤

2. 性索间质肿瘤
   - 颗粒细胞-间质细胞肿瘤
     - 颗粒细胞瘤
     - 卵泡膜细胞瘤-纤维瘤
       - 卵泡膜细胞瘤
       - 纤维瘤
   - 支持细胞-间质细胞肿瘤（睾丸母细胞瘤）
   - 混合性或未分类的性索-间质肿瘤
   - 类固醇细胞肿瘤

3. 生殖细胞肿瘤
   - 无性细胞瘤
   - 卵黄囊瘤（内胚窦瘤）
   - 胚胎性癌
   - 多胎瘤
   - 非妊娠性绒毛膜癌
   - 畸胎瘤
     - 未成熟型
     - 成熟型
       - 实性
       - 囊性
         - 皮样囊肿（成熟囊性畸胎瘤）
         - 皮样囊肿恶变
     - 单胚性和高度特异性
       - 卵巢甲状腺肿
       - 类癌
   - 混合型

4. 转移性肿瘤

六、并 发 症

1. 蒂扭转　为常见并发症，约10%的卵巢肿瘤可发生蒂扭转，是妇科常见急腹症之一。好发于中等大小、瘤蒂较长、活动度大，重心偏向于一侧的肿瘤。常在体位突然改变或妊娠期、产褥期子宫大小、位置改变时发生（图10-1）。典型症状为突然发生下腹部一侧剧痛，伴恶心、呕吐，甚至休克。妇科检查扪及张力压痛肿块，以蒂部最明显。有时不全扭转可自然复位，腹痛随之缓

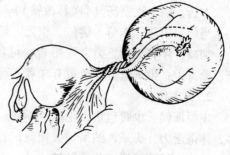

图10-1　卵巢肿瘤蒂扭转

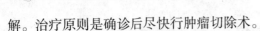

解。治疗原则是确诊后尽快行肿瘤切除术。

2. 破裂　有3%的卵巢肿瘤可发生破裂,包括外伤性破裂和自发性破裂两种。外伤性破裂常在腹部受撞压、性交、分娩、妇科检查及穿刺后引起;自发性破裂常由肿瘤发生恶性变,肿瘤快速、浸润性生长穿破囊壁所致。小囊肿破裂时患者仅有轻度腹痛;大囊肿破裂时常有剧烈腹痛伴恶心呕吐;也可致不同程度的腹腔内出血、腹膜炎,甚至休克。考虑肿瘤破裂时应立即手术,尽量吸净囊液,行细胞学检查,彻底清洗盆腹腔;切除标本行病理学检查。

3. 感染　较少见;多继发于卵巢肿瘤蒂扭转或破裂,也可来自邻近器官感染灶的扩散。可出现腹痛、发热、腹部压痛、反跳痛及肌紧张,腹部肿块增大,白细胞升高等。治疗原则是抗感染,手术切除肿瘤,清除感染灶。

4. 恶变　肿瘤位于宫旁两侧,迅速生长,周边浸润,应考虑有恶变可能。

七、临床思维分析

卵巢肿瘤一经确诊,宜首选手术治疗;遵循早期治疗、"祛邪务尽"的原则。

卵巢肿瘤首次发现,肿块直径<5cm,可在短期(1~2个月)内观察,或采用中医药、抗生素等治疗,若药物治疗无效或肿块直径≥5cm者,应行手术治疗。

卵巢肿瘤需要根据患者年龄、对生育的要求、体质强弱、肿瘤性质与分期、全身状况等综合分析,而确定手术范围;必要时术中可做冰冻检查,以确定病理类型、手术范围。恶性肿瘤术后必要时辅以放化疗方案。

中医药治疗,具有控制良性肿块增长、扶助正气、减毒增效、提高恶性肿瘤患者生活质量和免疫能力、延长生存期等作用。

八、辨证论治

根据新病久病、体质强弱、病变性质以确定是否手术治疗。良性肿瘤且包块不大,可采取中医辨证施治。非经期、新病、体质较强者,可攻可破,勿忘扶正;经期、久病、体质较弱者,以扶正为主或攻补兼施。需遵循"衰其大半而止"的原则,不可攻伐峻猛,损伤元气。

恶性肿瘤应尽量手术治疗。良性肿瘤包块较大者,亦应考虑手术。围手术期可采用中药治疗。并注意情志疏导,帮助患者树立信心,保持良好心态,定期复查,善后调理。

1. 气滞血瘀

主要证候:少腹包块,伴下腹时痛或刺痛;月经先后无定期,色黯有块,经行腹痛,经前乳房胀痛,或婚久不孕;头痛,烦躁易怒,精神抑郁,胸闷不舒,面色晦黯;舌质紫黯,有瘀点或瘀斑,脉沉弦或弦涩。

治法:行气活血,化瘀消癥。

方药:膈下逐瘀汤(《医林改错》)。

当归　川芎　赤芍　桃仁　枳壳　延胡索　五灵脂　丹皮　乌药　香附　甘草

加减:伴有头晕乏力、气短者,可加黄芪、党参、鸡血藤;腰膝酸痛者,可加川续断、桑寄生;带下量多、色黄有味者,可加败酱草、生薏苡仁、黄柏。

2. 脾虚痰凝

主要证候:少腹包块,隐痛或不痛;月经后期,量多或少,或经血淋漓不断;带下量多,体倦乏力,头晕,纳呆,大便溏;舌胖淡黯,苔薄白腻,脉沉迟或滑。

治法:健脾渗湿,化痰散结。

方药：胃苓汤（《太平惠民和剂局方》）。

苍术　厚朴　陈皮　甘草　白术　茯苓　猪苓　泽泻　桂枝　生姜　大枣

加减：月经先期，经色淡，面色无华者，可加熟地、白芍；月经后期，色黯有块，腹痛恶寒喜暖者，可去桂枝加肉桂、益母草、桃仁；经血淋漓不断者，可加党参、升麻、乌贼骨、茜草炭。

3. 肾虚湿滞

主要证候：少腹包块，月经正常或后期，量中或少；带下质稀，量多或少，头晕耳鸣，腰膝酸软，小便频数，夜尿多；舌质淡黯，苔薄白，脉沉迟或沉细。

治法：补益肾气，利湿散结。

方药：知柏地黄丸（《医宗金鉴》）。

知母　黄柏　丹皮　熟地黄　山茱萸　山药　泽泻　茯苓

加减：伴有盗汗，虚烦不寐者，可加生牡蛎、地骨皮、生地；腹部胀痛或刺痛者，可加香附、桃仁、乌药；神疲乏力、便溏者，可加黄芪、党参、苍术。

4. 湿热瘀毒

主要证候：少腹包块，伴腹痛；月经量多，色红质稠；带下多，赤白相兼，黄绿如脓，有臭味；低热起伏，口渴心烦，大便秘结，小便黄赤；舌黯红，有瘀斑，苔黄腻，脉弦滑或滑数。

治法：解毒祛湿，化瘀消癥。

方药：大黄牡丹皮汤（《金匮要略》）合桂枝茯苓丸（《金匮要略》）。

大黄牡丹皮汤：大黄　芒硝　丹皮　桃仁　冬瓜子

桂枝茯苓丸：桂枝　茯苓　丹皮　桃仁　赤芍

加减：低热腹痛，带下如脓或大便不爽者，可加土茯苓、败酱草、生薏苡仁；夜间口干，手足心热者，可加沙参、玉竹、茵陈；下腹剧痛者，可加三棱、莪术、延胡索；月经过多，伴有瘀块者，可加仙鹤草、炒槐花、三七粉。

5. 气血两亏

主要证候：少腹包块，隐痛或不痛，或经手术或放化疗后，面色苍白或萎黄，神疲乏力、气短，头晕，失眠心悸；舌质淡红，苔薄白，脉沉细或细弱。

治法：补气养血，化瘀散结。

方药：八珍汤（《正体类要》）合桂枝茯苓丸（《金匮要略》）。

八珍汤：熟地　当归　川芎　生地　党参　白术　茯苓　甘草

桂枝茯苓丸：桂枝　茯苓　丹皮　桃仁　赤芍

6. 脾胃不和

主要证候：少腹包块，隐痛或不痛，或经手术或放化疗后，食欲不振，恶心呕吐，脘腹胀满，纳呆嗳气；舌质淡，苔薄白腻，脉细滑或细弱。

治法：健脾和胃，行气散结。

方药：香砂六君汤（《名医方论》）。

人参　白术　茯苓　甘草　半夏　陈皮　木香　砂仁　生姜　大枣

此型患者可配合针灸足三里、内关。嗳腐吞酸者，可加瓦楞子、黄连；胃脘疼痛者，可加鸡内金、荷梗。

知 识 链 接

卵巢恶性肿瘤分期：采用国际妇产科联盟的（FIGO 2000 年）手术-病理分期。

卵巢恶性肿瘤的手术-病理分期

期别	肿瘤范围
Ⅰ期	肿瘤局限于卵巢
Ⅰa期	肿瘤局限于一侧卵巢，包膜完整，表面无肿瘤，腹水或腹腔冲洗液中不含恶性细胞
Ⅰb期	肿瘤局限于双侧卵巢，包膜完整，表面无肿瘤，腹水或腹腔冲洗液中不含恶性细胞
Ⅰc期	Ⅰa或Ⅰb肿瘤伴以下任何一项：包膜破裂，卵巢表面有肿瘤；腹水或腹腔冲洗液中含恶性细胞
Ⅱ期	一侧或双侧卵巢肿瘤，伴盆腔内扩散
Ⅱa期	肿瘤蔓延和（或）转移至子宫和（或）输卵管
Ⅱb期	肿瘤蔓延至其他盆腔器官
Ⅱc期	Ⅱa或Ⅱb肿瘤，腹水或腹腔冲洗液中含恶性细胞
Ⅲ期	一侧或双侧卵巢肿瘤，伴显微镜下证实的盆腔外腹腔转移和（或）区域淋巴结转移；肝表面转移为Ⅲ期
Ⅲa期	显微镜下证实的盆腔外腹腔转移
Ⅲb期	腹腔转移灶直径≤2cm
Ⅲc期	腹腔转移灶直径>2cm和（或）区域淋巴结转移
Ⅳ期	除外腹腔转移的远处转移（胸水有癌细胞，肝实质转移）

九、恶性肿瘤的随访与监测

1. 随访时间　术后1年内每月一次；第2年每3个月一次；第3～5年根据病情每4～6个月一次；5年后每年一次。

2. 监测内容

（1）查体：临床症状、体征；全身和盆腔检查；生活质量评估。

（2）理化检查：B型超声检查，必要时做 CT 或 MRI；肿瘤标志物测定，如 CA_{125}、AFP、HCG，以及根据需要监测雌、孕、雄激素等。

（陈林兴）

第四节　子宫内膜异位症与子宫腺肌病

子宫内膜异位症

 【培训目标】

1. 掌握子宫内膜异位症的定义；

2. 掌握子宫内膜异位症的诊断要点及鉴别诊断；

3. 掌握子宫内膜异位症的中医辨证论治。

问题导入

　　患者女性，37 岁，已婚。行经腹部剧痛 12 年。自 15 岁初潮起即有痛经，12 年前难产后痛经加重，3 年来更为加重，经期痛苦难忍，服止痛药物不能缓解。平时腰痛，腹胀，白带量多。末次月经 1975 年 6 月 18 日。既往月经均提前 5~6 天，量较多，色紫有血块，经期身热感，口干，大便燥；舌质黯红，脉弦滑。

　　问题 1：本例患者的初步诊断是什么？
　　问题 2：根据上述病史、症状描述，需做哪些辅助检查？
　　问题 3：如何进行鉴别诊断？
　　问题 4：该病人如何进行辨证施治？

一、概　　述

　　子宫内膜异位症（简称内异症）是指具有生长功能的子宫内膜组织，出现在子宫腔被覆黏膜以外的身体其他部位所引起的一种疾病。中医学古文献中无"子宫内膜异位症"的病名记载，根据其主要临床表现，可分属于"痛经"、"癥瘕"、"月经不调"、"不孕"等妇科疾病。

　　本病多发于育龄期妇女，以 30~40 岁者多见，青春期发病者较少；绝经或切除双侧卵巢后，异位内膜组织可逐渐萎缩吸收；妊娠或使用外源性激素抑制排卵功能，可使疼痛症状暂时或长期缓解，故内异症是激素依赖性疾病。

二、病因病机

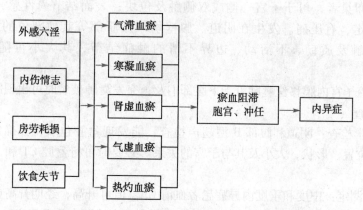

三、诊断要点

　　1. 病史　继发性、进行性加重的下腹部及腰骶部疼痛、痛经、不孕史；或月经异常、反复宫腔操作、剖腹产或开腹手术史。

　　2. 临床表现

　　（1）典型症状：继发性、进行性加重的下腹疼痛和痛经。

　　疼痛位于下腹深部和直肠区域，可向阴道、会阴、肛门、鼠蹊部、盆腔两侧等处放射；常于经前 1~2 天发作，月经第 1 天最甚，重者持续整个经期。多数患者疼痛剧烈，恶心，冷汗，甚至虚脱，肛门坠胀或里急后重感，大便次数增多；部分患者可无症状，或长期下腹隐痛经期加剧。疼痛程度与病灶大小未必成正比；疼痛时间亦与月经期未必同步，多有周期性发作特点。

（2）月经异常：部分患者伴有月经过多、经期延长、经间出血等；与黄体功能不健、或无排卵、合并子宫腺肌病或子宫肌瘤等有关。

（3）不孕：内异症患者的不孕率高达 40%，其原因复杂，多与内膜、盆腔内分泌环境或盆腔解剖结构改变有关。

（4）性交不适或性交痛：多见于直肠子宫陷凹有异位病灶或病灶引起子宫后倾固定的患者。常表现为深部性交痛，月经来潮之前性交痛更明显。

（5）其他特殊症状

1）肠道内异症，可见周期性腹痛、腹泻或便秘、轻度便血。严重肠道内异症病灶压迫可发生肠梗阻。

2）内异症累及膀胱或输尿管，经期可见尿频、尿痛，或一侧腰痛和血尿。

3）剖宫取胎术腹壁瘢痕的内异症病灶，经期可出现腹壁瘢痕红肿疼痛或于瘢痕深部扪及剧痛包块。盆腔以外组织的内异症病灶均可有类似症状。

4）呼吸道内异症，可出现经期咯血，严重者可诱发气胸。

5）卵巢子宫内膜异位囊肿破裂，可致突发性剧烈腹痛，伴恶心呕吐，肛门坠胀；发作时间常接近月经期，因症状类似，需与输卵管妊娠破裂相鉴别。

3. 妇科检查和体征 病变位于宫颈及阴道者，可见宫颈表面有稍突出的紫蓝色小点或出血点，或阴道后穹隆有紫蓝色结节，质硬而触痛，有时呈息肉样突出。宫颈后上方、子宫后壁、宫骶韧带或子宫直肠窝处扪及一个或数个米粒、豆粒大小的触痛结节，经前明显，经后可缩小；子宫体正常或略增大，多后倾固定，活动受限。

病变累及卵巢者，可于子宫一侧或双侧触及包块，表面结节囊性感，常与子宫及阔韧带粘连固定，有压痛。发生在阴道、腹壁切口及脐部等其他部位的内异症病灶，可在相应部位触及质韧、不活动、边界不清的触痛结节，其大小可随月经周期而改变。

巨大的盆腔子宫内膜移位囊肿可于下腹部扪及，突发囊肿破裂时可出现腹膜刺激征。

4. 辅助检查

（1）影像学检查：阴道和腹部 B 型超声检查，能发现盆腔包块，并确定卵巢子宫内膜异位囊肿的位置、形状、大小及其与子宫的关系。必要时可行盆腔 CT 和 MRI 检查以协助诊断。

（2）CA_{125} 测定：中度和重度内异症患者血清 CA_{125} 值可升高，经期升高更明显。

（3）腹腔镜检查：最具诊断价值，对早期诊断和鉴别诊断有重要意义，可在腹腔镜直视下消除或处理内异症病灶及松解粘连；对于可疑病变可进行活检。适合于不孕或疼痛症状明显的患者。

知 识 链 接

子宫内膜异位症分期法（美国生育学会，修正版 AFS，1985）

需经腹腔镜检查或剖腹探查确诊，详细观察、记录内异症病灶的部位、数目、大小、深浅和粘连程度，然后进行评分。1~5 分为 Ⅰ 期（微型）；6~15 分为 Ⅱ 期（轻型）；16~40 分为 Ⅲ 期（中型）；>40 分为 Ⅳ 期（重型）。

异位病灶		<1cm	1~3cm	>3cm	粘连包裹范围			<1/3	1/3~2/3	>2/3
腹膜	浅	1	2	4	卵巢	右	薄膜	1	2	4
腹膜	深	2	4	6	卵巢	右	致密	4	8	16
卵巢 右	浅	1	2	4	卵巢	左	薄膜	1	2	4
卵巢 右	深	4	16	20	卵巢	左	致密	4	8	16
卵巢 左	浅	1	2	4	输卵管	右	薄膜	1	2	4
卵巢 左	深	4	16	20	输卵管	右	致密	4	8	16
子宫直肠陷凹	部分消失	4			输卵管	左	薄膜	1	2	4
子宫直肠陷凹	完全消失	40			输卵管	左	致密	4	8	16

四、鉴别诊断

表10-7　子宫内膜异位症鉴别诊断

疾病名称	疼痛特点	相关检查	鉴别要点
卵巢囊肿蒂扭转	腹痛多在体位改变后突然发生	妇科检查	腹痛时间非经期
盆腔炎性疾病后遗症	平素下腹坠、腰骶酸痛于经期加重	妇检、B超、腹腔镜；急性期发热、血象升高	宫腔操作或感染史，抗生素部分有效
子宫腺肌病	痛经症状与内异症相似而更严重	妇科检查、B超病变部位在子宫体	增大子宫经后缩小
卵巢恶性肿瘤	持续性腹痛腹胀，包块＋腹水，发展迅速，一般情况差	B超示包块多为实性或混合性，形态不规则，边界不清楚；肿瘤标志物异常	腹腔镜或剖腹探查组织病理可确诊

五、辨证施治

1. 辨证分型

表10-8　子宫内膜异位症辨证分型

证型	腹痛情况	月经	其他症状	舌象	脉象
气滞血瘀	经行下腹坠胀剧痛，拒按，甚或前后阴坠胀欲便	经血或多或少，色黯、夹血块	盆腔结节、包块，胸闷乳胀，口干便结，烦躁	舌紫黯或有瘀斑	脉弦或涩
寒凝血瘀	经前经期小腹绞痛冷痛、坠胀痛，拒按，得热痛减	量少，色黯红，经血淋漓难净或经迟、不孕	畏寒肢冷，多梦或大便不实	舌淡胖而紫黯，苔白	脉沉弦或紧

证型	腹痛情况	月经	其他症状	舌象	脉象
肾虚血瘀	经行腹痛，腰脊酸软或疼痛	月经先后不定期，经量或多或少，不孕或流产	头晕耳鸣，面色晦黯，性欲减退，盆腔结节、包块	舌质黯淡，苔白	脉沉细尺无力
气虚血瘀	经行腹痛下坠，肛门坠胀不适	经量或多或少，色淡黯、质稀或夹小血块	面色无华，神疲乏力，纳少便溏，盆腔结节、包块	舌淡胖，边尖有瘀点；苔白或腻	脉细或细涩
热灼血瘀	经前、经期发热，小腹灼热疼痛，拒按	月经先期，量多，色红，质稠有块，或淋漓不尽	烦躁易怒，溲黄便结，黄带多，盆腔包块触痛	舌红有瘀点，苔黄	脉弦数或弦滑

2. 证治方药

表 10-9　子宫内膜异位症证治方药

证型	治法	方剂	药物组成
气滞血瘀证	理气行滞化瘀止痛	膈下逐瘀汤《医林改错》	当归　川芎　赤芍　桃仁　枳壳　延胡索　五灵脂　丹皮　乌药　香附　甘草
寒凝血瘀证	温经化瘀活血止痛	少腹逐瘀汤《医林改错》	小茴香　干姜　延胡索　没药　当归　川芎　官桂　赤芍　蒲黄　五灵脂
肾虚血瘀证	补肾益气活血化瘀	补肾祛瘀方《中医妇科学》	淫羊藿　仙茅　熟地黄　山药　香附　三棱　莪术　鸡血藤　丹参
气虚血瘀证	益气温阳活血化瘀	举元煎《景岳全书》合桃红四物汤《医宗金鉴》	人参　黄芪　白术　升麻　甘草；桃仁　红花　当归　川芎　白芍　熟地黄
热灼血瘀证	清热凉血活血化瘀	小柴胡汤合桃核承气汤（《伤寒论》）	柴胡　黄芩　人参　半夏　生姜　大枣　甘草；桃仁　桂枝　大黄　芒硝　甘草

3. 综合疗法

（1）中药保留灌肠：通常应用于内异症痛经较剧烈或盆腔包块、后穹隆结节触痛明显者。

1）三棱 9g，莪术 9g，蜂房 12g，赤芍 12g，皂角刺 12g。

2）红藤 15g，败酱草 15g，三棱 9g，莪术 9g，延胡索 9g，丹皮 9g，白花蛇舌草 15g，紫草根 15g，黄柏 9g。

中药浓煎至 100～150ml，临睡前排便后，保留灌肠，每晚一次，经期停用。

（2）局部上药：结节、包块位于子宫直肠陷凹，可选用钟乳石、乳香、没药各等份，研末，过筛消毒，经净后上药粉于后穹隆处，有缩小结节包块的作用。

知识拓展

子宫内膜异位症的西医治疗原则

1. 药物治疗　主要目的是抑制雌激素合成，使异位症病灶的内膜组织萎缩。临床常用口服避孕药，孕激素制剂（甲羟孕酮、甲地孕酮），孕激素受体调节剂（米非司酮），孕三烯酮，达那唑，促性腺激素释放激素激动剂（GnRH-a）等。可缓解疼痛症状。

2. 手术治疗　常用腹腔镜或剖腹探查手术。根据患者年龄、病情轻重、病灶范围、有无生育要求、药物治疗效果及是否复发等，分为保留生育功能手术（切除或破坏异位内膜病灶），保留卵巢功能手术（切除病灶与子宫），根治性手术（切除子宫、双侧附件及清除盆腔所有异位内膜病灶）。

3. 药物与手术联合治疗　术前用药 3 个月，使病灶缩小、软化，以便缩小手术范围和利于手术操作。若手术处理不彻底或术后疼痛未缓解者，可继续给予药物治疗 3~6 个月。

有生育要求者，可促排卵治疗，或手术后鼓励试孕。

六、疗 效 判 定

表 10-10　子宫内膜异位症疗效判定

疗效	判定标准
治愈	症状（包括瘀血证候）全部消失；盆腔包块等局部体征基本消失；从症状体征消失后，不育症患者在 2 年内妊娠或生育
显效	症状（包括瘀血证候）消失；盆腔包块缩小 1/2 以上（月经周期的同时期检查对比，B 超检查治疗前后同时期的对比）；从症状消失起 2 年内无复发；局部体征虽存在，但不育患者能生育
有效	症状显著减轻；盆腔包块缩小 1/3 以上（月经周期的同时期检查对比，B 超检查治疗前后同时期的对比）；主要症状消失后 1 年无复发
无效	主要症状无变化或恶化；局部病变无变化或有加重趋势

病 案 举 例

刘某，女，37 岁。1975 年 7 月 1 日初诊。

患者女性，37 岁，已婚。行经腹部剧痛 12 年。自 15 岁初潮起即有痛经，12 年前难产后痛经加重，3 年来更为加重，经期痛苦难忍，服止痛药物不能缓解。平时腰痛，腹胀，白带量多。末次月经 1975 年 6 月 18 日。既往月经均提前 5~6 天，量较多，色紫有血块，经期身热感，口干，大便燥；舌质黯红，脉弦滑。

检查：外阴、阴道正常，宫颈略红，轻度糜烂。宫体正常大小，后位，活动欠佳；子宫后壁有大小不等小结节，明显触痛。双侧附件均可及不规则包块（右侧 3.5cm×3cm×2.5cm，左侧 3cm×3cm×2cm）与周围组织粘连，压痛明显，活动欠佳。宫骶韧带增粗有强触痛感。

西医诊断：①子宫内膜异位症；②继发性不孕症。

中医诊断：①痛经；②癥瘕。

辨证：胞宫血瘀，下焦湿热。

治法：活血化瘀，清利湿热。

方药：桃仁 6g，大黄 3g，水蛭 4.5g，虻虫 4.5g，川楝子 9g，延胡索 9g，五灵脂 9g，没药 3g，瞿麦 12g，萹蓄 12g，木通 3g，车前子 9g。水煎服，日 1 剂，日服 2 次。

1975 年 7 月 16 日复诊：上方服 10 剂后，患者腰痛及腹痛明显减轻，但经期腹部仍剧烈疼痛。月经于 7 月 13 日来潮，行经 4 天，色红紫有血块、量偏多。上方去瞿麦、萹蓄、木通、车前子，加丹参、制香附、乌药各 9g，以加强行气活血化瘀之功。并因腹泻将大黄改为 1.5g，继服 10 剂后，平时腰痛、腹胀及月经中期腰痛减轻。

1975 年 7 月 31 日复诊：加强活血化瘀，散结止痛之力，仍以上方去木通、车前子，加三棱、莪术各 9g，当归 30g。

1975 年 8 月 18 日复诊：上方服 10 剂后，平时腰痛及月经中期腹痛消失。8 月 7 日月经来潮自觉血流通畅，微有小腹痛，行经 3~4 天，血量及血块均较前减少。内诊检查：子宫后壁小结节及附件包块均较前缩小。按上方再服 20 剂。

1975 年 10 月 5 日复诊：治疗共 3 个月后，平时腰痛及月经中期腹痛消失，共行经 4 次，除第 1 次外，其后 3 次痛经现象基本消失。内诊检查：子宫后壁小结节基本消失，双侧附件包块完全消失。嘱患者仍以前方每于月经前服药 10~15 剂，以巩固疗效。

案例来源：《刘奉五妇科经验》（根据原著诊疗日期，复诊分段略有改动）。

子宫腺肌病

【培训目标】

1. 掌握子宫腺肌病的概念；
2. 掌握子宫腺肌病的诊断与鉴别诊断；
3. 掌握子宫腺肌病的辨证论治。

问题导入

韩某，女，40 岁。1994 年 8 月 19 日初诊。

患者经行腹痛 20 年，加重 2 年。自 20 岁始痛经，逐年加重，近 2 年尤甚。行经第 1 天腹痛剧烈，畏寒肢冷，腰痛如折，大便溏，痛甚则恶心欲吐，心烦纳差。月经初潮 15 岁，周期正常。末次月经 8 月 1 日，量少不畅，伴血块，5 天净。舌淡黯，脉细弦。

问题 1：根据病史症状等描述，应考虑什么疾病诊断？

问题 2：如何进行鉴别诊断？

问题 3：如何辨证施治？

一、概 念

子宫腺肌病（adenomyosis）是指子宫内膜腺体及间质侵入子宫肌层。1860 年由 Rokitansky 首先进行描述。多发于 40 岁以上经产妇。

二、病因病机

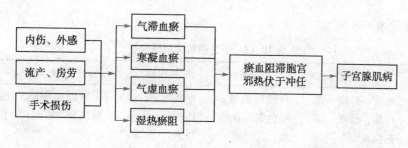

三、诊断要点

子宫腺肌病在术前正确诊断者，远不及实际发病总数；有时因合并子宫肌瘤、子宫内膜异位症、内膜息肉、内膜增生过长或内膜癌而误诊、漏诊。

1. 病史　40 岁以上的经产妇，有诊刮手术、人工流产、多次妊娠分娩或难产等宫腔操作和子宫损伤病史；可有月经过多、月经前后诸证、IUD 或盆腔炎史。

2. 临床表现

（1）逐渐加剧的进行性痛经，疼痛常于月经来潮前数日即开始，至经期末结束；

（2）可伴有月经过多或经期延长或不规则阴道出血；

（3）患者可继发不孕不育；

3. 妇科检查　子宫体均匀性球形增大或有局限性隆起，质硬、有压痛，经期压痛明显，月经过后子宫体可缩小、压痛可缓解。

4. 辅助检查

（1）影像学检查：B 超、CT 或 MRI 检查可见主要病灶位于增大的子宫体。

（2）CA$_{125}$：部分患者血清 CA$_{125}$异常升高（>35U/ml）。

（3）病理：子宫肌层病灶分弥漫型和局限型两种（后者亦称子宫腺肌瘤），剖面明显增厚且硬，无旋涡状结构，无明显包膜和分界，肌壁中微囊腔偶有陈旧性血液。肌层组织镜检，有岛状分布的子宫内膜腺体与间质。

四、鉴别诊断

表 10-11　子宫腺肌病鉴别诊断

疾病名称	主要表现	辅助检查	鉴别要点
子宫肌瘤	月经过多、经期延长为主；黏膜下肌瘤出血过多伴下腹痛	妇检、B 超、MRI、病理	痛经较少或程度轻
子宫内膜异位症	继发性渐进性加剧的痛经；月经异常、性交痛、不孕等	妇检、B 超、MRI、腹腔镜	巧囊、子宫直肠陷凹粘连
盆腔淤血综合征	以慢性盆腔疼痛为特征，经期加重伴月经量过多	盆腔静脉造影或腹腔镜	盆腔无包块
卵巢子宫恶性肿瘤	内膜癌、子宫肉瘤均以阴道不规则流血、排液恶臭为主；晚期恶病质伴发热腹痛腹水	妇检、B 超、分段诊刮术、剖腹探查术	肉瘤罕见，卵巢包块为实性混合性

五、辨证论治

1. 辨证分型

表 10-12　子宫腺肌病辨证分型

证型	主症	月经	次症	舌脉	治法
寒凝血瘀	经前、经期小腹冷痛，畏寒，得热痛减	月经后期量少，经色紫黯有血块	形寒呕恶，肢体肿胀，大便溏泄	舌紫黯有瘀斑，脉沉紧或弦涩	温经散寒，化瘀止痛
气滞血瘀	经行小腹刺痛、乳胀痛、抑郁或烦躁	经行不畅，色黯有块，周期不定	面部色斑，肛门坠胀，阴道抽痛	舌黯有瘀斑，脉弦	疏肝行气，化瘀止痛
肾虚血瘀	经行小腹坠痛，腰骶酸痛，足跟痛	经少、经迟，色黯有块	头晕耳鸣，性欲减低，夜尿多	舌黯淡有瘀斑，脉沉细、尺弱	补肾益气，化瘀止痛
湿热瘀阻	经行小腹胀痛、灼痛，带多黄臭	经量多或经期长，色黯红、质黏稠	纳呆口黏，脘腹胀满，大便不爽	舌黯红、苔腻，脉弦滑	清热利湿，化瘀止痛

2. 证治方药

表 10-13　子宫腺肌病分型论治

证型	方剂	药物组成
寒凝血瘀	少腹逐瘀汤《医林改错》	小茴香　干姜　延胡索　没药　当归　川芎　赤芍　官桂　蒲黄　五灵脂；
	温经汤《妇人大全良方》	当归　川芎　白芍　桂心　丹皮　莪术　人参　甘草　牛膝
气滞血瘀	膈下逐瘀汤《医林改错》或八物汤《医垒元戎》	当归　川芎　赤芍　桃仁　枳壳　延胡索　五灵脂　牡丹皮　乌药　香附　甘草；
		当归　川芎　芍药　熟地黄　延胡索　川楝子　木香　槟榔
肾虚血瘀	补肾祛瘀方《中医妇科学》；或益肾调经汤《中医妇科治疗学》	仙灵脾　仙茅　熟地黄　山药　香附　三棱　莪术　鸡血藤　丹参；
		巴戟天　熟地　续断　杜仲　当归　白芍　乌药　艾叶　益母草
湿热瘀阻	清热调血汤《古今医鉴》加味；或五味消毒饮《医宗金鉴·外科》合大黄牡丹皮汤《金匮要略》	牡丹皮　黄连　生地黄　当归　白芍　川芎　红花　桃仁　莪术　延胡索　香附；可加败酱草、薏苡仁。金银花　野菊花　蒲公英　紫花地丁　紫背天葵；大黄　牡丹皮　桃仁　芒硝　冬瓜仁

3. 综合疗法

（1）一般治疗：患者宜避免紧张情绪，消除恐惧心理，树立信心；痛经时卧床休息，热敷下腹部，或饮用姜糖水；注意经期卫生，避免非计划妊娠；平时适当锻炼身体，进食富含维生素 B 和矿物质的食物。

（2）其他疗法：可在口服中药同时，采用针灸疗法、穴位贴敷法。

知 识 拓 展

子宫腺肌病的西医治疗

1. 药物治疗

（1）非甾体类抗炎药（NSAID）：对症处理，缓解疼痛。接近绝经期的患者，可采用保守治疗方法。常用药物如下：

药物名称	（经期）服用剂量
甲灭酸（mefenamic acid）	首次 500mg，250mg，每 6 小时一次
氟灭酸（flufenamic acid）	100～200mg，每 6～8 小时一次
消炎痛（indomethacin）	25～50mg，每 6～8 小时一次
布洛芬（ibuprofen）	200～400mg，每 6～8 小时一次
奈普生（naproxen）	首次 500mg，250mg，每 8 小时一次
酮基布洛芬（ketoprofen）	50mg，每 6～8 小时一次
炎痛喜康（piroxicam）	每 24 小时 20mg
双氯芬酸（diclofenac）	每 8 小时 25mg

（2）其他药物：口服避孕药、孕激素、达那唑、硝苯吡啶（钙离子阻滞剂）和 GnRH-a，均可不同程度地缓解或消除痛经，使子宫体缩小，停用后病情可复发。

2. 放置含激素宫内节育器（IUD）

（1）宫内放置 175mg 丹纳唑环，既可避孕又可止痛，使宫体缩小（抑制卵巢排卵）。

（2）左炔诺孕酮 IUD（曼月乐）可缓解或消除痛经、减少月经量，5 年后需更换。

3. 手术治疗

（1）骶神经切除术：经腹腔镜骶前神经切除术和骶骨神经切除术，可使 80% 患者疼痛缓解或消失。

（2）子宫手术：子宫切除手术是根治腺肌病的唯一方法。对于有生育要求、腺肌瘤为局限性者，可以采取腺肌瘤剔除手术。

病 案 举 例

韩某，女，40 岁。1994 年 8 月 19 日初诊。

患者经行腹痛 20 年，加重 2 年。月经初潮 15 岁，行经正常。自 20 岁始痛经，逐年加重，近 2 年尤甚。今年 5 月 12 日妇科检查及 B 超确诊为子宫腺肌病，多发性子宫肌瘤，双侧卵巢囊肿，尚未治疗。主诉行经第 1 天腹痛剧烈，畏寒肢冷，腰痛如折，大便溏，痛甚则恶心欲吐，心烦纳差。末次月经 8 月 1 日，量少不畅，伴血块，5 天净。舌淡黯，脉细弦。

中医诊断：痛经；癥瘕。西医诊断：子宫腺肌病，子宫肌瘤，双侧卵巢囊肿。

辨证：气滞血瘀，寒凝胞脉。

治法：行气活血，散寒温经。

方药：艾附四物汤加减。

艾叶10g，香附10g，当归10g，川芎10g，白芍10g，生地10g，熟地10g，橘核15g，乌药10g，元胡10g，荔枝核15g，炒小茴香10g，川断15g，女贞子10g。7剂，水煎服，日1剂，日服2次。

二诊：8月26日。昨日经至，腹痛明显减轻，小腹不胀，但乏力神疲，腰酸膝软；舌红，脉细滑。守方去乌药、女贞子，加桑寄生20g、菟丝子10g，再服7剂。并嘱经净后，早服茴香橘核丸6g，晚服杞菊地黄丸1丸，共20天。

三诊：9月23日。经行2天（PMP 8月26日，LMP 9月22日），腹痛不明显，亦无畏寒肢冷；现头痛头晕，乏力腰疲，此气血两亏，血不上荣，治用补中益气汤加减，升阳益气，调经止痛。方药如下：

生黄芪30g，党参10g，白术10g，当归10g，陈皮10g，升麻5g，炙甘草6g，荆芥炭10g，香附10g，川断15g，艾叶炭10g，延胡索10g，桑寄生20g，菟丝子10g。7剂，水煎服，日1剂，日服2次。

以后患者继服8月26日丸药（早服茴香橘核丸6g，晚服杞菊地黄丸1丸）20天，2个月后随诊，痛经痊愈。

病例来源：祝谌予临证验案精选，北京：学苑出版社，1996.

（许 昕）

第五节　多囊卵巢综合征

【培训目标】

1. 掌握卫生部2011年12月颁布实施的多囊卵巢综合征行业诊断标准；
2. 掌握多囊卵巢综合征的鉴别诊断；
3. 掌握多囊卵巢综合征的辨证论治；
4. 掌握多囊卵巢综合征一般治疗、促排卵治疗及远期并发症的防治原则。

问题导入

某女，23岁，未婚。月经稀发3年，停经3个月。13岁初潮，月经稀发，每逾期旬余至半年不等。注射黄体酮则经来，量少，色黯，血块较多；停用黄体酮则停经如初。就诊时经闭3个月，面色黑黯，形体壮硕。

问题1：患者的中医和西医诊断分别是什么？应与哪些疾病鉴别？

问题2：需要进一步做哪些辅助检查？

问题3：如何进行治疗？

一、概　述

多囊卵巢综合征（polycystic ovary syndrome，PCOS）是一种发病多因性，临床表现呈多态性，常见的女性内分泌紊乱和（或）糖脂代谢异常综合征。其雄激素过高和持续排卵障碍的主要特征，是导致月经和生殖功能异常的主要原因之一；可引发子宫内膜癌、糖尿病、心血管疾病等远期并发症。

中医学无多囊卵巢综合征的病名，其临床证候可分属于月经后期、月经过少、月经稀发、闭经、崩漏、不孕症等范畴。

二、病因病机

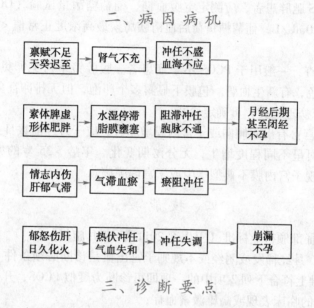

三、诊断要点

1. 病史　初潮后月经后期、稀发、闭经，或月经频发，淋漓不净，不孕、流产等病史，可伴有青春期多毛、痤疮、肥胖等现象。

2. 临床表现

（1）月经失调：常表现为月经后期或闭经，闭经前可有月经过少、月经稀发。少数患者表现为月经先期、月经过多或不规则出血。

（2）生殖障碍：患者因排卵障碍而导致不孕，或出现妊娠丢失、流产等不良妊娠结局。

（3）高雄激素症状：多毛，阴毛分布常呈男性型，脂溢性皮肤或脱发，痤疮多位于颜面、背部或小腹。

（4）肥胖：约有半数以上患者表现为肥胖，体重指数 BMI≥25。

（5）黑棘皮症：伴发胰岛素抵抗的患者，常在项背部、腋窝下、腹股沟等皮肤皱褶处出现灰褐色、乳头瘤样增厚斑块或细软绒毛状色素沉着。

3. 辅助检查

（1）基础体温测定：多表现为持续单相型；有时类似黄体功能不健，但基础体温升高幅度过低、且黄体期过短而视同无排卵。

（2）B 型超声检查：可见子宫基本正常；卵巢体积均匀性增大，包膜回声增强，一侧或双侧卵巢内卵泡数目≥12 个，卵泡直径大多在 2～8mm 之间。连续监测未见优势卵泡发育和排卵迹象。

（3） 血清激素测定

1） 血清睾酮（T）、双氢睾酮、雄烯二酮浓度测定：睾酮水平升高，但通常不超过正常值上限的 2 倍，且与高雄激素症状的轻重程度无正相关关系。硫酸脱氢表雄酮（DHEA、DHEA-S）可轻度升高。

2） 血清 FSH、LH 测定：血清 FSH 值正常或偏低，LH 值升高，LH/FSH 比值≥2～3。排卵前周期性 LH 峰值不能出现。

3） 血清 PRL 测定：部分患者血清 PRL 水平轻度升高。

4） 血清雌激素测定：雌二醇相当于早中卵泡期浓度，且水平相对恒定，多无周期性变化。

5） 其他：PCOS 肥胖患者，应测定空腹血糖、葡萄糖耐量试验（OGTT）及胰岛素水平（空腹正常值＜20mU/L，葡萄糖负荷后血清胰岛素最高浓度正常值＜150mU/L），以排除胰岛素抵抗。

（4） 腹腔镜检查：一般用于 PCOS 不孕症患者。腹腔镜下可见卵巢增大，包膜增厚，表面光滑，呈灰白色，有新生血管。包膜下显露多个卵泡，但无排卵征象（排卵孔、血体或黄体）。卵巢组织病理检查，可确定诊断。

（5） 诊断性刮宫：有出血倾向或子宫内膜增厚者，应于月经前数日或月经来潮 6 小时内进行。子宫内膜可呈不同程度增生，无分泌期变化。年龄 ＞35 岁的患者应常规行诊断性刮宫，以早期发现子宫内膜不典型增生或子宫内膜癌。

四、技 能 要 点

多囊卵巢综合征部颁行业标准（卫生部 2011 年 12 月施行）

1. 疑似 PCOS 月经稀发或闭经或不规则子宫出血是诊断必须条件（以患者主诉为第一条件），在此基础上符合下列 2 项中的一项即可诊断为疑似 PCOS，开始临床治疗：

（1） 高雄激素的临床表现或高雄激素血症；

（2） 超声表现为 PCO。

2. 确定诊断 具备上述疑似 PCOS 诊断条件后，还必须逐一排除其他可能引起高雄激素的疾病和引起排卵异常的疾病才能确定诊断。

五、鉴 别 诊 断

表 10-14 多囊卵巢综合征鉴别诊断

疾病名称	主要临床特征	辅助检查
肾上腺皮质增生	血 DHEA-S ＞ 18.2μmol/L 或超过正常范围上限 2 倍	ACTH 兴奋试验反应亢进；过夜地塞米松抑制试验，抑制率≤0.70
肾上腺皮质肿瘤	血 DHEA-S ＞ 18.2μmol/L 或超过正常范围上限 2 倍	对 ACTH 兴奋试验、过夜地塞米松抑制试验，均无明显反应
卵巢男性化肿瘤	多为卵巢单侧性、实性肿瘤且进行性增大明显	B 超、CT 或 MRI 可协助诊断
卵泡膜细胞增殖症	肥胖及男性化更明显，睾酮水平异常升高，可达 5.2～6.9nmol/L，而 DHEA-S 正常	腹腔镜下可见卵巢皮质卵泡膜细胞增生群，伴黄素化

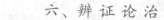

六、辨 证 论 治

PCOS 具有症状多样性特点，病程较长，虚实并见，涉及肝、脾、肾三脏功能失调及三焦气化失常，最终导致痰浊、瘀血为患，阻滞冲任、胞宫。临床宜四诊合参，分青春期和育龄期两个阶段治疗。青春期重在调经，恢复周期规律为本；育龄期在调经同时以助孕为要。根据月经稀发或闭经、不孕、肥胖、多毛、痤疮等特点辨证施治，可酌情配伍调畅气机、化痰软坚、化瘀消癥之品。

1. 肾虚证

主要证候：初潮迟至，月经后期或稀发、经量少、色淡质稀，渐至停闭，或经期延长，甚至崩漏不止；婚久不孕，头晕耳鸣，腰膝酸软，夜尿偏多；舌质淡黯，苔薄，脉沉细。

治法：补肾调经。

方药：右归丸（《景岳全书》）。

熟地黄 山药 山萸肉 枸杞子 菟丝子 鹿角胶 当归 杜仲 肉桂 制附子

加减：夜间盗汗，舌质偏红，苔薄剥脱者，去肉桂、附子，加阿胶、地骨皮；经行少腹刺痛，经血有块，块出痛减者，可于经前、经期酌加桃仁、红花。

2. 痰浊凝滞证

主要证候：月经后期或稀发、经量少，色淡质稠，甚则停闭，或婚久不孕；形体肥胖，带下量多，毛发浓密，脘腹胀满，神疲肢重；舌体胖大，色淡，苔厚腻，脉沉滑。

治法：化痰祛浊，通络调经。

方药：苍附导痰丸（《叶天士女科诊治秘方》）合桃红四物汤（《医宗金鉴》）。

茯苓 半夏 陈皮 甘草 苍术 香附 胆南星 枳壳 生姜 神曲

桃仁 红花 当归 川芎 熟地 白芍

加减：面色无华，头晕乏力者，加党参、白术；胸膈满闷者，加郁金、薤白；大便溏薄者，加冬瓜皮、车前子；带下多、有臭味者，加黄柏、牛膝、薏苡仁。

3. 气滞血瘀

主要证候：月经后期，或周期先后不定，经量或多或少，色黯红，有血块，渐至经闭、不孕；精神抑郁，心烦易怒，乳房胀痛，小腹胀满拒按，或胸胁胀痛；舌黯红，有瘀点、瘀斑，脉弦或沉涩。

治法：行气活血，祛瘀通经。

代表：膈下逐瘀汤（《医林改错》）。

当归 川芎 赤芍 桃仁 红花 枳壳 延胡索 五灵脂 丹皮 乌药 香附 甘草

加减：小腹畏寒，四肢不温者，酌加肉桂、小茴香、石楠叶；腰膝酸痛者，加桑寄生、川续断。

4. 肝经湿热

主要证候：月经稀发、量少，渐至经闭不行，或月经紊乱，婚久不孕；体形壮实，毛发浓密，面部痤疮，经前乳房胀痛，大便秘结，小便黄少，带下量多、质稠有味，或外阴时痒；舌尖边红，苔黄，脉弦或弦滑。

治法：疏肝清热，祛湿调经。

方药：龙胆泻肝汤（《医宗金鉴》）。

龙胆草 柴胡 栀子 黄芩 车前子 泽泻 木通 当归 生地 甘草

加减：大便黏滞不爽者，加薏苡仁、土茯苓；兼尿频、尿急者，加白芍、金银花；心烦少寐、苔少、脉细者，加百合、郁金、合欢皮。

知识拓展

PCOS 的西医治疗

1. PCOS 的治疗原则

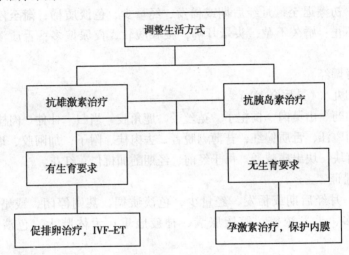

2. 有生育要求的治疗

（1）一般治疗：加强锻炼，控制饮食，减轻体重等，此即改变原有不健康的生活方式。

（2）抗雄激素治疗：高雄激素主要来自卵巢、肾上腺皮质及周围组织转化，故应采取综合性治疗方案，抑制雄激素过高，从而有利于促排卵治疗的成功。

1）口服避孕药（oral contraceptive，OC）：服药前应排除口服避孕药禁忌证，对于青春期患者应有充分的知情同意。适应于高雄激素血症或高雄症状者。常用短效口服避孕药，如避孕药Ⅰ号、妈富隆、敏定偶（炔诺肟脂）等，可治疗 6~12 个周期，有效避孕，建立月经周期，预防子宫内膜癌变。用药期间应注意监测血糖、血脂变化。

2）醋酸环丙孕酮（cyproterone acetate，CPA）：可合成 17-羟孕酮衍生物，与睾酮、双氢睾酮竞争受体，从而降低雄激素的生物效应。达英-35 为目前首选药物（每片含 CPA 2mg、炔雌醇 35µg），做周期治疗，连续用药 3~6 个周期。

3）螺内酯（spironolactone）：是人工合成的 17-螺内酯甾类化合物，抑制卵巢和肾上腺合成雄激素，于毛囊处竞争雄激素受体。常用剂量每日 50~200mg。一般治疗 3~6 个月；有不规则出血者可与口服避孕药联合应用。

（3）抗胰岛素治疗：PCOS 患者，无胰岛素抵抗（PCOS-IR）时不能使用胰岛素增敏剂。二甲双胍（即甲福明 metformin），为治疗 PCOS-IR 的首选药物。可通过降低血胰岛素，纠正高雄激素状态，改善卵巢功能，提高促排卵治疗的效果。

（4）促排卵治疗：在针对 PCOS（或 PCOS-IR）治疗使内分泌失衡状态基本恢复或改善前提下，对于有生育要求的患者才适合进行促排卵治疗。

1）一线促排卵药物：氯米芬（Clomiphene Citrate，CC）、来曲唑。

2）二线促排卵药物：对于氯米芬、来曲唑治疗无效的患者可采用促性腺激素类二线促排卵治疗，包括低剂量逐渐递增的 FSH 方案和逐渐减少的方案诱导排卵等。

PCOS 患者促排卵治疗时，容易发生卵巢过度刺激综合征（OHSS），故需加强严密监护。HMG-HCG 并非 PCOS 患者促排卵的首选方案；当卵巢直径 >6cm 或卵巢内多个卵泡达到成熟期时，不宜加用 HCG。

（5）手术治疗

1）卵巢楔形切除术：将双侧卵巢楔形切除 1/3，以降低雄激素水平，提高排卵和妊娠率。剖腹手术时应首先仔细探查，确定诊断。

2）腹腔镜手术：适用于对促排卵药物治疗无效的 PCOS 患者。可在腹腔镜下应用电凝或激光穿刺打孔，每侧卵巢以打孔 4 个为度；术后排卵率可达 90%，妊娠率 70%。

（6）辅助生殖技术（IVF）：原则上无排卵并不是体外受精的指征。一般是因为患者合并其他 IVF 指征如输卵管损伤或梗阻、严重子宫内膜异位症（粘连）、需进行植入前遗传学诊断、男性不孕因素等才考虑 IVF 治疗，单纯 PCOS 而无其他疾病者不宜选择 IVF。

3. 无生育要求的治疗　主要针对青春期或无生育要求的患者。近期治疗目标为调整月经周期、控制体重、治疗多毛和痤疮等高雄症状；改善或避免发生代谢综合征。远期目标是预防心血管疾病、糖尿病、子宫内膜过度增生和癌变等并发症。

其治疗原则和方法与有生育要求的 PCOS 患者基本相同，但不宜过多或盲目应用促排卵药物；也不存在是否应用辅助生育技术的考虑。

（1）抗雄激素治疗：目的在于维持月经周期和保护子宫内膜。达英-35 仍为首选；其他药物如避孕药 1 号、敏定偶（炔诺肟脂）、妈富隆等。

（2）孕激素治疗：对于无明显高雄激素血症及胰岛素抵抗的无生育要求患者，特别是年龄 >35 岁的患者，可采用单纯孕激素治疗，以保护子宫内膜，维持月经周期。常用安宫黄体酮（MPA）、微粉化孕酮（琪宁）、地屈孕酮（达芙通）。该疗法的不足之处是抗雄激素作用较弱，不能完全改善高雄症状及内分泌代谢紊乱状况。

病 案 举 例

某女，23 岁，未婚。月经稀发 3 年，停经 3 个月。13 岁初潮，月经稀发，每逾期旬余至半年不等。注射黄体酮则经来，量少，色黯，血块多。停用黄体酮则停经如初。就诊时经闭 3 月，面色黑黯，形体壮硕；舌体胖大，色淡，苔白腻，脉沉滑。体重 90kg，身高 1.68m。基础性激素测定：T 2.3nmol/L，SHBG 23.6nmol/L，DHEA-S 288μg/dl，LH 23.23mIU/ml，FSH 5.67mIU/ml。空腹胰岛素 43.1pmol/L。B 超：双侧卵巢多囊样改变。

患者无高血压，糖尿病史。查体：黑棘皮症（+）；血压 100/75mmHg。

中医诊断：月经稀发（痰湿凝滞证）。西医诊断：多囊卵巢综合征。

治疗计划：

1. 一般治疗　先予黄体酮撤退性出血，继之中药治疗。嘱患者加强运动，控制饮食，减轻体重。

2. 辨证施治　化痰除湿，通络调经。选用苍附导痰丸加减。方药如下：

苍术 10g　香附 10g　茯苓 10g　半夏 10g　胆南星 10g　枳壳 6g　生山楂 10g　川续断

10g　郁金 10g　合欢皮 10g　陈皮 6g　甘草 3g

3. 调护　治疗过程中，每 3 个月复查相关指标，了解病情转归。

（任青玲）

第六节　不　孕　症

【培训目标】

1. 掌握不孕症的定义；
2. 掌握不孕症的诊断要点及卵巢功能的评估检查方法；
3. 掌握不孕症的中医药辨证论治。

一、概　　述

不孕症是指婚后夫妇同居，正常性生活，未避孕 1 年而未孕者；或曾经孕育，之后（夫妇同居，正常性生活，未避孕）1 年未再孕者。前者为原发性不孕症，中医学称"全不产"；后者为继发性不孕症，中医学称"断绪"。

对于年龄 >30 岁晚婚求嗣者，婚后或曾经孕育后 1 年未孕即应按照不孕症诊治。"曾经孕育"包括曾正常孕育，或异常孕育，如流产、早产、异位妊娠等。

二、病因病机

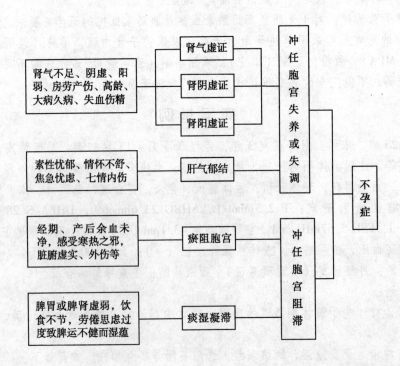

知识链接

不孕症的相关检查

1. 全身检查　观察患者第二性征发育情况，身高、体重、胖瘦，毛发分布，精神情绪状态，营养状况，有无甲状腺肿大，有无溢乳等。

2. 妇科检查　了解内外生殖器发育是否正常，逐一检查阴道有无炎症，子宫颈形态、大小；子宫体位置、大小、形态、质地、活动度；附件有无增厚、压痛或肿块，以及肿块质地、大小、活动度、与子宫关系等。

3. 卵巢功能评估检查

（1）基础体温测定（BBT）：观察 BBT 有无双相，体温上升高度、维持长度、平稳度及体温升降速度；初步判断患者有无排卵，黄体功能是否健全，指导患者在排卵期性交，跟踪发现早期受孕可能性。

（2）B超监测排卵：可连续动态观察卵泡发育，预测排卵时间指导性交，并可对未破裂黄素化滤泡综合征（LUFS）做出诊断。

（3）血清激素测定：主要化验 E_2、FSH、LH、PRL、P、T 等。

（4）子宫内膜活检：必要时可行诊刮术，了解排卵、黄体功能、内膜病变。

（5）其他：阴道脱落细胞涂片和子宫颈黏液结晶检查，可间接了解卵巢功能。

4. 输卵管通畅试验　检查子宫输卵管有无畸形，是否通畅，对分离宫腔粘连具有一定治疗作用。常用方法有子宫输卵管通液术、子宫输卵管碘油造影术、B超下输卵管过氧化氢显影术、光纤显微输卵管镜（falloposcopy）及腹腔镜直视下亚甲蓝通液术。

5. 免疫学检查

（1）血清免疫抗体测定：如抗精子抗体（ASAB）、抗心磷脂抗体（ACL）、抗子宫内膜抗体（EMAB）等。

（2）性交后试验及宫颈黏液、精液相合试验：检查局部精子穿透力和活动力。

（3）免疫相关检查：类风湿因子、甲状腺激素、肾上腺皮质激素、CD_{50} 等。

6. 其他检查　不孕夫妇根据病情需要，可进行男方精液常规检查，ABO 血清抗体、优生学（染色体）检查，TORCH 检测，宫腔镜检查、腹腔镜检查等。

三、诊断要点

1. 详细病史　询问初潮年龄，月经情况（周期、血量、伴随症状）、妊娠经历、带下情况、结婚年限以及有无妊娠、分娩、流产、宫腔操作、激素治疗等；配偶健康状况。

2. 主要临床表现　婚久不孕，无明显症状或伴有月经异常、带下异常、腰膝酸痛、下腹部疼痛。

3. 不孕症相关检查　详见知识链接具体内容。

知识拓展

1. 黄体功能不健的基础体温（BBT）参考诊断方法

（1）BBT 高度不足：低温相和高温相之间的平均温差 <0.3℃；

（2）BBT 长度不够：高温相短，黄体期 BBT <11 天；BBT <8 天视同无排卵；

（3）由低温至高温时（排卵期）体温上升时间缓慢（移行日）>2 天；

（4）稳定程度不良：高温相体温波动度过大（>0.1℃），如马鞍形 BBT；

（5）月经期前体温下降缓慢（由 BBT 黄体期末高温点降至低温时间 >2 天）；

（6）周期内基础体温基线与正常 BBT 基线比较过低或过高（相差 >0.3℃）。

2. TORCH 检查

TORCH 是几种病原微生物英文名称字头的组合：

Tox：T，代表弓形体；RubV：R，代表风疹病毒；CMV：C，代表巨细胞病毒；HSV：H，代表单纯疱疹病毒；Other：O，代表其他病原体，如梅毒、支原体、衣原体、丙肝病毒等。

3. WHO 2010 年男性精液检查参考指标：

精液量：≥1.5ml；精子液化时间：≤30 分钟；白细胞 <1×1 000 000/ml；

精子密度：≥15×1 000 000/ml；

精子总数：≥39×1 000 000/ml；

精子活动力与精子质量：前向活动率 PR≥32%，存活率≥58%；

精子形态：（严格形态学分析标准下）正常精子形态≥4%。

四、鉴别诊断思路

女性不孕症患者若患有多发性子宫肌瘤、多囊卵巢综合征、卵巢早衰等妇科疾病，或红斑狼疮、类风湿性关节炎、桥本氏甲状腺炎等免疫性疾病，或配偶精液常规检查异常，应先治疗原有疾病，在病情控制、健康状况恢复时再考虑妊娠。

1. 排卵功能障碍　排卵功能障碍应包括无排卵、排卵不良两类。在月经先期、崩漏、闭经中，无排卵患者较多见；月经过多、月经过少、月经先后不定期、月经后期等，基础体温可呈现黄体不健类型。此类患者均需与未破裂黄素化滤泡综合征相鉴别，后者类似"假排卵"，B 型超声检测卵泡发育及排卵可协助诊断。

2. 输卵管完全或不全梗阻　当卵巢功能评估检查未发现异常，患者又有流产、异位妊娠、盆腔炎、长期低热或宫腔操作等病史，或伴下腹疼痛者，应做输卵管通畅试验。若双侧输卵管完全梗阻（或缺如），可采用辅助生育技术助孕。

3. 子宫内膜异位症　患者有痛经病史，甚至经期腹痛进行性加重，应进行妇科检查、CA_{125} 检测、B 超检查，必要时行腹腔镜检查术，诊治子宫内膜异位症。

4. 垂体微腺瘤　患者若月经稀少，渐至闭经，伴有溢乳，或头晕、复视，血清 PRL 异常升高，应做头颅 CT、MRI 检查，除外垂体病变引起的不孕。

5. 宫腔镜检查术　若患者月经过多或过少、经期延长、崩漏等疗效不满意，或怀疑有黏膜下肌瘤、子宫内膜息肉、宫腔粘连、内膜增生过长，应做宫腔镜检查。

6. 腹腔镜检查术　在不孕症临床检查过程中，若怀疑或发现盆腔包块、肠粘连、输卵管伞端粘连或积水、卵巢子宫内膜异位囊肿、多囊卵巢综合征、浆膜下子宫肌瘤等，可行腹腔镜检查术。

五、辨证论治

表 10-15　不孕症辨证分型

	主要证候	舌象、脉象	治法	参考方剂
肾气虚证	婚久不孕，月经改变，腰膝酸软，头晕耳鸣	舌质淡嫩，苔薄白，脉沉细，两尺无力	补肾益气，调养冲任	毓麟珠、寿胎丸
肾阳虚证	婚久不孕，月经后期，畏寒，夜尿多，腰痛，带下如水，性欲减低	舌质淡黯，苔白润，脉沉细无力尺弱	温肾暖宫，调补冲任	温胞饮、右归丸
肾阴虚证	婚久不孕，月经先期，五心烦热，失眠心悸，带下量少，腰膝酸软	舌质稍红，苔少，脉沉细或细数	滋肾养血，调理冲任	养精种玉汤、左归丸
肝气郁结	不孕，月经先后不定，胸乳胀痛，烦躁抑郁，经行不畅，经来腹痛	舌质黯红，有瘀斑瘀点，脉弦或细弦	疏肝解郁，调经养血	开郁种玉汤、逍遥散
瘀阻胞宫	婚久不孕，经行腹痛，经色紫黯，有血块，肛门坠胀、性交痛	舌紫黯、有瘀点瘀斑，脉沉弦或细涩	化瘀散结，调经助孕	少腹逐瘀汤、桂枝茯苓丸
痰湿凝滞	婚久不孕，形体肥胖，月经稀发，渐至停闭，带下量多，脘腹胀满	舌胖嫩黯、有齿印，苔腻，脉滑或细滑	化痰祛湿，调经助孕	苍附导痰丸、越鞠丸

表 10-16　不孕症方剂药物组成

名称	方剂出处	药物组成
毓麟珠	《景岳全书》	当归 川芎 白芍 熟地黄 党参 白术 茯苓 炙甘草 菟丝子 鹿角霜 杜仲 川椒
寿胎丸	《医学衷中参西录》	菟丝子 桑寄生 续断 阿胶
温胞饮	《傅青主女科》	巴戟天 补骨脂 菟丝子 肉桂 附子 杜仲 白术 山药 芡实 人参
右归丸	《景岳全书》	熟地 山药 山茱萸 枸杞 鹿角胶 菟丝子 杜仲 当归 肉桂 制附子
左归丸	《景岳全书》	熟地 山药 山茱萸 枸杞 鹿角胶 菟丝子 龟甲胶
养精种玉汤	《傅青主女科》	当归 白芍 熟地黄 山黄肉
开郁种玉汤	《傅青主女科》	当归 白芍 香附 白术 丹皮 茯苓 天花粉
逍遥散	《和剂局方》	柴胡 当归 白芍 白术 茯苓 甘草 煨姜 薄荷
少腹逐瘀汤	《医林改错》	小茴香 干姜 延胡索 没药 当归 川芎 官桂 赤芍 蒲黄 五灵脂
桂枝茯苓丸	《金匮要略》	桂枝 茯苓 赤芍 丹皮 桃仁
苍附导痰丸	《叶天士女科诊治秘方》	茯苓 半夏 陈皮 甘草 苍术 香附 南星 枳壳 生姜 神曲
越鞠丸	《丹溪心法》	香附 苍术 川芎 炒栀子 炒神曲

六、临床思维分析

不孕症是妇产科临床的难治病、复杂病，在明确诊断后，治疗应辨证与辨病相结合，中医与西医相结合，力争达到最佳效果。

表 10-17 不孕症临床思维分析

引起不孕的主要原因	辅助检查	辨证基础上的治疗侧重
输卵管梗阻性不孕症	输卵管通畅试验及腹腔镜检查可确诊	酌情应用活血通络、疏肝通利、化痰软坚散结之品
排卵功能障碍性不孕症	BBT、B超监测排卵，内膜病理可协助确诊	加强补肾固冲同时，注意健脾、疏肝或养血活血
子宫内膜异位症致不孕	B超，必要时CT、MRI、腹腔镜检查可确诊	在维护周期基础上，注意清热凉血、化瘀散结
免疫因素/不明原因性不孕	查免疫功能；经临床系统检查无法明确原因	滋阴清热，益气，活血
子宫、宫颈、阴道等因素性不孕	妇科检查，阴道分泌物病原体检查等	敏感抗生素和阴道菌群修复，外治法清热解毒利湿
排除男方因素引起不孕	男方性功能检查及精液常规检查分析	参见中医男科学诊治或夫妇双方同时治疗

生殖器官发育不良，甚至有生理缺陷者，属于先天肾气不足，如处女膜闭锁、阴道纵（横）隔、子宫纵隔等，可通过手术矫治获得妊娠机会；如始基子宫、无子宫等则需通过子宫移植治疗。

经药物治疗、宫腔镜和（或）腹腔镜手术治疗仍未获得妊娠者，可采取辅助生殖技术（人工授精、体外受精-胚胎移植技术）治疗。

知识拓展

辅助生育技术（ART）

2010年，诺贝尔生理学或医学奖颁给了试管婴儿之父、英国剑桥大学罗伯特·爱德华兹教授。1978年7月25日，世界上第一例试管婴儿路易斯·布朗在英国诞生。诺贝尔生理学或医学奖评审委员会说，爱德华兹所做研究，有助于消除全球10%不育症夫妇所面临的困扰。中国大陆第一例试管婴儿于1988年3月10日在北京降生。

辅助生育技术包括人工授精、体外受精-胚胎移植等。

（1）人工授精技术（AI）：根据精液放置位置分为后穹隆人工授精、宫颈管内人工授精和宫腔内人工授精；根据精子来源分为夫精人工授精（AIH）和供精人工授精（AID）。

（2）体外受精-胚胎移植技术（IVF-ET）：即"试管婴儿"。

常规方案：优势卵泡的选择与募集；控制性超促排卵；取卵及预防感染；体外受精与受精卵培养；胚胎移植（4~8个细胞的早期囊胚）入宫腔；黄体支持。

并发症：应注意避免发生卵巢过度刺激综合征（OHSS）、多胎妊娠，以及发生率均相对增高的流产、早产、异位妊娠、宫内外同时妊娠、出血、感染等。

应用辅助生育技术，须把握适应证，选择适宜人群。需要医生与患者共同评估内分泌水平和生殖功能状况，权衡利弊之后做出决定。不可只因求子心切，放弃自然受孕机会，要为日后的卵巢储备功能和生活质量慎重考虑。

（1）对患者进行全面评估：年龄；精神心理状态；超促排后卵泡大小与卵子数量；月经量与子宫内膜厚度；IVF 次数；全身情况等。

（2）改善内分泌环境，发现与诊治未愈疾病。

（3）注意医疗安全与伦理问题。

反复大剂量应用促排激素，容易导致卵巢过度刺激综合征（OHSS），可表现为卵巢过度增大、腹水甚或胸水、电解质与酸碱失衡、高凝状态、肾功受损等。使用激素促排卵导致 OHSS 的总体发生率为 20%。此外，反复施行促排卵或超促排卵治疗，刺激卵巢，可能存在发生卵巢癌的风险。

（连 方）

第七节 卵 巢 早 衰

【培训目标】

1. 掌握卵巢早衰的定义；
2. 掌握卵巢早衰的诊断要点及鉴别诊断；
3. 掌握卵巢早衰的中医辨证论治。

问题导入

患者女性，28 岁，未婚。月经延后、经量减少渐至月经停闭半年余，伴有潮热汗出、阴道干涩、情绪易波动，腰膝酸软。于当地医院查血清激素：促卵泡素（FSH）56.80mIU/ml，黄体生成素（LH）23.10mIU/ml，雌二醇（E_2）58.00pmol/ml，孕酮（P）1.95nmol/ml，睾酮（T）<0.69pmol/ml。患者 16 岁月经初潮，经期 5 天，周期 60～120 天，血量少，无痛经。带下量少。

问题 1：根据上述病史描述，需做哪些辅助检查？

问题 2：该病人的初步诊断是什么？如何进行鉴别诊断？

问题 3：该病人如何进行辨证论治？

一、概 述

卵巢早衰（premature ovarian failure，POF）是发生在 40 岁之前的、有持续性继发闭经的高促性腺激素性卵巢功能衰竭。属中医"血枯经闭"范畴。

卵巢早衰即卵巢功能过早衰竭，是女性在 40 岁之前出现原发或继发性闭经，促性腺激素水平过高，性腺功能低落。属中医"闭经"、"年未老经水断"、"血枯"等范畴。

迄今为止，该病病因和发病机理不甚明了，POF 常伴随其他内分泌免疫疾患，治疗比较棘手。

二、病因病机

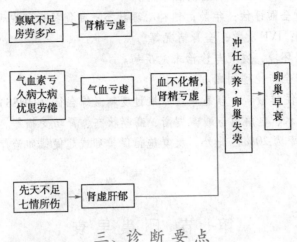

三、诊断要点

1. 发病年龄　青春期后至 40 岁之前。

2. 临床症状　主要表现为闭经、不孕，可伴有潮热、盗汗、多梦、阴道干涩、外阴萎缩等围绝经期症状及自身免疫性疾病的表现。兼证因脏腑功能病变不同而多样化。

3. 卵巢对促性腺激素不能正常反馈调节，机体呈现高促性腺激素、低雌激素水平的状态：血清 FSH >40U/L，间隔 1 个月内至少如此升高 2 次，则可确诊；血清 LH 同时升高，但 FSH 升高更加明显，E_2 <（10~20）pg/ml，提示卵巢功能衰竭。

4. 超声可见卵巢体积明显缩小、无卵泡、卵巢实质回声增强及卵巢内血流减少等低卵巢储备的特征。

知识拓展

卵巢储备功能的检测

1. 基础 FSH 及基础 E_2 水平、FSH 与 LH 的比值　基础性激素水平指自然周期的早卵泡期（月经第 2 或第 3 天）所测定的血清激素水平。基础 FSH（bFSH）水平升高与卵巢的储备能力下降有关。多认为 bFSH >10IU/L 提示卵巢储备功能下降。月经周期第 3 天 E_2（bE_2）>80pg/ml 时，也提示卵巢储备功能下降。如能将 bE_2 与 bFSH 水平和年龄结合起来，能够更好地评价卵巢储备能力。bFSH/bLH 比值 >3.6 可视为卵巢功能减退的早期信号。

2. 抑制素（INH）　INH 是转化生长因子 β 超家族的成员，由卵巢的颗粒细胞分泌，对垂体 FSH 的合成和分泌具有负反馈调节作用，并在卵巢局部调节卵泡膜细胞对促性腺激素（Gn）的反应性，较 FSH 更能直接反映卵泡的储备。

3. 抗苗勒管激素（AMH）　由窦前和小窦卵泡期的颗粒细胞分泌，参与卵母细胞成熟和卵泡发育的调节。是比 FSH 更好的预测卵母细胞数量和质量指标。

4. 窦卵泡计数　窦卵泡是成熟卵泡的前体，在 B 超影像上表现为直径 <10mm 的卵泡，其数目能够很好地反映卵泡池中剩余的原始卵泡数。窦卵泡的数量随年龄增长而减

少，依据窦卵泡数量，将 <5 个、5~15 个、>15 个卵泡称为静止卵巢、正常卵巢和多囊卵巢。

5. 卵巢体积测定　早卵泡期，可通过卵巢体积和窦卵泡计数等来监测卵巢储备功能。即使 FSH、E_2 水平正常，如果卵巢体积缩小，表明卵巢储备已下降，卵巢体积 <3cm³ 者与卵巢体积 ≥3cm³ 者相比，其获卵个数及促排卵失败率有明显差异。

6. 氯米芬（CC）刺激实验（CCCT）　月经周期第 5~9 天口服 CC 100mg/d，月经第 3、第 10 天测定血清 FSH 水平，若第 10 天 FSH≤10U/L，E_2≥200pg/ml，提示卵巢储备功能良好；FSH >10U/L，E_2 轻度上升，提示卵巢储备功能下降。

7. 促性腺激素释放激素激动剂（GnRHa）刺激实验（GAST）　利用 GnRHa 迅速而短暂地刺激垂体产生促性腺激素的原理可检测卵巢储备和生殖潜能。GnRHa 对垂体的降调节作用可以抑制内源性 LH 峰生成，增加卵细胞数目及改善其质量。常用方法是：于周期第 2~4 天每天皮下注射 0.1mg GnRHa，并于每天注射前测定血清 E_2、LH 和 FSH 水平，其中反映卵巢储备功能的主要是 E_2 水平的变化，当 E_2 水平升高 ≤15pg/ml 时，表明卵巢储备功能低下。

8. 促性腺激素刺激实验　促性腺激素刺激实验包括 FSH 刺激实验和尿促性腺素（HMG）刺激实验，原理与 GAST 类似。E_2 在 FSH/HMG 刺激过程中不能升高到一定水平即预示卵巢功能低下。

四、鉴 别 诊 断

应与子宫性闭经、垂体性闭经、下丘脑性闭经鉴别，并与生理性闭经，如妊娠停经、围绝经期停经等相鉴别。

卵巢早衰首先表现为闭经，可伴有围绝经期症状。特征是高促性腺激素和低雌激素。子宫性闭经激素水平正常；希恩综合征是产后出血导致垂体功能低下，故表现为低促性腺激素和低雌激素；垂体泌乳素瘤则表现为高 PRL 血症，FSH 正常；下丘脑性闭经亦有低促性腺激素的表现。

妊娠停经有妊娠表现，超声检查提示宫腔内见妊娠囊、胎芽及胎心搏动。围绝经期停经伴有围绝经期的表现，但年龄大于 40 岁，不难鉴别。

五、辨 证 论 治

卵巢早衰的治疗原则是虚则补而通之，实则泻而通之，虚实夹杂当补中有通，攻中有养。根据症状、体征，主要表现为肾精亏损、气血亏虚及肾虚肝郁证。

表 10-18　卵巢早衰证候特点

证型	妇科特征				全身症状	舌脉	
	期	量	色	质		舌苔	脉象
肾精亏虚	后期甚则闭经	少	红或淡	稍稠	肾阴虚证	舌红，舌体偏小	细数
气血亏虚	后期甚则闭经	少	淡	稀	气血亏虚证	舌淡，苔薄白	细缓无力
肾虚肝郁	后期甚则闭经	少	黯黑	有血块	肾虚证 + 肝气郁结或伴血瘀证	舌质淡紫或有紫斑	细弦尺沉

表 10-19　卵巢早衰分型论治

证型	治法	主方	药物组成
肾精亏虚证	滋补肝肾，养血调经	左归丸（《景岳全书》）合二至丸（《医方集解》）	熟地黄　山药　枸杞　山萸肉　菟丝子　鹿角胶　龟甲胶　川牛膝　女贞子　墨旱莲
气血亏虚证	益气扶脾，养血调经	人参养荣汤（《和剂局方》）（合右归丸）	人参　黄芪　白术　茯苓　陈皮　甘草　熟地黄　当归　白芍　五味子　远志　肉桂
肾虚肝郁证	补肾疏肝，活血调经	逍遥散（《和剂局方》）合归肾丸（《景岳全书》）	柴胡　当归　白芍　白术　茯苓　薄荷　生姜　甘草　熟地　山茱萸　山药　枸杞　当归　菟丝子　杜仲　茯苓

六、临证思路

卵巢早衰的治疗分为三个层次：第一个层次是缓解血管舒缩和自主神经功能紊乱症状，如潮热、盗汗、失眠、烦躁等；中医药通过补肾宁心安神可以有效缓解症状，改善生活质量。第二层次是恢复月经；中医药配合西医激素替代治疗可以实现规律的撤退性子宫出血。第三层次是达到受孕的目的。在完全绝经之前的女性，其卵巢偶可自发排卵，仍有自然受孕可能。亦有使用捐赠卵子的"试管婴儿"技术帮助患者怀孕。

治疗期间，应鼓励患者放松心情，平衡心态，树立乐观向上的生活态度。

有学者提出"卵巢功能不全"的概念，包括卵巢储备功能低下及卵巢早衰，早期识别卵巢储备功能低下并进行积极的干预，可收事半功倍之效。

病案举例

患者女性，28 岁，未婚。患者既往月经延后、经量减少渐至月经停闭半年余，伴有潮热汗出、阴道干涩、情绪易波动，腰膝酸软。于当地医院查血清激素：促卵泡生成素（FSH）：56.80mIU/ml，黄体生成素（LH）：23.10mIU/ml，雌二醇（E_2）：58.00pmol/ml，孕酮（P）：1.95nmol/ml，睾酮（T）：<0.69pmol/ml。患者 16 岁月经初潮，经期 5 天，周期 60～120 天，血量少，无痛经。带下量少。生育史：0-0-0-0。

诊断依据：

1. 患者育龄期女性 28 岁；血激素水平；闭经及围绝经期症状。

2. 应当与少女停经、妊娠停经、围绝经期停经等相鉴别。

诊断：中医：闭经（肾精亏虚证）；西医：卵巢早衰。

治疗计划：

治法：滋补肝肾，养血调经。

代表方：左归丸合二至丸。

方药：熟地黄 12g　山药 15g　枸杞 12g　山萸肉 9g　菟丝子 12g　鹿角胶 9g　龟甲胶 6g　川牛膝 15g　女贞子 15g　墨旱莲 15g

（连　方）

第八节 盆腔炎性疾病及其后遗症

盆腔炎性疾病

【培训目标】

1. 掌握盆腔炎性疾病的定义；
2. 掌握盆腔炎性疾病的诊断要点及鉴别诊断；
3. 掌握盆腔炎性疾病及其后遗症的中医辨证论治。

问题导入

患者女性，34 岁，已婚。下腹疼痛 1 周，带下量多伴发热 2 天，平时月经规律，现为月经周期第 15 天，工具避孕。

问题 1：根据上述病史描述，需做哪些辅助检查？

问题 2：该病人的初步诊断是什么？如何进行鉴别诊断？

问题 3：如何进行辨证论治？

一、概　　述

盆腔炎性疾病指女性上生殖道及其周围组织炎症。病变可局限于一个部位，或同时累及多个部位，以输卵管炎、输卵管卵巢炎最常见。

本病为妇科常见病，多发于育龄期妇女。若治疗不及时炎症扩散，可引起弥漫性腹膜炎、败血症、感染性休克，严重者甚至危及生命。若治疗不当或炎症未能彻底控制，则可迁延不愈，反复发作，导致慢性盆腔痛、异位妊娠或不孕症等盆腔炎性疾病后遗症，影响妇女的身心健康。

中医古籍无盆腔炎性疾病之名，在"热入血室"、"带下病"、"妇人腹痛"等病证中可见相关记载。1983 年《中国医学百科全书·中医妇科学》采用"盆腔炎"作为病名。

二、病因病机

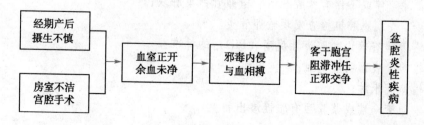

三、诊断要点

1. 病史 近期有经期、产后、宫腔手术、房室不洁等经历或感染邪毒病史。

2. 临床表现

（1）典型症状：发热，甚至高热，伴寒战、面部潮红等急性病容；下腹部疼痛难忍，拒按；赤白带下或恶露量多，臭秽如脓血、败酱；舌红，苔黄，脉数。

（2）伴随症状：可伴有恶心呕吐，腹胀腹泻，尿频尿急，燥渴或辗转不安，正值经期可有经量增多，经期延长。

（3）严重症状：寒战高热不退，头痛，精神萎靡，食欲不振，腹痛加剧。

3. 检查

（1）妇科检查：阴道壁黏膜充血，脓血性臭秽分泌物增多；宫颈充血水肿，有触痛；子宫体正常或稍大，触压痛、拒按、活动受限；宫体一侧或双侧压痛明显，可扪及增厚或包块；后穹隆饱满、触痛明显，或有波动感。

（2）全身检查：呈急性病容，体温升高，多在38℃以上，心率加快，或呼吸加快；腹部检查下腹有压痛、反跳痛及肌紧张，甚至出现肠鸣音减弱或消失。

（3）辅助检查：

1）全血细胞计数可见白细胞总数及中性粒细胞异常升高；

2）血沉（ESR）、C-反应蛋白水平增高；

3）阴道分泌物涂片可见白细胞，阴道、宫腔分泌物或血培养可见致病菌；后穹隆穿刺可抽出脓液；

4）B型超声检查可见盆腔有炎性渗出液或包块。

知识链接

1. 2002年美国疾病控制中心（CDC）推荐盆腔炎性疾病（PID）诊断标准：

基本标准：子宫体压痛、附件区压痛；宫颈触痛。

附加标准：体温超过38.3℃（口表）

宫颈或阴道异常黏液脓性分泌物

阴道分泌物生理盐水涂片见到白细胞

实验室证实的宫颈淋病奈瑟菌或衣原体阳性

红细胞沉降率升高

血C-反应蛋白升高

特异标准：子宫内膜活检证实子宫内膜炎；

阴道超声或磁共振检查显示充满液体的增粗输卵管；

伴或不伴有盆腔积液、输卵管卵巢肿块；

或腹腔镜检查发现输卵管炎。

2. 腹腔镜检查确诊盆腔炎性疾病（PID）的标准：

（1）输卵管表面明显充血；

（2）输卵管水肿；

（3）输卵管伞端或浆膜面有脓性渗出物。

四、鉴别诊断

表 10-20 盆腔炎性疾病鉴别诊断

病名	疼痛特点	临床表现及体征	辅助检查
异位妊娠	突发一侧下腹部剧痛	下腹痛、阴道流血，甚至晕厥。查体下腹压痛及反跳痛，肌紧张轻，叩诊可有移动性浊音	宫颈触痛明显，后穹隆饱满触痛，宫体有漂浮感。血尿HCG、B超检查及阴道后穹隆穿刺可协助确诊
卵巢囊肿蒂扭转或囊肿破裂	突发一侧下腹剧痛；与剧烈活动或体位改变有关	突发腹痛剧烈渐加重；或伴恶心呕吐，一般无明显高热。下腹一侧固定压痛点或腹膜刺激征	妇科检查可及一侧附件区包块，固定压痛点。B超可见一侧包块，或盆腔积液
急性阑尾炎	转移性右下腹痛	腹痛，发热，恶心呕吐；麦氏点压痛、反跳痛、肌紧张	全血细胞计数有白细胞和中性粒细胞升高。B超可见阑尾区有渗出液或包块

五、辨证论治

急性盆腔炎起病急，病情重，病势凶险。治疗须及时彻底。否则，炎症蔓延，病势加重，危及生命；必要时应足量使用抗生素，中西医结合治疗。

1. 热毒炽盛证

主要证候：下腹部疼痛拒按，高热寒战，带下量多，赤白兼杂如脓血，质黏稠、臭秽，月经量多或淋漓不净；咽干口苦，大便秘结，小便短赤；舌红，苔黄厚，脉滑数。

治法：清热解毒，利湿排脓。

方药：五味消毒饮（《医宗金鉴·外科心法要诀》）合大黄牡丹皮汤（《金匮要略》）。

五味消毒饮：蒲公英　金银花　野菊花　紫花地丁　天葵子；

大黄牡丹皮汤：大黄　丹皮　桃仁　冬瓜仁　芒硝。

加减：带下臭秽如脓，加车前子、黄柏、茵陈；腹痛胀甚，可加元胡、枳实；盆腔脓肿已成，可加败酱草、薏苡仁、皂角刺。

2. 湿热瘀阻证

主要证候：下腹部疼痛拒按，或胀满，热势起伏，寒热往来，带下量多，色黄质稠、臭秽，月经量多，经期延长，淋漓不止；口干不欲饮，大便不爽，小便短赤；舌红有瘀点，苔黄腻，脉弦滑。

治法：清热利湿，化瘀止痛。

方药：仙方活命饮（《校注妇人良方》）。

金银花　当归　赤芍　穿山甲　天花粉　贝母　防风　白芷　陈皮　乳香　　没药　皂角刺　甘草

加减：月经量多加炒地榆、仙鹤草；腹胀满加厚朴、枳实。

六、预防调护

重视经期、孕期及产褥期卫生宣教；严格掌握手术指征，做好术前准备，术程无菌操作，术后规范护理和预防感染；经期禁止性交，注意性生活卫生，防止性传播疾病。

知识拓展

盆腔炎性疾病的西医治疗原则

急性盆腔炎首选抗生素药物治疗。导致急性炎症的病原体多为需氧菌、厌氧菌和衣原体混合感染，应根据药敏试验选用抗生素，或先使用广谱抗生素联合用药。若已形成盆腔脓肿，需手术治疗。

1. 支持疗法 卧床休息，半卧位；给予高热量、高蛋白、高维生素流食或半流食；静脉补液，纠正电解质紊乱及酸碱失衡；尽量避免不必要的妇科检查；严重腹胀痛可行胃肠减压；高热不退时可采用物理降温。

2. 抗生素治疗 力争及时、彻底、快速起效，常用联合方案如下：

（1）青霉素（或红霉素）+氨基糖甙类+甲硝唑联合方案：适用于内源性细菌感染，平素很少应用抗生素者。

（2）克林霉素+氨基糖甙类联合方案：适用于以厌氧菌为主的感染，常用于治疗输卵管卵巢脓肿。

（3）其他方案：如第二代头孢菌素类或第三代头孢菌素类药物；喹诺酮类+甲硝唑联合方案及青霉素类+四环素类联合方案。

3. 手术治疗

（1）手术方式：经腹手术或腹腔镜手术；阴道切开排脓。

（2）手术范围：年轻女性多采用保守性手术，尽量保留卵巢功能；年龄较大，双侧附件受累或 TOA 反复发作者，可行全子宫加双附件切除术；脓肿局限，位置接近阴道后穹隆时，可经阴道切开排脓，同时注入抗生素；对于病情危重、体质衰弱者，能否手术及手术时机与范围，须根据临床具体情况定夺。

（3）手术指征

1）药物治疗无效：输卵管卵巢脓肿或盆腔脓肿经 48~72 小时治疗，体温持续不降，中毒症状加重，或盆腔包块增大；应及时手术，避免脓肿破裂。

2）脓肿持续存在：药物治疗 2~3 周，病情有好转，包块局限化者，应手术切除，避免迁延复发。

3）脓肿破裂：患者突发剧烈腹痛、拒按，高热寒战，恶心呕吐，腹胀，应怀疑脓肿破裂，死亡率较高。需立即抢救，在抗生素治疗同时行剖腹探查术。

病案举例

已婚女性患者，34 岁，下腹疼痛 1 周，发热 2 天，带下量多，黄稠，臭秽，小便短赤，大便秘结。月经规律，现为月经周期第 15 天，工具避孕。舌红，苔黄腻，脉滑数。

查体：体温 38℃，脉搏 80 次/分，呼吸 20 次/分，BP 100/70mmHg，外阴、阴道潮红，宫颈光滑，宫体后位，正常大小，质中，压痛，双附件增厚，压痛。

血分析：WBC 12.6×10^9/L，GRAN% 93.0%

诊断依据：

1. 患者育龄期女性；下腹痛伴发热和带下异常；妇检有盆腔炎体征。

2. 体温升高，白细胞异常升高。

诊断：盆腔炎性疾病（湿热瘀阻证）。

治疗计划：

治法：清热利湿，活血止痛。

方药：仙方活命饮加减。

金银花 15g　赤芍 15g　丹参 15g　延胡索 15g　天花粉 10g　防风 10g　蒲公英 15g
败酱草 15g　陈皮 5g　没药 10g　皂角刺 15g　甘草 6g

盆腔炎性疾病后遗症

 【培训目标】

1. 掌握盆腔炎性疾病后遗症的诊断要点及鉴别诊断；
2. 掌握盆腔炎性疾病后遗症的辨证论治。

问题导入

患者女性，28 岁，已婚。流产后反复下腹疼痛 1 年半，发现左附件包块半年，平时月经规律，未避孕 1 年但未孕。生育史：0-0-1-0。

问题 1：根据上述病史描述，需做哪些辅助检查？

问题 2：该病人的初步诊断是什么？如何进行鉴别诊断？

问题 3：如何进行辨证论治？

一、概　　述

盆腔炎性疾病若未得到规范、彻底的治疗，可导致盆腔炎性疾病后遗症，既往称为"慢性盆腔炎"。是妇科常见病、多发病，可迁延日久、反复发作，并可引起慢性盆腔痛、异位妊娠、输卵管阻塞性不孕，影响妇女的身心健康。

中医学无盆腔炎性疾病后遗症之名，其临床表现散见于"妇人腹痛"、"带下病"和"不孕"等病证描述。

二、病因病机

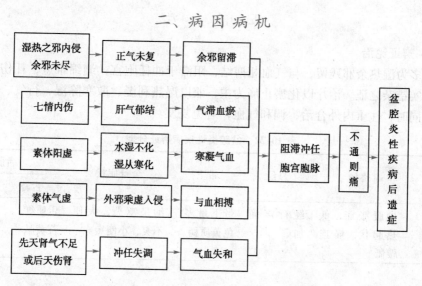

三、诊断要点

1. 病史　既往有盆腔炎性疾病、阴道炎等妇科感染病史，或有妇科手术、不洁性生活史。

2. 临床表现　下腹部疼痛，痛引腰骶，可于经期前后、性交后、劳累后加剧。或伴有低热起伏，带下量多，月经不调，甚至导致异位妊娠、不孕。

3. 检查

（1）妇科检查：子宫常为后倾后屈位，粘连固定或活动受限，宫骶韧带可增粗、变硬，有触痛；子宫一侧或两侧片状增厚、有压痛，甚至可触及条索状增粗或囊性肿块。

（2）其他检查

1）B 型超声检查可见盆腔包块或盆腔积液。可见包块呈腊肠型，囊壁较薄，周围有粘连。

2）子宫输卵管碘油造影可见输卵管纡曲、积水或阻塞。

3）腹腔镜检查可见盆腔炎性疾病征象。

四、鉴别诊断

表 10-21　盆腔炎性疾病后遗症鉴别诊断

疾病名称	腹痛特点	月经	伴发症状	辅助检查
子宫内膜异位症	经前经期腹痛进行性加重，肛门坠痛、性交痛，劳累复发加重	月经不调	非经期无腹痛，轻微腹痛不适	妇科检查、B 超检查、腹腔镜检查可明确诊断
卵巢囊肿	良性肿物可无不适感	月经正常	肿物增大可有腹胀、腹痛	B 超为一侧圆形或椭圆形，囊性，边界清，MRI 助诊
慢性阑尾炎	右下腹疼痛为主，可有麦氏点压痛	月经正常	消化道症状，如恶心呕吐	妇科检查、B 超、MRI、腹腔镜检查可确诊

五、治　疗

（一）辨证论治

本病多为湿热余邪残留，与气血相搏结，阻滞于冲任胞宫，缠绵难愈，耗伤气血，日久形成虚实错杂之证。治疗以化瘀止痛为主，兼以湿热利湿、散寒除湿、行气、补气、温肾诸法。同时，注重内外合治，调和气血，避免复发。

表 10-22　盆腔炎性疾病辨证分型

证型	疼痛	月经	带下	全身症状	舌脉	
					舌苔	脉象
湿热瘀结	少腹胀痛，低热起伏，痛连腰骶	经行疼痛加重	带下量多，色黄质稠	纳呆呕恶，大便不爽，小便短赤	舌质红，苔黄腻	脉弦数或滑数

续表

证型	疼痛	月经	带下	全身症状	舌脉	
					舌苔	脉象
气滞血瘀	少腹胀痛或刺痛	经血量多，夹有血块，块下痛减	带下量多	乳房胀痛，情志抑郁，婚久不孕	舌紫黯，有瘀斑瘀点	脉弦涩
寒湿凝滞	小腹冷痛，坠胀腰痛，得热痛减	经血量少，经期延后	带下清稀	婚久不孕，畏寒神疲，小便频数	舌黯淡，苔薄白腻	脉沉迟
气虚血瘀	下腹部坠痛或结块	经血量多，色淡黯，有小血块	带下量多	面色无华，神疲倦怠，纳呆多梦	舌黯稍红或有瘀点	脉细弦无力
肾虚血瘀	下腹疼痛，绵绵不休，腰脊酸痛	经量多或少，经色紫黯有块	带下稍多质稀	头晕耳鸣，膝酸软，足跟痛	舌黯或有瘀点，苔白	脉沉细，尺无力

表 10-23　盆腔炎性疾病分型论治

证型	治法	参考方剂	药物组成
湿热瘀结	清热利湿，化瘀止痛	银甲丸（《王渭川妇科经验选》）	金银花、连翘、升麻、红藤、蒲公英、生鳖甲、紫花地丁、生蒲黄、椿根皮、大青叶、茵陈、琥珀末、桔梗
气滞血瘀	活血化瘀，理气止痛	膈下逐瘀汤（《医林改错》）	当归、川芎、赤芍、桃仁、枳壳、延胡索、五灵脂、丹皮、乌药、香附、甘草
寒湿凝滞	祛寒除湿，化瘀止痛	少腹逐瘀汤（《医林改错》）	小茴香、干姜、延胡索、没药、当归、川芎、官桂、赤芍、蒲黄、五灵脂
气虚血瘀	益气健脾，化瘀止痛	理冲汤（《医学衷中参西录》）	生黄芪、党参、白术、山药、天花粉、知母、三棱、莪术、生鸡内金
肾虚血瘀	温肾活血，化瘀止痛	宽带汤（《傅青主女科》）	白术、巴戟天、补骨脂、杜仲、熟地黄、人参、麦冬、五味子、肉苁蓉、白芍、当归、莲子

（二）其他疗法

1. 中药保留灌肠　辨证选方，保留灌肠。

2. 中药穴位贴敷　选用活血化瘀、清热解毒之品，研成粉末，以医用凡士林或酒调制，外敷下腹部，或特定穴位。

3. 盆腔治疗仪

4. 针灸治疗　选足三里、三阴交、关元、气海、归来、肾俞、子宫等穴。

病案举例

已婚女性患者，28 岁，流产后反复下腹疼痛 1 年半，经期疼痛加重，经后白带量多，清稀，无异味。半年前 B 超发现左附件囊性包块 34mm×45mm，平时月经规律，未避孕 1 年但未孕。舌淡红，苔白，脉细弦。

妇科检查：子宫后倾，活动受限，左侧附件条索状增粗，有压痛，右侧附件增厚，无压痛。

诊断依据：

1. 患者育龄期女性；下腹痛伴盆腔包块；未避孕 1 年未孕。

2. 发病前有人工流产史。

诊断：盆腔炎性疾病后遗症（气虚血瘀证）。

治疗计划：

治法：益气活血，化瘀消癥。

方药：理冲汤加减。

黄芪 15g　党参 15g　白术 15g　丹参 15g　延胡索 15g　天花粉 10g　三棱 10g　莪术 10g　赤芍 15g　鸡内金 10g　皂角刺 15g　甘草 6g

（闫　颖）

第九节　阴　挺

【培训目标】

1. 掌握阴挺的定义；

2. 掌握阴挺的诊断要点及鉴别诊断；

3. 掌握阴挺的中医辨证论治。

问题导入

患者女性，47 岁。既往生育 4 胎，长期从事农事劳动。近 3 个月久站或拎重物时阴道有块物脱出，休息后可自行回纳，伴腰酸，小腹坠胀感。

问题 1：根据上述描述，该病人的初步诊断是什么？

问题 2：需要做什么检查？如何进行鉴别诊断？

问题 3：如何进行辨证论治？

一、概　述

子宫从正常位置沿阴道下降，甚至全部脱出于阴道口外，称为"阴挺"；又称"阴菌"、"阴脱"、"产肠不收"等。本病与西医妇科学的"子宫脱垂"、"阴道前后壁膨出"相吻合。

二、病因病机

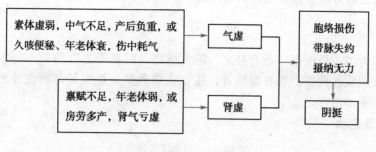

三、诊断要点

1. 病史　多有分娩损伤史，或产后过早操劳负重；长期慢性咳嗽、便秘努责史；或兼盆底组织退行性改变，营养不良等。

2. 临床表现　阴道口有物脱出，久站、劳累后加重，卧床休息后可还纳；常伴小腹下坠隐痛，或腰骶疼痛，亦可见带下淋漓、小便频数、排尿困难，甚至尿潴留或尿失禁。

3. 妇科检查　患者取膀胱截石位，嘱其向下屏气或用力咳嗽，判断子宫脱垂程度。一般子宫体正常大小；宫颈外口在坐骨棘水平以下，甚或整个子宫全部脱出于阴道口外；可伴有阴道前后壁膨出，或尿道膨出。

根据患者用力屏气时子宫下降的最低点为分度标准，子宫脱垂分为3度：

Ⅰ度　轻型：宫颈外口距处女膜缘小于4cm，未达处女膜缘；

　　　重型：宫颈外口已达处女膜缘，于阴道口可见子宫颈。

Ⅱ度　轻型：宫颈已脱出阴道口外，宫体仍在阴道内；

　　　重型：宫颈及部分宫体已脱出于阴道口外。

Ⅲ度　宫颈与宫体全部脱出于阴道口外。

四、鉴别诊断

表 10-24　阴挺鉴别诊断

疾病	妇科检查
宫颈延长	宫颈细长如柱状，宫体仍在盆腔内，阴道前后壁无膨出，阴道前后穹隆位置无下降
宫颈息肉、宫颈肌瘤、子宫黏膜下肌瘤	脱出物可越出阴道口，但脱出物下界见不到宫颈外口；阴道内可触及宫颈
阴道壁囊肿或肿瘤	肿物位于阴道壁，活动差；双合诊宫颈和子宫体位置正常

五、临证思维分析

中老年女性，出现久站或拎重物后阴道有块物脱出，休息后可自行还纳。首先了解有无分娩损伤、长期腹腔内压力增加、营养不良等病史；妇科检查辨别脱出物是否为子宫颈或子宫，排除宫颈息肉、子宫黏膜下肌瘤脱出宫颈口、阴道囊肿等可能性；对子宫脱垂和阴道膨出程度进行分度，以便选择恰当治法。

<h2 style="text-align:center">六、治　疗</h2>

本病以虚为本，可根据"虚者补之，陷者举之，脱者固之"原则，分别治以补中气，补肾气，佐以固脱、升提；兼有湿热者，佐以清热利湿。重视局部熏洗外治，护理保健。必要时可施行手术治疗。

（一）辨证论治

表 10-25　阴挺证候特点

证型	主症	伴随症状	舌脉	
			舌象	脉象
气虚证	子宫下移或脱出于阴道口外，阴道壁膨出，劳累加剧，小腹下坠	身倦懒言，面色少华，四肢无力，小便频数，带下量多，质稀色淡	舌淡苔薄	缓弱或虚细
肾虚证	子宫下脱，日久不愈，腰膝酸软，小腹下坠	头晕耳鸣，小便频数，夜间尤甚，带下清稀	舌黯淡，苔白润	沉细、尺无力
兼湿热下注	子宫下脱日久，局部破溃，红肿灼热，黄水淋漓，小腹坠痛	带下量多，色黄臭秽，小便黄赤	舌质红，苔黄腻	弦滑或细滑数

表 10-26　阴挺分型论治

证型	治法	参考方剂	药物组成	中成药	外洗
气虚证	补中益气，升阳举陷	补中益气汤（《脾胃论》）	人参、黄芪、白术、当归、陈皮、甘草、升麻、柴胡	补中益气丸、十全大补丸	无溃破：枳壳 100g 或丹参、五倍子煎水熏洗
肾虚证	补肾固脱，益气升提	大补元煎（《景岳全书》）	人参、山药、熟地、杜仲、当归、山茱萸、枸杞、炙甘草	金匮肾气片、五子衍宗丸	溃破：蛇床子 50g、乌梅 30g 或生核桃皮煎水熏洗
兼湿热下注证	清热利湿	龙胆泻肝汤《医宗金鉴》	龙胆草、柴胡、当归、车前子、栀子、黄芩、泽泻、木通、生地黄、生甘草	龙胆泻肝丸、二妙丸	金银花、紫地丁、败酱草、蛇床子、黄连、苦参、黄柏等煎水坐浴

（二）其他治疗

1. 针灸　可取百会、足三里、关元、气海、三阴交、太溪等穴，以补法施针，结合灸法。

2. 盆底肌肉锻炼和物理疗法　适用于Ⅰ度和Ⅱ度子宫脱垂患者，嘱其行收缩肛门运动，用力收缩盆底肌肉 3 秒以上后放松，每次 10~15 分钟，每日 2~3 次。

3. 放置子宫托　适用于妊娠期、产后及不适宜手术治疗的患者。

（三）手术治疗

表 10-27　阴挺手术治疗方式

手术方式	适应证
子宫悬吊术（经腹腔镜利用生物材料吊带或缩短圆韧带，以悬吊子宫和阴道）	适用于Ⅰ、Ⅱ度子宫脱垂的年轻患者
阴道前后壁修补术；曼氏手术（阴道前后壁修补、主韧带缩短及宫颈部分切除）	适用于Ⅰ、Ⅱ度阴道前后壁脱垂患者；以上兼宫颈延长子宫脱垂的年轻患者
阴道纵隔形成术（又称 Le Fort 手术，包括阴道半封闭及大部分封闭）	术后失去性交功能，仅适用于年老体弱不能耐受较大手术者
经阴道子宫全切除及阴道前后壁修补术	适用于Ⅱ、Ⅲ度子宫脱垂伴阴道前后壁脱垂，年龄较大、不须保留子宫者

病案举例

患者女性，47 岁，农村妇女。既往生育 4 胎，长期从事农事劳动。近 3 个月久站或拎重物后阴道有块物脱出，休息后可自行还纳，伴腰酸，小腹坠胀感。妇检：阴道畅；宫颈光，脱出阴道口 3cm；子宫前位、常大；附件：无压痛及包块。

中医诊断：阴挺；西医诊断：子宫脱垂Ⅱ度（轻型）。

辨证：肾气亏虚，提摄无力。

治法：补肾固脱，益气升提。

1. 中药口服：大补元煎（党参、山药、熟地、杜仲、当归、山茱萸、枸杞、炙甘草）加减。

2. 针灸治疗：取百会、足三里、关元、气海、三阴交、太溪等穴，以补法施针，并施灸法。

3. 嘱患者坚持适度的盆底肌肉锻炼。

（徐莲薇）

第十节　阴　疮

【培训目标】

1. 掌握阴疮的定义；

2. 掌握阴疮的诊断要点及鉴别诊断；

3. 掌握阴疮的中医辨证论治。

问题导入

患者女性，42岁，因"左侧外阴结块肿痛5天，加重1天"就诊。

问题1：根据上述病史描述，问诊需完善哪些病史？

问题2：该病人初步诊断是什么？还需哪些检查？如何鉴别诊断？

问题3：该病人如何进行辨证论治？

一、概　述

妇人外阴部结块红肿，或溃烂成疮，黄水淋漓，局部肿痛，甚则溃疡如虫蚀者，称"阴疮"，又称"阴蚀"、"阴蚀疮"。

西医学的外阴溃疡、前庭大腺脓肿可参照本病辨治。

二、病 因 病 机

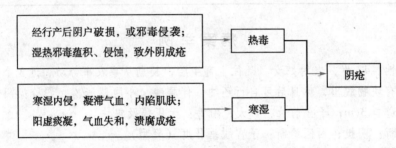

三、诊 断 要 点

1. 病史　有经期、产后外阴感染、外阴溃疡、前庭大腺脓肿等病史。

2. 症状特点　外阴结块、红肿热痛，或局部皮肤黏膜肿痛溃破，脓水淋漓。

3. 妇科检查　外阴局部红肿、溃疡、糜烂，溃破流脓，或覆有脓苔；多见于小阴唇及大阴唇内侧，次为前庭黏膜及阴道周围；触诊有热感、压痛或波动感。

4. 体检　部分患者出现发热，带下增多等，腹股沟淋巴结可不同程度增大。

5. 实验室检查

（1）全血细胞计数：热毒证可见白细胞、中性粒细胞计数增高。

（2）特殊检查

1）性病检查：梅毒、艾滋病血清学检测；

2）溃疡面分泌物病原体培养；

3）溃疡面活组织行病理检查。

四、鉴 别 诊 断

表 10-28　阴疮鉴别诊断

疾病	症状	局部检查	实验室检查
前庭大腺脓肿	患侧局部肿胀疼痛，伴发热等全身症状	局部皮肤红肿热痛，可有溃破流脓	分泌物细菌培养可确定病原体

续表

疾病	症状	局部检查	实验室检查
非特异性外阴炎	外阴皮肤黏膜瘙痒、疼痛、烧灼感，于性交、排尿、排便时症状加重	局部充血、糜烂，常有抓痕，严重者形成溃疡或湿疹	
外阴癌	肿物久治不愈，外阴瘙痒，结节状、菜花状、溃疡状	外阴结节或小溃疡，晚期可累及全外阴伴溃破，腹股沟淋巴结肿大	病灶组织活检，病理结果可明确诊断
白塞氏综合征	以口腔或外阴溃疡及眼部病变为主，生殖器溃疡可发生在外阴、阴道及宫颈	唇、舌、口腔黏膜可见溃疡；眼周疼痛怕光，视网膜炎结膜炎表现	皮肤穿刺试验阳性
梅毒	感染梅毒引起的外阴溃烂表现为硬下疳	初起为小红斑或丘疹，进而形成硬结，表面破溃形成溃疡	皮肤黏膜破损处病原学检查及梅毒血清学检查可确诊
软下疳	表现为多发性溃疡	边缘不规则、剧痛、有多量脓性恶臭分泌物，触之不硬	溃疡面分泌物培养杜克雷嗜血杆菌培养阳性
生殖器疱疹	患部群集丘疹，烧灼感，破裂后糜烂及溃疡伴疼痛	丘疹、糜烂、溃疡伴疼痛，腹股沟淋巴肿痛	皮肤黏膜破损处病毒抗原检测可确诊

五、临证思维分析

病案：女性"外阴结块红肿热痛5天、行走困难"就诊，首先行妇科检查，明确结块是否位于前庭大腺部位、是否有囊性感（波动感）；其次询问病史，是否有前庭大腺囊肿或前庭大腺炎病史，并与阴痒等疾病鉴别，以便选择治疗方案。

六、治　疗

（一）辨证论治

阴疮有寒热之别，发病急，局部红肿热痛，甚至脓水淋漓，伴身热者，属实属热；若局部不痛不痒，破溃处质硬，日久不消，伴体虚羸者，多为虚寒。治则可根据热者清之，寒者温之，坚者消之，虚者补之，下陷者托之的原则辨证处理。

表10-29　阴疮证候特点

证型	主症	伴随症状	舌脉	
			舌象	脉象
热毒证	外阴局部红肿热痛，溃破流脓，脓多臭秽而稠	发热心烦，口干纳少，大便秘结，小便黄赤	舌红，苔黄腻	弦滑数

续表

证型	主症	伴随症状	舌脉	
			舌象	脉象
寒湿证	阴部肿溃，触之坚硬，色黯不泽，不甚肿痛，日久不愈，脓水淋漓	面色少华，神疲体倦，食少纳呆，畏寒肢冷	舌淡嫩，苔白腻	沉细缓

表 10-30 阴疮分型论治

证型	治法	主方	药物组成
热毒证	清热利湿，凉血解毒	五味消毒饮（《医宗金鉴》），大黄牡丹皮汤（《金匮要略》）	金银花、野菊花、蒲公英、紫花地丁、紫背天葵；大黄、牡丹皮、桃仁、冬瓜仁、芒硝
		仙方活命饮（《校注妇人良方》）	金银花、甘草、当归、赤芍、穿山甲、天花粉、贝母、防风、白芷、陈皮、乳香、没药、皂角刺
寒湿证	益气养血，温经托毒	托里消毒散（《外科正宗》）	人参、白术、黄芪、甘草、茯苓、当归、白芍、川芎、金银花、白芷、皂角刺、桔梗
		阳和汤（《外科全生集》）合小金丹《外科全生集》	熟地、麻黄、鹿角胶、白芥子、肉桂、生甘草、炮姜炭；白胶香、草乌、五灵脂、地龙、木鳖子、乳香、没药、当归、麝香、墨炭

表 10-31 阴疮外用药

金黄膏	清热解毒，消肿止痛	适用阴疮初起未溃者
生肌散	提脓祛腐，生肌收敛	适用疮面溃破，久不收口者

（二）手术治疗

对于脓肿形成者，宜切开排脓治疗。手术以便于引流为原则，选择脓腔最低点或最薄弱处做纵行切口，深达脓腔，长度等同脓肿长径。脓液完全排出后，可予Ⅲ型安尔碘冲洗或 0.2% 甲硝唑注射液冲洗囊腔，并将安尔碘纱条填塞脓腔。

病案举例

患者女性，42 岁，因"外阴结块肿痛 5 天，加重 1 天"就诊。患者数年前曾因左侧前庭大腺脓肿于妇产科医院行造口术治疗。5 天前无诱因再次出现左侧外阴结块肿胀疼痛，无发热，自服头孢克洛片，肿胀未消。否认不洁性生活史。妇检：左侧大阴唇肿胀，大小约 3cm×3cm，质软，触痛明显，小阴唇内侧有波动感。血常规：白细胞 $16.30×10^9$/L，中性粒细胞 87.4%，CRP 79mg/L，余项正常。

中医诊断：阴疮（热毒证）；西医诊断：左侧前庭大腺脓肿。

治法：清热解毒，活血化瘀。

方药：五味消毒饮加味。

金银花15g　野菊花15g　蒲公英30g　紫地丁15g　紫背天葵12g　乳香6g　没药6g　丹皮9g　赤芍9g

外治：予金黄膏外敷清热消肿。该患者脓肿已成，质软，波动感明显，可行左侧前庭大腺脓肿切开排脓术，术后予以Ⅲ型安尔碘冲洗，纱条引流。

（徐莲薇）

附录一

《中华人民共和国药典》2005 版列出的妊娠禁用药（23 种）、忌用药（4 种）、慎用药（36 种）

妊娠禁用药

三棱、土鳖虫、马钱子、马钱子粉、巴豆、巴豆霜、水蛭、甘遂、轻粉、芫花、阿魏、京大戟、牵牛子、莪术、猪牙皂、斑蝥、雄黄、玄明粉、芒硝、益母草、黑种子、附子、川牛膝

妊娠忌用药

千金子、千金子霜、天仙子、天山雪莲

妊娠慎用药

干漆、麝香、蜈蚣、三七、冰片、大黄、制川乌、草乌叶、王不留行、天南星、木鳖子、牛膝、片姜黄、硫黄、白附子、西红花、禹州漏芦、肉桂、华山参、红花、苏木、郁李仁、枳实、禹余粮、急性子、穿山甲、桃仁、凌霄花、通草、番泻叶、蒲黄、漏芦、赭石、瞿麦、蟾酥、郁金

附录二

美国食品与药品管理局（FDA）制定的药物对胎儿危险度分类

类别	药名		危险等级	对母亲影响	对胎儿的影响	备注
抗感染药物	青霉素类		B	常量使用无影响		过敏反应
	头孢菌素类		B			
	氨基糖苷类	丁胺卡那	C	影响听神经及前庭功能，有家族		
		庆大霉素	C	耳聋史者勿用		
		卡那霉素	D			
		链霉素	D			
	大环内酯类	红霉素	B	常用量使用无影响		口服有胃肠反应
		螺旋霉素	B			
		交沙霉素	C			
	喹诺酮类	诺氟沙星	C		影响软骨发育	禁用
		环丙沙星	C			
	酰胺醇类	氯霉素	C	粒细胞减少	抑制骨髓、粒细胞减少；灰婴综合征	禁用
	磺胺类		B/C	抗叶酸作用	新生儿血小板减少溶血性贫血	妊娠晚期勿用
	克林霉素		B			
	甲硝唑		B			早孕慎用 阴道炎尽量局部用药
宫缩剂	制霉菌素、克霉唑		B			
	咪康唑		C			慎用
	呋喃类		B/C		新生儿溶血	孕晚期慎用
	阿昔洛韦		C		抑制细胞 α-DNA 聚合酶	禁用

续表

类别	药名	危险等级	对母亲影响	对胎儿的影响	备注
宫缩剂	缩宫素	B	产前用可致强直性子宫收缩，用法不当可致子宫破裂；产后过量使用又使冠状动脉痉挛，水中毒	新生儿黄疸	产前严格使用常规，产后出血使用不超过40～60U
	麦角新碱	C	产前严禁使用，产后使用致血压过高，过敏反应		
前列腺素制剂	卡孕栓（总量不超过2mg）	C	产前催引产药，未获新药审批安全批准。产后出血可用		青光眼、哮喘等禁用
	米索前列醇（总量不超过800μg）				
利尿剂	甘露醇	C	大量使用可致电解质紊乱、血液浓缩	电解质紊乱	肾功能不全慎用
	双氢克尿塞	D	长期使用电解质紊乱	近分娩期使用致新生儿黄疸、血小板减少、溶血性贫血	哺乳期可使乳汁减少
麻醉剂	利多卡因普鲁卡因布比卡因卡波卡因	B	过敏反应或过量使用出现中毒反应，用于硬膜外分娩镇痛时，可致产程延长，手术产率增加	母亲出现中毒反应时胎儿缺氧，新生儿窒息	
降压镇静类药	硫酸镁	B	中毒时出现呼吸心跳抑制	母亲中毒时羊水Mg^{2+}达中毒剂量胎儿可有呼吸抑制、肌张力降低、嗜睡	
	肼苯达嗪	B	可使血压骤降	子宫血流因血压下降而降低	使用时监测血压变化
	甲基多巴	C	可使血压骤降，影响子宫胎盘血流	因子宫胎盘血流减少而致宫内缺氧	使用时监测血压变化

续表

类别		药名	危险等级	对母亲影响	对胎儿的影响	备注
降压镇静类药		硝苯地平	C	可使血压骤降，影响子宫胎盘血流	因子宫胎盘血流减少而致宫内缺氧	使用时监测血压变化
		吗啡 哌替啶	B/D	过量使用呼吸抑制，长期使用成瘾	呼吸抑制	不作常规使用。母亲病情危急时。使用后4小时分娩对胎儿副作用小
降压镇静类药		氯丙嗪或冬眠合剂	B/C	过量使用呼吸抑制	呼吸抑制 新生儿窒息	不作常规使用。母亲病情危急时用。在使用后4小时分娩对胎儿副作用小
		巴比妥类	C	长期用胎儿宫内发育迟缓	新生儿药物撤退综合征	产时可用，对胎婴儿影响不大
		地西泮	C		胎儿心率减慢，新生儿窒息、高胆红素血症	产时可用，勿大量使用
其他	心血管类药	溴苄胺 普鲁卡因酰胺 奎尼丁 异搏定 可乐定	C			产时心律失常时选用
		毛地黄类	B	过量使用毛地黄中毒		
	降糖药	胰岛素	B		不通过胎盘	
		口服降糖药	D		有致畸报道，长期使用致新生儿低血糖	孕期、分娩期不用
其他	凝血、抗凝血药	肝素	B			
		维生素 K₁ 止血敏 止血环酸 止血芳酸	B		不通过胎盘 维生素 K₁ 致新生儿黄疸	

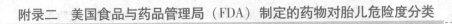

续表

类别	药名	危险等级	对母亲影响	对胎儿的影响	备注
其他　肾上腺皮质激素　地塞米松		C	长期使用致水钠潴留，免疫功能低下	多疗程使用使胎儿免疫功能低下，增加颅内出血危险	常用于短疗程促胎肺成熟，降低早产儿脑室内出血及 ARDS
	倍他米松	C			
	可的松	D			
	氢化泼尼松	B			

方剂汇编

一画

一贯煎 (《柳州医话》) 沙参 麦冬 当归 生地 枸杞子 川楝子

二画

二仙汤 (《中医方剂临床手册》) 仙茅 淫羊藿 巴戟天 黄柏 知母 当归

二至丸 (《医方集解》) 女贞子 旱莲草

人参养荣汤 (《太平惠民和剂局方》) 人参 黄芪 白术 茯苓 远志 陈皮 五味子 当归 白芍 熟地 桂心 炙甘草

八珍汤 (《正体类要》) 当归 白芍 川芎 熟地 党参 白术 茯苓 甘草

三画

大黄牡丹汤 (《金匮要略》) 大黄 芒硝 丹皮 桃仁 冬瓜子

大黄䗪虫丸 (《金匮要略》) 大黄 黄芩 甘草 桃仁 杏仁 白芍 生地 干漆 虻虫 水蛭 蛴螬 䗪虫

下乳涌泉散 (《清太医院配方》) 当归 川芎 花粉 白芍 生地黄 柴胡 青皮 漏芦 桔梗 通草 白芷 穿山甲 王不留行 甘草

大补元煎 (《景岳全书》) 人参 山药 熟地 杜仲 当归 山茱萸 枸杞 炙甘草

小金丹 (《外科全生集》) 白胶香 草乌 五灵脂 地龙 木鳖子 乳香 没药 当归 麝香 香墨炭

四画

乌药汤 (《兰室秘藏》) 乌药 香附 木香 当归 甘草

丹栀逍遥散 (《内科摘要》) 柴胡 当归 白芍 白术 茯苓 煨姜 薄荷 甘草 牡丹皮 栀子

内补丸 (《女科切要》) 鹿茸 菟丝子 潼蒺藜 黄芪 白蒺藜 紫菀茸 肉桂 肉苁蓉 制附子 桑螵蛸

五味消毒饮 (《医宗金鉴》) 蒲公英 金银花 紫花地丁 天葵子 野菊花

止带方 (《世补斋》) 猪苓 茯苓 车前子 泽泻 茵陈 赤芍 牡丹皮 黄柏 栀子 牛膝

天王补心丹 (《摄生秘剖》) 玄参 当归 天冬 麦冬 丹参 茯苓 五味子 远志 桔梗 酸枣仁 地黄 柏子仁 人参 朱砂

天仙藤散 (《妇人大全良方》) 天仙藤 香附 乌药 陈皮 甘草

少腹逐瘀汤 (《医林改错》) 肉桂 小茴香 干姜 延胡索 没药 当归 川芎 赤芍 蒲黄 五灵脂

开郁二陈汤 (《万氏妇人科》) 陈皮 茯苓 香附 川芎 半夏 青皮 莪术 槟榔 甘草 木香 生姜

开郁种玉汤（《傅青主女科》） 当归 白芍 香附 白术 丹皮 茯苓 天花粉

五画

加减一阴煎（《景岳全书》） 生地 熟地 麦冬 白芍 知母 地骨皮 甘草

加味温胆汤（《医宗金鉴》） 陈皮 制半夏 茯苓 甘草 枳实 竹茹 黄芩 黄连 麦冬 芦根 生姜

失笑散（《太平惠民和剂局方》） 炒蒲黄 五灵脂

生脉散（《内外伤辨惑论》） 人参 麦冬 五味子

生化汤（《圣济总录》） 当归 川芎 桃仁 炮姜 炙甘草

左归丸（《景岳全书》） 熟地 山药 枸杞 山茱萸 川牛膝 菟丝子 鹿角胶 当归 杜仲

归肾丸（《景岳全书》） 熟地 山药 山茱萸 枸杞 茯苓 当归 杜仲 菟丝子

归脾汤（《济生方》） 白术 当归 茯神 黄芪 龙眼肉 远志 酸枣仁 木香 炙甘草 党参 生姜 大枣

右归丸（《景岳全书》） 熟地黄 山药 山萸肉 枸杞子 菟丝子 鹿角胶 当归 杜仲 肉桂 制附子

龙胆泻肝汤（《医宗金鉴》） 龙胆草 柴胡 栀子 黄芩 车前子 泽泻 木通 当归 生地 甘草

四妙散（《成方便读》） 苍术 黄柏 薏苡仁 牛膝

四物汤（《太平惠民和剂局方》） 熟地 当归 白芍 川芎

仙方活命饮（《校注妇人良方》） 金银花 甘草 当归 赤芍 穿山甲 天花粉 贝母 防风 白芷 陈皮 乳香 没药 皂角刺

甘麦大枣汤（《金匮要略》） 浮小麦 大枣 甘草

圣愈汤（《兰室秘藏》） 人参 黄芪 熟地 当归 川芎 生地

半夏白术天麻汤（《脾胃论》） 黄柏 干姜 天麻 苍术 白茯苓 黄芪 泽泻 人参 白术 炒曲 半夏 橘皮

白术散（《金匮要略》） 白术 川芎 蜀椒 牡蛎

六画

安神生化汤（《傅青主女科》） 当归 川芎 炮姜 桃仁 甘草 陈皮 柏子仁 茯神 人参 益智仁

芎归泻心汤（《普济方》） 当归 川芎 延胡索 蒲黄 牡丹皮 桂心 五灵脂

血府逐瘀汤（《医林改错》） 桃仁 红花 当归 生地黄 川芎 赤芍 牛膝 桔梗 柴胡 枳壳 甘草

安冲汤（《医学衷中参西录》） 黄芪 白术 生地 白芍 续断 乌贼骨 茜草 龙骨 牡蛎

托里消毒散（《外科正宗》） 人参 白术 黄芪 甘草 茯苓 当归 白芍 川芎 金银花 白芷 皂角刺 桔梗

七画

两地汤（《傅青主女科》）　生地　地骨皮　玄参　麦冬　阿胶　白芍

苍附导痰丸（《叶天士女科诊治秘方》）　茯苓　半夏　陈皮　甘草　苍术　香附　胆南星　枳壳　生姜　神曲

杞菊地黄丸（《医级》）　枸杞子　菊花　熟地黄　山茱萸　牡丹皮　山药　茯苓

补中益气汤（《脾胃论》）　黄芪　炙甘草　人参　当归　陈皮　升麻　柴胡　白术

身痛逐瘀汤（《医林改错》）　秦艽　川芎　桃仁　红花　甘草　羌活　没药　当归　灵脂　香附　牛膝　地龙

完带汤（《傅青主女科》）　白术　山药　人参　白芍　甘草　陈皮　芥穗　柴胡　车前子

阳和汤（《外科全生集》）　熟地　麻黄　鹿角胶　白芥子　肉桂　生甘草　炮姜炭

寿胎丸（《医学衷中参西录》）　桑寄生　续断　菟丝子　阿胶

八画

知柏地黄丸（《医宗金鉴》）　知母　黄柏　熟地　山药　山萸肉　丹皮　茯苓　泽泻

固经丸（《医学入门》）　龟甲　白芍　黄芩　椿根皮　黄柏　香附

固阴煎（《景岳全书》）　人参　熟地　山药　山茱萸　远志　炙甘草　五味子　菟丝子　续断

定经汤（《傅青主女科》）　菟丝子　白芍　当归　熟地黄　山药　茯苓　荆芥　柴胡

金匮肾气丸（《金匮要略》）　干地黄　山药　山茱萸　茯苓　丹皮　泽泻　桂枝　附子

肠宁汤（《傅青主女科》）　当归　熟地　人参　阿胶　山药　续断　肉桂　麦冬　甘草

青竹茹汤（《济阴纲目》）　鲜竹茹　橘皮　白茯苓　半夏　生姜

九画

举元煎（《景岳全书》）　人参　黄芪　白术　升麻　甘草

宫外孕Ⅰ号方（山西医学院第一附属医院）　丹参　赤芍　桃仁

宫外孕Ⅱ号方（山西医学院第一附属医院）　丹参　赤芍　桃仁　三棱　莪术

保阴煎（《景岳全书》）　生地　熟地　芍药　山药　川续断　黄芩　黄柏　甘草

独活寄生汤（《备急千金要方》）　独活　桑寄生　秦艽　防风　细辛　白芍　川芎　地黄　杜仲　牛膝　茯苓　桂枝　当归　人参　甘草

荆穗四物汤（《医宗金鉴》）　荆芥　地黄　当归　川芎　白芍

举元煎（《景岳全书》）　人参　黄芪　白术　升麻　甘草

养荣壮肾汤（《叶氏女科证治》）　桑寄生　川续断　杜仲　独活　当归　防风　肉桂　生姜　川芎

养精种玉汤（《傅青主女科》）　当归　白芍　熟地黄　山萸肉

香棱丸（《济生方》）　木香　丁香　京三棱　枳壳　青皮　川楝子　茴香　莪术

胃苓汤（《太平惠民和剂局方》）　苍术　厚朴　陈皮　甘草　白术　茯苓　猪苓　泽

泻　桂枝　生姜　大枣

香砂六君汤（《名医方论》）　人参　白术　茯苓　甘草　半夏　陈皮　木香　砂仁　生姜　大枣

济生肾气丸（《济生方》）　熟地黄　山茱萸（制）　牡丹皮　山药　茯苓　泽泻　肉桂　附子（制）　牛膝　车前子

胎元饮《景岳全书》　人参　杜仲　白芍　熟地　白术　陈皮　炙甘草　当归

十画

逐瘀止血汤（《傅青主女科》）　生地　大黄　赤芍　丹皮　归尾　枳壳　桃仁　龟甲

通乳丹（《傅青主女科》）　人参　生黄芪　当归　麦冬　木通　桔梗　七孔猪蹄

通窍活血汤（《医林改错》）　赤芍　川芎　桃仁　大枣　红花　葱白　生姜　麝香

桃红四物汤（《医宗金鉴》）　桃仁　红花　当归　川芎　熟地　白芍

逍遥散（《太平惠民和剂局方》）　白术　柴胡　当归　茯苓　炙甘草　白芍　薄荷　煨姜

柴胡疏肝散（《景岳全书》）　柴胡　枳壳　炙甘草　白芍　川芎　香附　陈皮

调经散（《太平惠民和剂局方》）　当归　肉桂　没药　琥珀　赤芍　白芍　细辛　麝香

调肝汤（《傅青主女科》）　当归　白芍　山茱萸　巴戟天　阿胶　山药　甘草

桂枝茯苓丸（《金匮要略》）　桂枝　茯苓　赤芍　丹皮　桃仁

消瘰丸（《医学心悟》）　玄参　牡蛎　浙贝母

宽带汤《傅青主女科》　白术　巴戟天　补骨脂　杜仲　熟地黄　人参　麦冬　五味子　肉苁蓉　白芍　当归　莲子

十一画

黄芪汤（《济阴纲目》）　黄芪　白术　煅牡蛎　白茯苓　防风　熟地黄　麦冬　甘草　大枣

黄芪桂枝五物汤（《金匮要略》）　黄芪　桂枝　白芍　生姜　大枣

银甲丸（《王渭川妇科经验选》）　金银花　连翘　升麻　红藤　蒲公英　生鳖甲　紫花地丁　生蒲黄　椿根皮　大青叶　茵陈　琥珀末　桔梗

清肝止淋汤（《傅青主女科》）　当归　白芍　地黄　黑豆　丹皮　香附　黄柏　牛膝

清经散（《傅青主女科》）　牡丹皮　地骨皮　白芍　熟地黄　青蒿　白茯苓　黄柏

清热固经汤（《简明中医妇科学》）　生黄芩　焦栀子　大生地　地骨皮　地榆　阿胶（烊化）　生藕节　陈棕炭　炙龟甲　牡蛎粉　生甘草

清热调血汤（《古今医鉴》）　牡丹皮　黄连　生地　当归　白芍　川芎　红花　桃仁　莪术　香附　延胡索

清营汤（《温病条辨》）　玄参　生地　麦冬　金银花　连翘　竹叶　丹参　黄连　犀角（水牛角代）

羚角钩藤汤（《通俗伤寒论》）　羚羊角　钩藤　桑叶　菊花　地黄　白芍　川贝母　茯神　淡竹茹　甘草

理冲汤（《医学衷中参西录》）　生黄芪　党参　白术　山药　天花粉　知母　三棱

莪术　生鸡内金

十二画

温经汤（《金匮要略》）　人参　当归　川芎　白芍　桂枝　牡丹皮　吴茱萸　法半夏　阿胶　麦冬　生姜　甘草

温经汤（《妇人大全良方》）　人参　当归　川芎　白芍　桂心　莪术　牡丹皮　甘草　牛膝

温胞饮（《傅青主女科》）　巴戟天　补骨脂　菟丝子　肉桂　附子　杜仲　白术　山药　芡实　人参

越鞠丸（《丹溪心法》）　香附　苍术　川芎　炒栀子　炒神曲

十四画

膈下逐瘀汤（《医林改错》）　当归　川芎　赤芍　桃仁　红花　枳壳　延胡索　五灵脂　丹皮　乌药　香附　甘草

毓麟珠（《景岳全书》）　当归　川芎　白芍　熟地黄　党参　白术　茯苓　炙甘草　菟丝子　鹿角霜　杜仲　川椒

主要参考书目

1. 罗颂平，谈勇. 中医妇科学［M］. 北京：人民卫生出版社，2012

2. 张玉珍. 中医妇科学［M］. 北京：中国中医药出版社，2007

3. 中华中医药学会. 中医妇科常见病诊疗指南［M］. 北京：中国中医药出版社，2012

4. 曹泽毅. 中华妇产科学［M］. 第2版. 北京：人民卫生出版社，2004

5. 夏桂成. 夏桂成实用中医妇科学［M］. 北京：中国中医药出版社，2013

6. 谢幸，苟文娟. 妇产科学［M］. 第8版. 北京：人民卫生出版社，2013

7. 国家中医药管理局医政司. 22个专业95个病种中医临床诊疗方案（合订本）. 北京：中国中医药出版社，2012

8. 丰有吉，沈铿. 妇产科学［M］. 第2版. 北京：人民卫生出版社，2011

9. 于传鑫，李诵铉. 实用妇科内分泌学［M］. 上海：复旦大学出版社，2006

10. 冯力民，贾晓芳. 妇产科临床实习攻略［M］. 北京：清华大学出版社，2010

11. 罗颂平，邓高丕，许丽绵，等. 中西医结合妇产科学［M］. 广州：广东高等教育出版社，2007

12. 罗元恺. 罗元恺妇科学讲稿［M］. 北京：人民卫生出版社，2011

13. 刘敏如，谭万信. 中医妇产科学［M］. 第二版. 北京：人民卫生出版社，2011

14. 中医师资格考试专家组. 执业医师考试大纲细则［M］. 北京：中国中医药出版社，2013

15. 李伟莉. 徐志华妇科临证精华［M］. 合肥：安徽科技出版社，2014

16. The Rotterdam ESHRE/ASRM Sponsored PCOS Workshop Group. Revised 2003 consensus on diagnostic criteria and long-term health risks related to polycystic ovary syndrome（PCOS）［J］. Hum Reprod. 2004，19（1）：41-47

17. 乔杰. 生殖医学临床诊疗常规［M］. 北京：人民军医电子出版社，2013

18. 华克勤，丰有吉. 实用妇产科学［M］. 北京：人民卫生出版社，2013

19. 马宝璋. 妇科临床实习指南［M］. 北京：科学出版社，2006

20. 亢海荣. 中医妇科急症备要［M］. 北京：人民军医出版社，2011

21. 马丁. 妇产科疾病诊疗指南［M］. 北京：科学出版社，2005